実験医学 増刊

Vol.37-No.10 2019

JN205616

新時代が始まった──

アレルギー疾患研究

疾患多様性を理解し
病態の層別化に基づく治療を実現する

編集＝松本健治，　山本一彦

羊土社

序

　わが国では，乳幼児から高齢者まで，国民の約2人に1人が何らかのアレルギー疾患を有しているといわれている．それほど身近な疾患でありながら，われわれはいまだにアレルギーの実態を十分に把握し，合理的にコントロールできているとは言い難い．そういう状況を背景に，2014年に「アレルギー疾患対策基本法」が，2017年には「アレルギー疾患対策の推進に関する基本的な指針」が公布された．この基本指針では，医療の質の均てん化に向けた医療体制の整備の取り組みに加え，アレルギー疾患に関して「諸問題の解決に向け，疫学研究，基礎研究，治療開発および臨床研究の長期的かつ戦略的な推進が必要である」と示されている．このような指針に対してわれわれはどのような方向の研究を進めるべきであろうか．

　ライフステージに注目する研究としては，例えば環境省が2010年から開始したエコチル調査が注目されている．これは，3年間のリクルート期間で10万人の妊婦を登録し，子どもと両親の参加による13年の追跡期間でデータを集積して解析する出生コホート研究である．この調査に関しては，アレルギー疾患への貢献にも大きな期待がある．すなわち遺伝的要因に加えて，在胎中を含む環境要因などが複雑に関係して発症に至るプロセスが考えられるからである．また，乳児期にアトピー性皮膚炎として発症したアレルギー病態が，小児期に経時的に食物アレルギー，気管支喘息，アレルギー性鼻炎，結膜炎など別なアレルギー疾患に変わっていくアレルギーマーチという概念がある．これに関しては，予防的・先制的治療として，例えば乳児期からのアトピー性皮膚炎をきちんと治療した結果，卵アレルギーの発症が8割減少したなどの報告がある．一方このような病態とは異なり，アスピリン喘息，アレルギー性気管支肺真菌症，好酸球性多発血管炎性肉芽腫症，慢性好酸球性肺炎などは，喘息を背景として発症するアレルギー関連重症気道疾患である．そして，このような疾患群は小児期の喘息患者ではほとんどみられない．成人後に生じる免疫学的病態が関与している可能性がある．おそらく，小児期のアレルギーは2型サイトカインやIgEが中心で働くアトピー型であり，成人発症の気道疾患は好酸球関連の要素が強いと考えることもできるが，詳細なメカニズムはまだわかっていない．

　このように，アレルギー疾患の特徴の1つとして，発症年齢，重症度，予後など多様な病態をもつため，自然経過や標準的な治療に対する効果や副作用に違いが出てくることがあげられる．このような状況に対応するためには，疾患の層別化が重要であり，標準化された表現型（フェノタイプ）分類の確立が必要となってくる．さらに，このような病態を考える際に，エンドタイプという言葉が使われることがある．エンドタイプとは，疾患を病態メカニズムによって分類する考え方である．多様な病態が含まれるアレルギー疾患をエンドタイプに分類し，疾患を反映するエンドタイプが同定できれば，その病態をターゲットとした適切な早期介入治療が可能になると期待される．このような病態メカニズムの解明には，基礎免疫学とのさらなる連携が重要となる．また，アレルギー疾患は複数の臓器に病態が認められることが多く，今後は臓器連関に関する研究が不可欠で，異分野融合型の研究も必要となってくるであろう．

　このように多岐にわたるアレルギー疾患研究を俯瞰できるよう本書を編集しました．お役に立てれば幸いです．

2019年4月

山本一彦

実験医学 増刊 Vol.37-No.10 2019

新時代が始まった
アレルギー疾患研究

疾患多様性を理解し病態の層別化に基づく治療を実現する

第1章　アレルギーのメカニズム研究

Ⅰ. 遺伝情報と環境

Ⅱ. 免疫細胞とサイトカインなど

CONTENTS

第2章　疾患研究から次世代の治療に

CONTENTS

表紙画像解説

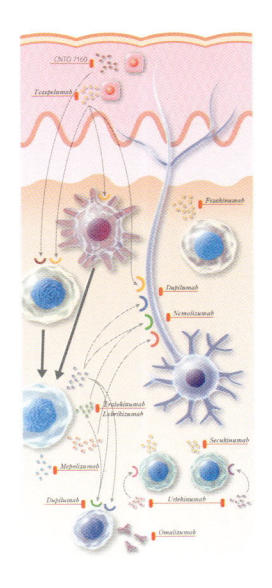

**◆アトピー性皮膚炎の病態に関連するサイトカインと
対応する生物製剤**
第2章-Ⅱ-3の図3をもとに作成.

執筆者一覧

●編　集

松本健治　国立成育医療研究センター研究所免疫アレルギー・感染研究部
山本一彦　理化学研究所生命医科学研究センター

●執　筆 (五十音順)

青木亜美　千葉大学大学院医学研究院免疫発生学
天谷雅行　慶應義塾大学医学部皮膚科/理化学研究所生命医科学研究センター皮膚恒常性研究チーム
飯倉克人　国立病院機構西埼玉中央病院
伊藤浩明　あいち小児保健医療総合センター総合診療科部
猪村優貴　慶應義塾大学医学部微生物学免疫学教室
意元義政　福井大学学術研究院医学系部門耳鼻咽喉科・頭頸部外科学
植木重治　秋田大学大学院医学系研究科総合診療・検査診断学講座
江﨑仁一　公益社団法人地域医療振興会飯塚市立病院皮膚科/九州大学大学院医学研究院皮膚科学
海老原伸行　順天堂大学医学部附属浦安病院眼科
大嶋勇成　福井大学医学系部門医学領域小児科学
樗木俊聡　東京医科歯科大学難治疾患研究所生体防御学分野
大野建州　東京歯科大学口腔科学研究センター
岡本美孝　千葉大学大学院医学研究院耳鼻咽喉科・頭頸部腫瘍学
小内伸幸　金沢医科大学医学部免疫学講座
小幡祥子　慶應義塾大学医学部皮膚科
加藤幸宣　福井大学学術研究院医学系部門耳鼻咽喉科・頭頸部外科学
椛島健治　京都大学大学院医学研究科皮膚科学
烏山　一　東京医科歯科大学大学院医歯学総合研究科免疫アレルギー学分野
川崎　洋　慶應義塾大学医学部皮膚科/理化学研究所医科学イノベーションハブ推進プログラム疾患機序研究グループ/理化学研究所生命医科学研究センター皮膚恒常性研究チーム
國澤　純　国立研究開発法人医薬基盤・健康・栄養研究所ワクチン・アジュバント研究センターワクチンマテリアルプロジェクト/腸内環境システムプロジェクト/大阪大学大学院医学系研究科/薬学研究科/歯学研究科/神戸大学大学院医学研究科/東京大学医科学研究所国際粘膜ワクチン開発研究センター
久保允人　東京理科大学生命科学研究所分子病態学研究部門/理化学研究所生命医科学研究センターサイトカイン制御研究チーム
櫻井大樹　千葉大学大学院医学研究院耳鼻咽喉科・頭頸部腫瘍学
髙橋裕樹　札幌医科大学医学部免疫・リウマチ内科学
高林哲司　福井大学学術研究院医学系部門耳鼻咽喉科・頭頸部外科学
武富芳隆　東京大学大学院医学系研究科分子細胞生物学専攻生化学・分子細胞生物学講座細胞情報学分野/東京大学大学院医学系研究科疾患生命工学センター健康環境医工学部門
田中廣壽　東京大学医科学研究所附属病院抗体・ワクチンセンター
谷口正実　国立病院機構相模原病院呼吸器内科/アレルギー科/国立病院機構相模原病院臨床研究センター
玉利真由美　東京慈恵会医科大学総合医科学研究センター分子遺伝学研究部
中江　進　東京大学医科学研究所システム疾患モデル研究センターシステムズバイオロジー研究分野

中島　啓　東京大学大学院薬学系研究科免疫・微生物学教室
長瀬洋之　帝京大学医学部内科学講座呼吸器・アレルギー学
長竹貴広　国立研究開発法人医薬基盤・健康・栄養研究所ワクチン・アジュバント研究センターワクチンマテリアルプロジェクト/腸内環境システムプロジェクト
中村敏弘　慶應義塾大学医学部微生物学免疫学教室
中山俊憲　千葉大学大学院医学研究院免疫発生学
二之宮貴裕　福井大学学術研究院医学系部門耳鼻咽喉科・頭頸部外科学
沼田貴史　東京医科大学皮膚科分野/東京大学医科学研究所システム疾患モデル研究センターシステムズバイオロジー研究分野
野村尚史　京都大学大学院医学研究科皮膚科学
長谷耕二　慶應義塾大学薬学部生化学講座
林　浩昭　国立病院機構相模原病院呼吸器内科/アレルギー科/国立病院機構相模原病院臨床研究センター
檜澤伸之　筑波大学医学医療系呼吸器内科
平原　潔　千葉大学大学院医学研究院免疫発生学
廣川　誠　秋田大学大学院医学系研究科総合診療・検査診断学講座
廣田朝光　東京慈恵会医科大学総合医科学研究センター分子遺伝学研究部
藤枝重治　福井大学学術研究院医学系部門耳鼻咽喉科・頭頸部外科学
藤島　浩　鶴見大学歯学部眼科
堀　昌平　東京大学大学院薬学系研究科免疫・微生物学教室
松岡悠美　千葉大学大学院医学研究院皮膚科学
松本健治　国立成育医療研究センター研究所免疫アレルギー・感染研究部
丸山伸之　京都大学大学院農学研究科
三井千尋　国立病院機構相模原病院臨床研究センター/ハーバード大学医学部, ブリガム・アンド・ウィメンズ病院
宮部　結　秋田大学大学院医学系研究科総合診療・検査診断学講座
村上　誠　東京大学大学院医学系研究科分子細胞生物学専攻生化学・分子細胞生物学講座細胞情報学分野/東京大学大学院医学系研究科疾患生命工学センター健康環境医工学部門
本村泰隆　大阪大学大学院医学系研究科感染症・免疫学講座生体防御学/理化学研究所生命医科学研究センター自然免疫システム研究チーム
茂呂和世　大阪大学大学院医学系研究科感染症・免疫学講座生体防御学/理化学研究所生命医科学研究センター自然免疫システム研究チーム
山崎由里子　千葉大学大学院医学研究院皮膚科学
山西吉典　東京医科歯科大学大学院医歯学総合研究科免疫アレルギー学分野
山本一彦　理化学研究所生命医科学研究センター
山本元久　東京大学医科学研究所附属病院抗体・ワクチンセンター
吉村昭彦　慶應義塾大学医学部微生物学免疫学教室
Tanakorn SRIRAT　慶應義塾大学医学部微生物学免疫学教室

実験医学 増刊 Vol.37-No.10 2019

新時代が始まった—アレルギー疾患研究

疾患多様性を理解し
病態の層別化に基づく治療を実現する

編集＝松本健治，山本一彦

これからのアレルギー疾患研究と治療

松本健治

近年の著しいテクノロジーの進歩と詳細かつ網羅的な解析などに基づく研究から，好酸球やリンパ球を中心とする炎症細胞が局所へ浸潤して誘導される2型炎症がアレルギー疾患の本態であること，2型炎症の惹起には抗原特異的なIgE抗体を中心とする獲得免疫系と，上皮細胞などの組織の障害や微生物感染によって惹起される自然免疫系の両方が重要な役割を演じることが明らかとなってきた．本増刊号では，アレルギー疾患研究の現況と今後を，各方面のトップランナーの先生方に解説いただく．

はじめに

科学史の研究家であったThomas Samuel Kuhnは1962年に，科学の歴史は常に累積的なものではなく，革命的変化すなわち「パラダイムシフト」が断続的に生じていることを指摘した．実際に免疫アレルギー領域においても，複数回のパラダイムシフトを経験して，現在に至っている．

アレルギーは「特定の抗原（アレルゲンとよぶ）に対する特異的な免疫応答が過剰となって，かえって宿主に不利益を及ぼす状態」と定義される．しかし，アレルギー疾患のなかには，抗原がはっきりしない場合も多く認められるし，多くの場合，感染を契機として増悪が認められるが，その機序は長らく不明であった．約10年前から，自然免疫系の活性化機序が徐々に明らかとなり，上皮細胞の活性化や傷害を契機とした組織における2型炎症（旧来は慢性好酸球性炎症とよばれていた）の誘導機序が解明されつつある．また，アレルギー疾患が生じる臓器はすべて粘膜面を介して外界と接していることから，粘膜面に常在もしくは感染する微生物との相互関係が病態形成に大きな影響を与えることなども明らかになってきている．さらに，次世代シークエンサーをはじめとするテクノロジーの進歩と，驚異的なコンピューター開発の進展によって，従来の手法では解析し得なかった新たな事実が，ゲノム，エピゲノム，トランスクリプトーム，プロテオーム，メタボロームの各オミックス領域で次々に明らかになってきている．

Current status and future perspectives in the research and treatment of allergic diseases
Kenji Matsumoto : Department of Allergy and Clinical Immunology, National Research Institute for Child Health and Development（国立成育医療研究センター研究所免疫アレルギー・感染研究部）

こうした臨床・基礎研究の進展により，アレルギー疾患の発症・重症化の機序が解明され，そうした機序の解析に基づく患者の層別化や，分子標的薬の臨床応用もはじまり，アレルギー疾患研究は新たな局面を迎えていると考えている．本増刊号は，それぞれの分野におけるトッププランナーの先生方に，その分野の最新の知見をご紹介いただくとともに，今後のビジョンや取り組むべき課題を読者に共有いただくことで，さらなるアレルギー疾患の病態解明と新規治療法創出に貢献することを目的として企画した．

1. アレルギー性炎症の機序—自然免疫系と獲得免疫系

アレルギー疾患の本態は，好酸球やリンパ球を中心とする炎症細胞が局所へ浸潤して誘導される2型炎症である．例えば気管支喘息であれば，吸入抗原（特にダニ抗原）に感作された肺のマスト細胞が抗原の再曝露に際してIgE抗体の架橋によって活性化され，急性期に即時型反応としてヒスタミン等の化学伝達物質による気道攣縮が惹起され，その後に放出されるサイトカインやケモカインによって肺局所に炎症細胞が浸潤して遅発型反応が惹起される．この遅発相の反応が2型炎症であり，これが気管支喘息の本態である．すなわち，喘息の発症機序は獲得免疫系（主として抗原特異的なIgE抗体を介する）の活性化であるとされていた（**図**右側半分）．しかし，乳幼児期にウイルス感染によって誘導される喘息様気管支炎や，抗原特異的なIgE抗体が検出されない乳児や中高年発症の非アトピー性喘息の患者でも2型炎症は存在することが知られている．このことは，上述したIgE抗体を介する経路（獲得免疫系の活性化）以外に2型炎症を起こす機序が存在することを強く示唆している．

最近約10年間の研究から，気道上皮細胞にウイルス感染や，大気汚染物質，プロテアーゼ活性を有する抗原，真菌などが曝露することによって誘導される，上皮細胞の活性化あるいは傷害によって産生放出されるサイトカイン（IL-33, thymic stromal lymphopoietin：TSLP, IL-25, **第1章-Ⅱ-9参照**）が，直接または間接的に慢性好酸球性炎症を誘導することが明らかになってきた（自然免疫系：抗原非特異的な免疫応答：**図**左側半分）．すなわち，IL-33, TSLPなどのサイトカインは2型自然リンパ球（**第1章-Ⅱ-5参照**）を刺激してTh2サイトカインの大量産生を惹起するだけでなく，直接にマスト細胞や好塩基球（**第1章-Ⅱ-6参照**），好酸球（**第1章-Ⅱ-7参照**）を活性化して2型炎症を誘導する．

また，自然免疫系と獲得免疫系はそれぞれが独立して2型炎症の形成に寄与するのではなく，互いに複雑なクロストークを有することも明らかとなっている．すなわち，IL-33, TSLPなどのサイトカインは樹状細胞を活性化してナイーブT細胞の分化を制御するだけでなく（**第1章-Ⅱ-1参照**），ST2（IL-33の受容体）を発現するpathogenic Th2細胞を活性化したり（**第1章-Ⅱ-2参照**），制御性T細胞（Treg, **第1章-Ⅱ-3参照**）の機能を減弱させることで，局所の獲得免疫応答をTh2側にシフトさせるほか，局所のウイルス感染や細菌感染による組織障害を増強して気管支喘息やアトピー性皮膚炎の病態形成に関与すると考えられている（**第2章-Ⅰ-2参照**）．さらに最近では，上述したサイトカインなどに対する生物学的製剤や分子標的薬によって分子経路を遮断することによる症状の改善などを通じて，これまでノックアウト動物でしか検討できなかったような分子群の役割が明らかになってきていることも特記すべきと思う（**第2章-Ⅰ-4および第2章-Ⅱ-3参照**）．

本増刊号の**第1章**では，上述した2型炎症の病態形成機序だけでなく，近年リンパ節内でIgE抗体を産生するB細胞を直接制御していることが明らかとなったろ胞型ヘルパーT細胞（Tfh細

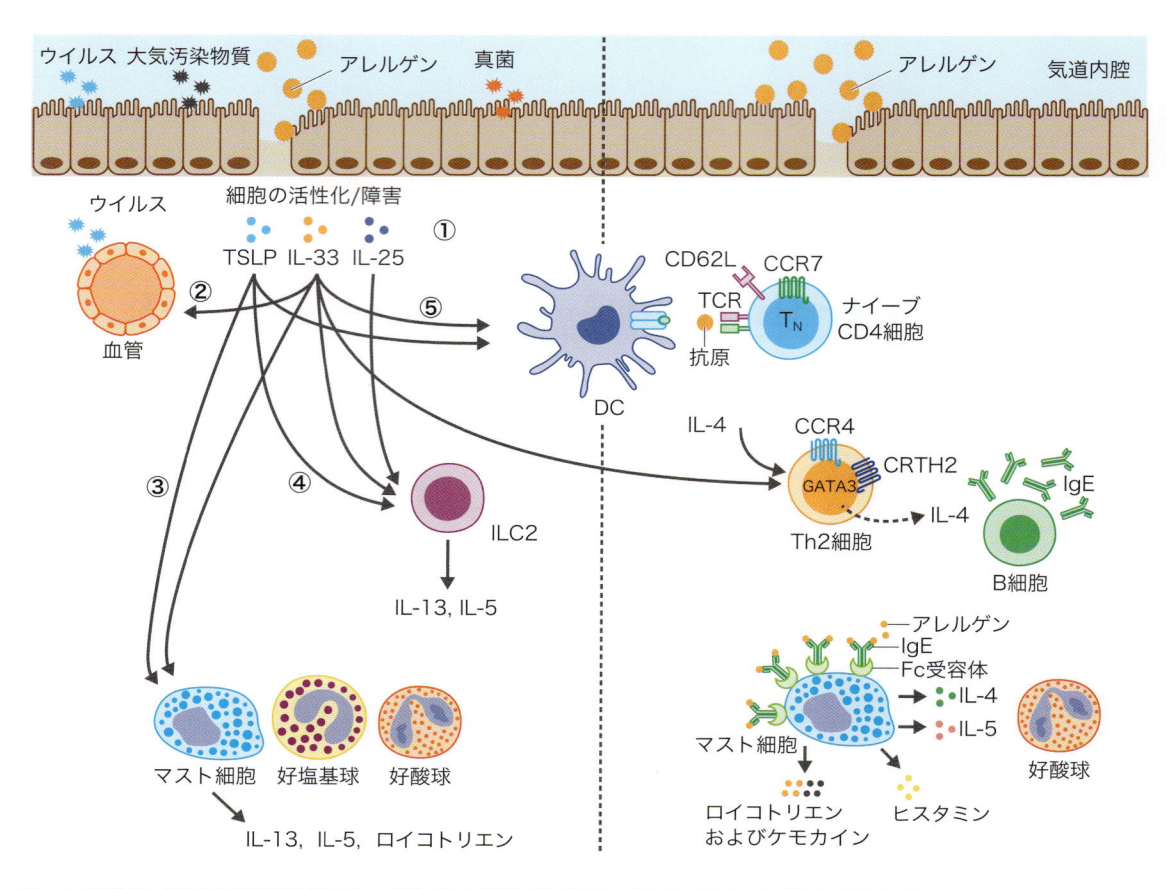

図　2型炎症（慢性好酸球性炎症）の形成には獲得免疫系と自然免疫系の活性化が寄与する

2型炎症の形成過程には，①ウイルス感染，細菌や真菌への曝露，大気汚染物質や喫煙曝露などによって上皮細胞が活性化もしくは機械的な障害を受けることによってIL-33やTSLP，IL-25を産生放出，②IL-33やIL-25による組織構成細胞の活性化，③IL-33やTSLP，IL-25によるマスト細胞，好酸球，好塩基球の活性化，④IL-33やTSLP，IL-25による2型自然リンパ球（ILC2）の活性化，⑤IL-33やTSLP，IL-25による抗原提示細胞の活性化とナイーブT細胞のTh2分化誘導，が含まれ，その結果としてIL-13やIL-5の過剰産生が誘導される．Futamura K & Matsumoto K：Pediatr Allergy Immunol Pulmonol, 29：170-173, 2016をもとに作成．

胞，第1章-Ⅱ-4参照）や，アレルギー疾患の発症機序に強く関与する遺伝子群の配列の差違による制御機構（ゲノム，第1章-Ⅰ-1参照）や遺伝子配列の差違によらない制御機構（エピゲノム，第1章-Ⅰ-2参照）に加えて，腸内環境（マイクロバイオーム，第1章-Ⅰ-4参照）の最新情報や，抗原中の個別のタンパク質に対するIgE抗体の測定に基づく新たな抗原診断スキーム（component-resolved diagnostics，第1章-Ⅰ-3参照）について最新情報を提供していただいた．

　また，アレルギー疾患の病態形成に直接かかわる脂質メディエーターの最新情報（第1章-Ⅱ-8参照）や，脂質代謝物を利用した新しい多臓器アレルギー・炎症疾患の制御の試み（第1章-Ⅲ-2参照），老化に伴い発症・増悪するアレルギー疾患（第1章-Ⅲ-3参照）に加えて，アレルギー疾患発症に強く関与するバリア機能に関する最新情報（第1章-Ⅲ-1参照）や，近年さかんに行われつつある抗原特異的な免疫療法の作用機序（第1章-Ⅲ-4参照）についても第1章で触れている．

2. 疾患研究から次世代の治療に

　第2章では，「疾患研究から次世代の治療に」と題して各種アレルギー疾患に関する最新のトピックを各分野のトップランナーの先生方にご解説いただいた．気管支喘息については，疾患の病型分類に必須であるフェノタイプ・ジェノタイプ・エンドタイプに関する解説（第2章−I−1参照），AERD（NSAIDs過敏喘息）の発症機序に関する最新情報（第2章−I−3参照）を，アトピー性皮膚炎に関しては，エンドタイプに関する解説（第2章−II−1参照）や，アトピー性皮膚炎の発症に強く関与する黄色ブドウ球菌感染についての解説（第2章−II−2参照）を，アレルギー性鼻炎に関しては舌下免疫療法（第2章−III−1参照）と，ヒトでの2型炎症組織を直接採取できることでその発症病理の理解に大きく寄与してきた慢性副鼻腔炎（第2章−III−2参照）について最新情報をご提示いただいた．

　また，アレルギー性結膜炎に関しては新規治療法について（第2章−IV−1参照）と，乳頭増殖を伴う重症アレルギー性結膜炎であるアトピー性角結膜炎・春季カタルについて（第2章−IV−2参照），食物アレルギーに関しては，これまで除去一辺倒であった治療に対する大きなブレイクスルーとなりつつある経口免疫療法に関する最新情報（第2章−V−1参照）をご提示いただいた．

おわりに

　企画の段階で予想していた内容をはるかに上回る最新知識を詰め込んだ本当にすばらしい原稿の数々を拝受し，編者自身も感激しているだけでなく，1つのランドマークとなりうる増刊号となったことを，嬉しく感じています．企画編集に携わる機会をいただいた理化学研究所生命医科学研究センターの山本一彦先生や羊土社の担当の方々に深くお礼を申し上げます．また，何より貴重なお時間を割いて玉稿をご執筆いただいた多くの先生方に心から感謝申し上げます．

＜著者プロフィール＞
松本健治：1984年3月高知医科大学医学部医学科卒業（第1期生）．同年5月高知医科大学医学部附属病院小児科研修医．'85年4月高知医科大学医学部附属病院小児科助手．'91年4月国立小児病院小児医療研究センターアレルギー科レジデント．'93年4月アメリカ合衆国Johns Hopkins大学Asthma & Allergy Center, Research Fellow．'95年4月国立小児病院アレルギー科医員．同年11月高知医科大学医学部附属病院小児科助手．2002年4月理化学研究所免疫アレルギー科学総合研究センターアレルギー遺伝子研究チーム研究員．同年11月国立成育医療センター研究所免疫アレルギー研究部アレルギー研究室室長．'11年4月独立行政法人国立成育医療研究センター研究所免疫アレルギー研究部部長．'15年4月国立研究開発法人国立成育医療研究センター研究所免疫アレルギー・感染研究部部長（国立研究開発法人化と改組に伴う名称変更）．

Ⅰ. 遺伝情報と環境

1. アレルギー疾患の遺伝的解析

廣田朝光,　玉利真由美

疾患に関連する遺伝子を同定する手法として，GWASが広く行われている．使用されるアレイシステムは，ハイスループット化，低コスト化，人種への対応などのさまざまな改良が加えられている．アレルギー疾患においても，近年は大規模なメタ解析が次々と行われ，eQTLやエピゲノム関連の情報などを用いた *in silico* の解析が関連領域の意味づけに重要な働きをしている．GWASを用いた疾患のリスク予測に関しても，使用するサンプルサイズの大規模化および方法論の進歩に伴い改善が認められ，大変興味深い．

はじめに

　アレルギー疾患に限らず多くの疾患で，ゲノム配列の多様性を用いて疾患のなりやすさ（易罹患性）にかかわる遺伝子を同定しようと長きにわたり試みてきた．近年になり，遺伝学的手法としてのGWASが確立し，その有用性が広く認められ，数多くの信頼性の高い報告が行われてきた．独立な複数集団や，異なる人種の集団で行われたGWASの結果を統合するメタ解析や詳細な臨床情報に基づき層別化された集団を対象としたGWASなどが行われ，興味深い報告もなされている．本稿では，遺伝バリアントやGWASなどの用語の解説を含め，これまでにアレルギー疾患において報告された代表的なGWASについて解説したい．

> **［略語］**
> **GWAS**：genome-wide association study
> 　（ゲノムワイド関連解析）

1 遺伝バリアント

　遺伝バリアント（以降より単にバリアントとする）とは，ゲノム配列の多様性である．GWASでは頻度が数％以上あるバリアントを主に対象としてきたことから，遺伝子多型（polymorphism）ともよばれてきた．バリアントには，SNV（single nucleotide variant），挿入／欠失，タンデムリピート，CNV（copy number variant）などさまざまな種類があるが，GWASの解析においては，SNVが主に用いられている．その理由として，バリアントのなかで最も高頻度にゲノム上に存在すること，他のバリアントと比べ実験的処理，統計的処理が比較的容易であることなどがあげられる．

2 GWAS

　GWASとは，きわめて多数のバリアント（主に数十万以上）を用いて症例対照関連解析（case-control association study）を行うことにより，さまざまな形

Genetics of allergic diseases
Tomomitsu Hirota/Mayumi Tamari：Department of Molecular Genetics, Research Center for Medical Science, The Jikei University School of Medicine（東京慈恵会医科大学総合医学研究センター分子遺伝学研究部）

質と関連するバリアントを探索する手法である．全ゲノム領域（genome-wide）にわたるバリアントを用いることにより，ゲノム上のほとんどの遺伝子を関連遺伝子探索の対象とできることが最大の特徴である．このためGWASでは，これまでの知見からは予測が困難である関連領域の同定も期待できる．

GWASで用いられるアレイシステムはこれまでに次々と改良がなされてきた．現在では，より高密度なアレイシステムの開発により数十検体の同時処理が可能となり，ハイスループット化かつ低コスト化を実現している．1,000ドルシークエンスに対して100ドルアレイという言葉が使われることもあるように，現在では1検体あたり1万円程度のアレイシステムも利用可能となっている．

また，対象とする人種にカスタマイズされたアレイも次々と開発されている．日本人を対象としたゲノム解析に至適化されたジャポニカアレイ®は，さまざまな改良が加えられ，現在ではジャポニカアレイ®v2が利用可能となり，今後の報告にさらに期待が寄せられている．

これまでのGWASの報告は，ウェブサイト上のGWAS Catalog（https://www.ebi.ac.uk/gwas/）にデータベース化されており，現在までにおよそ3,700のGWASの報告と，疾患や表現型などに関連する100,000 SNVが登録されている．表現型，SNVのID，遺伝子名，ゲノム上のローカスなどの項目による検索や，全登録データのサマリーのダウンロードなどが可能となっている．また，さまざまな疾患のGWASの結果を比較することによって，遺伝的疾患リスクの相関を調べることのできるウェブサイトLD Hub（http://ldsc.broadinstitute.org/）も公開されている．

3 気管支喘息のGWAS

気管支喘息において大規模メタ解析（ケース23,948人とコントロール118,538人）の結果が，2018年に報告された[1]．これまでの気管支喘息のGWASの結果と同様に17q12-q21領域において最も強い関連が認められている．この報告では，さまざまなeQTL[※1]のデータベースを使って，この領域に存在する複数の遺伝子（ORMDL3，GSDMA，GSDMB，CDK12，PGAP3など）から，関連遺伝子の同定を試みているが，細胞や組織によって異なる遺伝子の発現量が関連の認められたバリアントと相関を示している．つまり，この関連領域では，いくつかの細胞，組織において，それぞれ異なった遺伝子が気管支喘息の病態に関与していることが示唆されている．

新たに5つの気管支喘息の関連領域が同定されているが（**表1**），全血，リンパ球系，単球，肺組織などのeQTLの情報によると，NDFIP1，ZSCAN12，ZSCAN31，BACH2，STAT6，GNGT2の遺伝子発現量とGWAS水準を満たす関連のあったバリアントでの相関が確認され，新規の関連遺伝子としての可能性が示唆されている．

他の疾患と気管支喘息で共通する関連領域についての検討（多面的関連：pleiotropy）も行われ，自己免疫疾患において最も多くの共通の関連領域が確認され，それに循環器系疾患，消化器系疾患が続いている．

また，RoadmapやENCODEといったエピゲノム関連情報のデータベースによると，気管支喘息と関連の認められたバリアントは，大変興味深いことに，さまざまな細胞のなかでも免疫系の細胞に，そして，遺伝子のプロモーター領域ではなく，エンハンサー領域により多く存在していることが示されている．

デンマークを中心とした研究グループにより報告されたGWAS[2]（**表1**）は，GWASの1つの方向性を示したよい例である．この報告の特長は，ケース群の表現型をより均一化するために，小児喘息群を重症度の高いもの（2～6歳までに2回以上の緊急入院を必要とした喘息患者）に限定した点である．その結果，比較的小さなサンプルサイズでありながら，精度の高い関連解析が可能となり，新規関連遺伝子CDHR3（cadherin-related family member 3）の同定に至っている．

同定されたCDHR3のバリアントは，タンパク質の立体構造へ影響が大きいと予測されるジスルフィド結合を形成する529番目のアミノ酸をシステインからチロシンへ変化させるものである．しかしながら，この

※1 eQTL（expression quantitative trait locus）

遺伝子発現に影響を及ぼすと考えられるゲノム領域．本稿では，遺伝子発現量と相関のあるバリアントのことを主に指している．

表1　本稿で紹介した気管支喘息とアトピー性皮膚炎のGWASで同定された関連領域

対象疾患	報告年	遺伝子座	dbSNP	近傍遺伝子	著者	PMID
気管支喘息	2014	7q22.3	rs6967330	CDHR3	Bønnelykke K, et al	24241537[2]
	2018	5q31.3	rs7705042	NDFIP1/GNDPA1/SPRY4	Demenais F, et al	29273806[1]
		6p22.1	rs1233578	GPX5/TRIM27		
		6q15	rs2325291	BACH2/GJA10/MAP3K7		
		12q13.3	rs167769	STAT6/NAB2/LRP1		
		17q21.33	rs17637472	ZNF652/PHB		
アトピー性皮膚炎	2015	1q21.2	rs7512552	C1orf51/MRPS21	Paternoster L, et al	26482879[5]
		2p25.1	rs10199605	LINC00299/−		
		2p16.1	rs4643526	PUS10		
		2p13.3	rs112111458	CD207/VAX2		
		3p21.1	rs7625909	SFMBT1/RFT1		
		5p13.2	rs10214237	IL7R/CAPSL		
		8q21.13	rs6473227	MIR5708/ZBTB10		
		10p15.1	rs6602364	IL15RA/IL2RA		
		11q24.3	rs7127307	−/ETS1		
		14q13.2	rs2038255	PPP2R3C		
		17q21.2	rs12951971	STAT3		

報告の当時は，ヒトの肺で強く発現していることが確認されているのみで，その機能の詳細は不明であった．このGWASの直後，GWASを報告したグループとは別のグループから，CDHR3は，ライノウイルスC型の吸着，複製に関与することが報告された[3]．喘息のリスクタイプ（チロシン型）のCDHR3は，喘息のノンリスクタイプ（システイン型）と比べ，約10倍のウイルスの吸着，産生がなされることが in vitro の実験で示されている．その後，臨床サンプルにおいても，独立の2集団において，リスクアレルをもつとライノウイルスC型の気道感染のリスクが上昇することが報告されている[4]．この報告では，ライノウイルスA型，B型，RSウイルスなどを含む10種類の他のウイルスについても同様の検討を行っているが有意な関連は認められていない．また，このリスクアレルは，定期通院時の鼻粘膜におけるライノウイルスC型の検出率を有意に上昇させることも報告されている．

4 アトピー性皮膚炎のGWAS

アトピー性皮膚炎のGWASの大規模メタ解析は，アレルギー疾患のなかではいち早く，2015年に報告されている[5]．ヨーロッパの集団，アフリカの集団，日本人の集団，ラテンの集団を含む計26のGWASデータを統合し，ケース21,399例，コントロール95,464例，約150万カ所のバリアントを使用して解析が行われている．

当時，徐々に採用されつつあった in silico の情報を用いて，関連領域から有力な関連遺伝子の同定までたどり着いている点は注目に値する．具体的には，GWASにより同定された2p13.3に存在する関連領域に関して，ヨーロッパ人および日本人における関連解析，不死化B細胞におけるDNase I 高感受性領域[※2]，ヒストンのメチル化，アセチル化，皮膚組織におけるeQTLの情報を用いて関連遺伝子の絞り込みを行っている．その結果，GWASで強い関連の認められた複数のSNVから，CD207遺伝子の約15 kbp上流に存在し，皮膚組織におけるCD207遺伝子の発現量と相関があり（eQTL），エピジェネティクスの情報からプロモーターやエンハンサーとしての機能が予測される領域に存在するSNVをアトピー性皮膚炎の病態に関与するバリアントとして報告している．

CD207遺伝子は，Langerin という細胞内パターン認識受容体タンパク質をコードし，表皮のLangerhans細胞，真皮の一部の樹状細胞に特異的に発現している．

> **※2　DNase I 高感受性領域**
> DNase I で切断されやすいゲノム領域で，クロマチン構造が緩んで転写因子などが結合しやすく転写活性が高いと考えられる領域．

表2　本稿で紹介したアレルギー性鼻炎と食物アレルギーのGWASで同定された関連領域

対象疾患	報告年	遺伝子座	dbSNP	近傍遺伝子	著者	PMID
アレルギー性鼻炎	2018	1p36.23	rs138050288	RERE/SLC45A1	Waage J, et al	30013184[6]
		1p31.1	rs2815765	LRRIQ3/NEGR1		
		1q23.3	rs2070902	AL590714.1/FCER1G		
		2p23.2	rs11677002	FOSL2/RBKS		
		2q36.3	rs6738964	SPHKAP/DAW1		
		3p21.2	rs62257549	VPRBP		
		4q24	rs12509403	MANBA/NFKB1		
		5p13.2	rs7717955	CAPSL/IL7R		
		6q15	rs1504215	BACH2/GJA10		
		7p15.1	rs9648346	JAZF1/TAX1BP1		
		9q34.2	rs2519093	ABO/OBP2B		
		11q23.3	rs28361986	CXCR5/DDX6		
		10q24.32	rs35597970	ACTR1A/TMEM180		
		12q24.12	rs35350651	ATXN2/SH2B3		
		12q24.31	rs2461475	SPPL3/ACADS		
		12q24.31	rs63406760	CDK2AP1/C12orf65		
		13q14.11	rs7328203	TNFSF11/AKAP11		
		15q15.1	rs111371454	ITPKA/RTF1		
		15q22.2	rs10519067	RORA		
		19q13.11	rs11671925	CEBPA/SLC7A10		
食物アレルギー	2015	6p21.3	rs9275596	HLA-DQB1/DQA2	Hong X, et al	25710614[7]
	2017	1q21.3	rs12123821	FLG-AS1	Marenholz I, et al	29051540[8]
		5q31.1	rs11949166	L4/KIF3A		
		11q13.5	rs2212434	C11orf30/LRRC32		
		18q21.3	rs12964116	SERPINB gene cluster		

Langerinは，膜貫通II型のC型レクチンに属し，糖類との結合により抗原の取り込みや認識を行い，ウイルスや真菌などに対する防御機構にかかわることが知られ，遺伝子の機能的側面からも非常に有力な関連遺伝子と考えられる．

また，ENCODEデータベースによると，このメタ解析で関連の認められたそれぞれのバリアントは，さまざまな細胞や組織のなかでも特に免疫細胞（特にTh17，Th2，B細胞，CD19細胞，NK細胞など）のDNase I高感受性領域により多く集中することが示されている．

5 アレルギー性鼻炎のGWAS

2018年に報告のなされたアレルギー性鼻炎に関するGWASの大規模メタ解析は，そのサンプルサイズの大きさが特徴的である[6]．一次のメタ解析では，ケース59,762人とコントロール152,358人を用い，二次のメタ解析では，ケース60,720人とコントロール618,527人を用いて再現性の確認と追加探索を行い，最終的に20ゲノム領域をアレルギー性鼻炎の新規関連領域として報告している（**表2**）．

一次のメタ解析において約8割のサンプルを占める1つのコホートは，アンケート結果のみでケース群とコントロール群に振り分け，医師の診断や特異的IgEの測定がなされていないなどの問題点が考えられることは，筆者たちも報告のなかで述べている．しかしながら，それぞれ同定した関連領域において，約8割を占めるコホートはその他のコホートとおおむね同じような関連の強さと方向性であることが示されている．

一方，サンプルサイズは非常に小さくなるが，吸入抗原の感作状況のわかるサンプルのみを使用して（ケース8,040人，コントロール16,441人），抗原感作に関するGWASのサブ解析も行い，1つの新規関連領域（FASLG遺伝子付近）を同定している．

多面的関連についても検討されており，アレルギー性鼻炎の関連領域は，自己免疫疾患の関連領域とよく重なり，76%のアレルギー性鼻炎の関連領域の1 Mb

以内に自己免疫疾患と関連するバリアントがあることが示され，両者間で遺伝的要因を共有していることが示唆されている．また，関連のあるバリアントは，種々の細胞のなかでも免疫系細胞（T細胞，B細胞，NK細胞）のDNase I高感受性領域に存在することが多いことも示されている．

6 食物アレルギーのGWAS

　食物アレルギーのGWASの第一報は，2015年にアメリカのグループより報告されている[7]（**表2**）．食物アレルギー全体や原因の食物抗原による層別化を行い，解析を行ったところ，ピーナッツアレルギーにおいて，*HLA Class II*領域の*HLA-DQB1/DQA2*に，GWAS水準を満たす関連が認められている．*HLA Class II*遺伝子は外来性抗原の抗原提示にかかわり，言うまでもなく非常に重要な候補遺伝子である．このため*HLA Class II*遺伝子は，以前より食物アレルギーを含め，種々のアレルギー疾患において，候補遺伝子アプローチにより関連解析の小規模な一集団での報告は行われていて，その重要性は認識されていた．近年になり，比較的大規模の独立な複数集団を用いた食物アレルギーのGWASが相次いで報告されているが[8]～[10]，いずれの報告でも*HLA Class II*領域に関連が認められている．

　2017年にドイツのグループを中心に報告されたGWASでは，ケース群は数百サンプル程度と使用したサンプルサイズは小規模ながら，食物アレルギーのGWASとしては最多の4カ所の新規関連領域を報告している[8]（**表2**）．この理由として，著者らは食物負荷試験を伴う精度の高い診断をケース群の約8割で行っており，前述の喘息のGWASにおける*CDHR3*の場合と同様に，ケース群表現型の不均一性（heterogeneity）が減弱され，より検出力の高い関連解析が可能になったと推測される．

　同定された新規関連領域のうち，18q21.3のゲノム領域は，その他アレルギー疾患においても関連の報告のない新規ゲノム領域である．関連の認められたバリアントは，*Clade B serpins*〔*SERPINB*（*serpin peptidase inhibitors B*）のgene cluster〕の領域内に存在する．Clade B serpinsは，アポトーシスや炎症を調節

する機能などをもつことに加え，食道粘膜に特異的な発現を示すものが多く，興味深い候補遺伝子群であることが示されている．

7 ゲノムワイド多遺伝子スコア

　GWASの結果を用いた疾患のリスク予測に関しては，残念ながらこれまでよい結果を残せてきたとは言いがたい．しかしながら，GWASのサンプル数，予測に使用するバリアント数の増加や解析手法の改善などにより，状況は好転してきたと思われる．

　最近，個人の疾患感受性を評価するゲノムワイド多遺伝子スコア（genome-wide polygenic score：GPS）が，これまでのヨーロッパ人のGWASの結果とイギリスのUKバイオバンクのデータ（独立の2集団で一次が120,280人，二次が288,978人）を用いて報告されている[11]．この報告では，5つのありふれた疾患（冠動脈疾患，心房細動，2型糖尿病，炎症性腸疾患，乳がん）を対象とし，GWASの結果を用いて，発症高リスク群が集団のなかに何％いるかを検討している．その結果，全体の8％の群が，冠動脈疾患の発症リスクを3倍以上もつことが示されている．冠動脈疾患において，3倍以上の発症リスクとは，希少疾患である家族性高コレステロール血症の稀なバリアントをもつ場合と同等のリスクであり，全体の8％とは，この稀なバリアントをもつヒトの割合の約20倍となる．その他の4疾患についても若干割合が下がるものの同様な結果が得られている．

　適切なスクリーニングにより高リスク群に対して予防策を行うことは，公衆衛生上，非常に重要である．今回の報告が今後どのように検証され，進展していくか大変興味深い．

おわりに

　本稿では，アレルギー疾患のGWASで近年に報告された代表的なものについて解説を行った．近年では同定された関連領域からの候補遺伝子の絞り込みに，数多くのeQTLやエピゲノム情報などのデータベースが利用されるようになり，今後もその重要性はますます高まると考えられる．また，ゲノムワイド多遺伝子ス

コアのようなリスク予測に関する報告も今後ますます重要となる．これらを通じてアレルギー疾患の病態機構の理解が深まり，効果的な予防や治療などが可能となるよう，今後のさらなる研究の進展が期待される．

文献

1）Australian Asthma Genetics Consortium (AAGC) collaborators：Nat Genet, 50：42-53, 2018
2）Bønnelykke K, et al：Nat Genet, 46：51-55, 2014
3）Bochkov YA, et al：Proc Natl Acad Sci U S A, 112：5485-5490, 2015
4）Bønnelykke K, et al：Am J Respir Crit Care Med, 197：589-594, 2018
5）Australian Asthma Genetics Consortium (AAGC)：Nat Genet, 47：1449-1456, 2015
6）AAGC collaborators：Nat Genet, 50：1072-1080, 2018
7）Hong X, et al：Nat Commun, 6：6304, 2015
8）Marenholz I, et al：Nat Commun, 8：1056, 2017
9）Asai Y, et al：J Allergy Clin Immunol, 141：1513-1516, 2018
10）Khor SS, et al：Sci Rep, 8：1069, 2018
11）Khera AV, et al：Nat Genet, 50：1219-1224, 2018

＜筆頭著者プロフィール＞
廣田朝光：東京慈恵会医科大学総合医科学研究センター分子遺伝学研究部講師．2002年，鹿児島大学歯学部歯学科卒業，'06年，鹿児島大学大学院歯学研究科修了．'02年より理化学研究所遺伝子多型センターへ研修生として所属するとともに，現在の研究テーマであるアレルギー疾患の関連遺伝子の探索に着手．同研究所にて，'06年よりリサーチアソシエイト，'11年より研究員を経て，'17年より現職．

1章 アレルギーのメカニズム研究

Ⅰ. 遺伝情報と環境

2. アレルギー疾患における ヘルパーT細胞のDNAメチル化制御

吉村昭彦，猪村優貴，中村敏弘，Tanakorn SRIRAT

獲得免疫応答の中心を担うCD4陽性ヘルパーT細胞は，その分化・増殖がエピジェネティックに制御されており，特にDNAメチル化がSLE（全身性紅斑性狼瘡）やアレルギー性疾患に関与することが報告されている．一方ヘルパーT細胞のDNAメチル化制御については制御性T細胞（Treg）の安定化に関する研究が著しく進んでおり，安定なTregを人工的に生み出すことで炎症を抑え，自己免疫疾患やアレルギー疾患の治療に向けた検討も進められている．最近DNA脱メチル化酵素TETの発現を増強することでTregのマスター遺伝子であるFoxp3遺伝子座のエピジェネティック変化を誘導しiTregを安定化する方法が開発されており，Tregを利用した免疫疾患制御も現実的となりつつある．

はじめに

　免疫系はもともと微生物を排除するために発達してきたシステムであるが，無害であるべき自己や外来抗原（アレルゲン）に応答し，かつ過剰に反応すると免疫疾患となる．免疫の司令塔といわれ，免疫応答の制御を行うのがCD4陽性ヘルパーT細胞であり，各種サイトカインを放出して，実行部隊であるB細胞，細胞

> **[略語]**
> **GVHD**：graft-versus-host disease
> 　（移植片対宿主病）
> **SLE**：systemic lupus erythematosus
> 　（全身性紅斑性狼瘡）
> **Tfh**：follicular helper T cells
> 　（濾胞ヘルパーT細胞）
> **Th**：helper T cell（ヘルパーT細胞）
> **Treg**：regulatory T cell（制御性T細胞）

傷害性T細胞（CTL），マクロファージなどの自然免疫系の細胞群を増員，活性化する．ヘルパーT細胞には大きく5つのサブセットが存在し，免疫を促進するTh1，Th2，Th17，Tfhと抑制する制御性T細胞（Treg）に分かれる．それぞれのThサブセットのマスター転写因子が，T-bet，GATAT3，RORγt，Bcl6，Foxp3で，それぞれのThの分化と性質を決定づける．アレルギー性疾患に関してはIL-4，IL-5，IL-13を産生するTh2が重要と考えられている．またTfhは胚中心に集積してB細胞に抗体遺伝子のクラススイッチや親和性成熟を誘導する．Tregには胸腺で分化するtTreg（thymic Treg）と末梢でTGF（transforming growth factor）βの作用によりナイーブT細胞から分化するpTreg（peripheral Treg）が存在する．試験管内でTGFβによって誘導されるTregをiTreg（induced Treg）とよぶ（**図1**）．これらヘルパーT細

DNA methylation of helper T cells and allergy
Akihiko Yoshimura/Yuuki Imura/Toshihiro Nakamura/Tanakorn SRIRAT：Department of Microbiology and Immunology, Keio University School of Medicine（慶應義塾大学医学部微生物学免疫学教室）

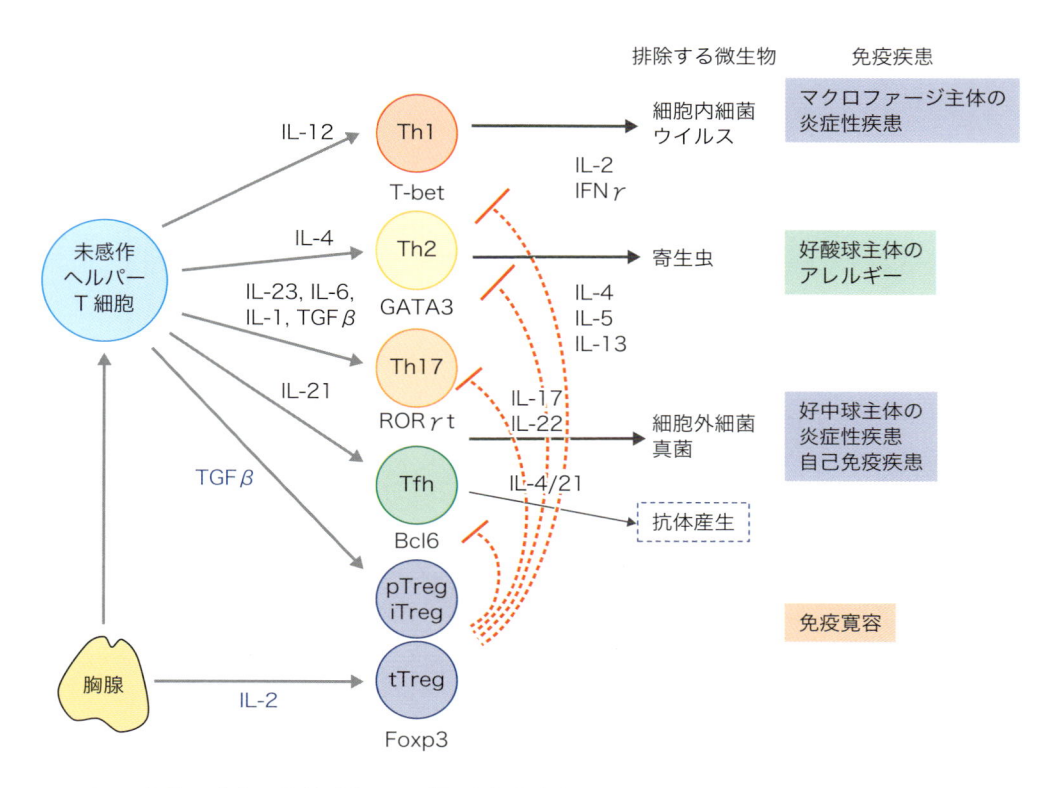

図1　ヘルパーT細胞の分化と生体防御および関連免疫疾患
　Th1，Th2，Th17，Tregを誘導するサイトカインと重要な転写因子．ヘルパーT細胞の分化を規定するマスター転写因子としてTh1においてはT-betが，Th2ではGATA3，Th17ではRORγt，TfhではBcl6，TregではFoxp3が知られている．

胞の分化はクロマチンのヒストン修飾とDNAのメチル化，脱メチル化によって厳密に制御されている．またエピジェネティック制御の破綻がアレルギーや自己免疫疾患などの免疫疾患と密接にかかわっていることがしだいに明らかにされつつある．

　ヒストンのアセチル化，メチル化とアレルギーについては**第1章-Ⅱ-2**を参照していただくとして，本稿ではDNAメチル化に焦点を当ててアレルギー疾患とTregの制御について概説したい．

1　DNAメチル化，脱メチル化に関与する酵素

　DNAのCpGアイランドのシトシン（C）のメチル化（DNAメチル化）は，DNAメチルトランスフェラーゼ（DNA-methyltransferase）がCpG配列のシトシン5位の炭素にメチル基を付加して，5-メチルシトシン（5mC）とすることによって起こる．DNMT3aおよびDNMT3bは，非メチル化DNAに最初にメチル基を導入する*de novo* DNAメチルトランスフェラーゼであると考えられている．DNA複製によって5mCpGを鋳型に合成された逆ストランドのCpGはメチル化されていないはずであるが，DNMT1が娘鎖にDNAメチル化様式を複製する，維持メチルトランスフェラーゼと推定されている（**図2**）．よってDNMT1がリクルートされなければDNAメチル化は複製のたびに希釈されて脱メチル化される．

　一方，Treg特異的脱メチル化領域（Treg-specific demethylated regions：TSDRs）の能動的脱メチル化は，TET（ten-eleven-translocation）ファミリーの酵素依存的に5mCから5-ヒドロキシメチルシトシン（5hmC）に変換することで，DNA脱メチル化経路の一部を担っていると考えられている[1]（**図2**）．これらの酵素を媒介にしたDNA修飾はいずれも可逆的であ

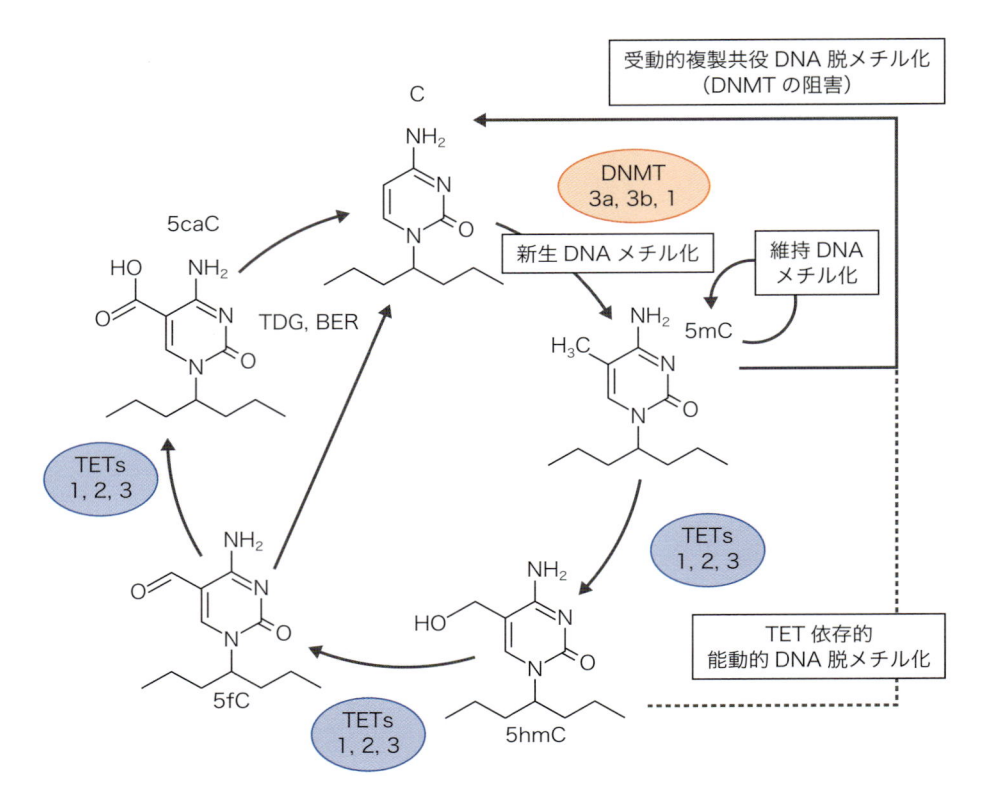

図2　能動的および受動的DNA脱メチル化の経路

DNAメチルトランスフェラーゼ（DNMT）は，C5位にメチル基を転移することによってシトシンのメチル化を触媒する．一方TET酵素は，5-メチルシトシン（5mC）の5-ヒドロキシメチルシトシン（5hmC）への酸化を触媒する．さらなるTET依存性酸化反応は，5hmCの5-ホルミルシトシン（5fC）および5-カルボキシルシトシン（5caC）への連続的な変換を導く．5fCおよび5caCはチミン-DNAグリコシラーゼ（TDG）によって認識および除去され，生成された無塩基部位は塩基切除修復（BER）経路によって修復され，未修飾のシトシン（C）を生成する．

る．TETにはTET1，TET2，TET3の3つのアイソフォームが存在する．

2 DNAメチル化と自己免疫，アレルギー疾患

　免疫疾患には遺伝的要因の他に，環境要因も多く寄与する．例えば一卵性双生児で疫学調査では同一の自己免疫疾患を発症する割合は20〜30％であり，DNAの遺伝情報以外の環境要因が大きいことが示唆される[2]．環境からの何らかのシグナルが染色体のエピジェネティックな変動を誘発し，免疫疾患に関与していると予想される．

　SLE（systemic lupus erythematosus，全身性紅斑性狼瘡）は全身性の自己免疫疾患で，自己抗体（抗核

抗体，抗DNA抗体，抗リン脂質抗体）が陽性となり，抗原抗体複合体が腎臓に沈着すると糸球体腎炎（ループス腎炎）が引き起こされる．抗体産生にかかわるTh2やTfhが病態形成に関与すると考えられる．古くよりSLEとT細胞のDNA脱メチル化との関連が示唆されてきた[3][4]．マウスよりCD4陽性T細胞を単離して5アザシチジン処理で脱メチル化を促進してT細胞欠損マウスに移入した場合にSLE様の症状を示すとの報告もある[5]．またループス腎炎を起こす薬物がT細胞のDNAの脱メチル化を亢進することも報告されている[6]．最近のゲノムワイドbisulfideシークエンスによると，SLE患者と健常人のT細胞で1,033カ所のCpGのメチル化の変化があったという[7]．その多くはインターフェロン（IFN）シグナルに関係する遺伝子の低メチル化であり，SLE患者でIFN αの発現が高く，IFN関連遺

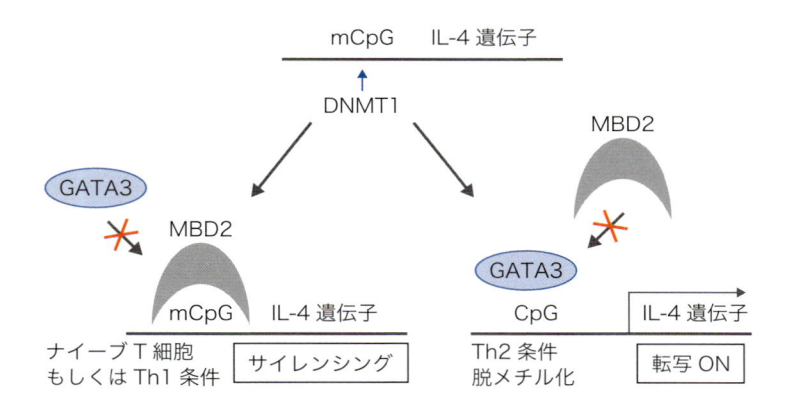

図3　IL-4遺伝子座のDNAメチル化による発現制御
発生段階でDNMT1の作用により*Il4*遺伝子座はメチル化を受け，MBD2がDNAメチル化部位に結合するとGATA3が結合できずにIL-4の発現がサイレンシングされる（ナイーブもしくはTh1）．一方Th2分化誘導を行うと脱DNAメチル化が促進され，GATA3が結合してIL-4産生がONになる．

伝子の発現も高いことと符合する．

　アレルギーと診断され，IgEが高い患者由来の末梢血のDNAメチル化状態を調べた研究[8]では，IL-4受容体，IL-5受容体やケモカイン受容体CCR3，IL-33受容体などアレルギーの主役であるTh2や好酸球にかかわる遺伝子のメチル化状態が正常と比べて低下していることが報告されている．また臍帯血のDNAメチル化を調べた研究では，小児喘息とGATA3遺伝子の低DNAメチル化の相関が報告されている[9]．

　喘息においてもタバコや環境汚染物質，アレルゲンによるDNAやクロマチンの修飾が病態を増悪化させる可能性が指摘されている[10)11]．多くの環境要因がヘルパーT細胞のTh2分化やIgE産生に関与する遺伝子のDNAメチル化の変動を誘導することが報告されている[12]．

　このように，抗体産生やアレルギー性疾患とTh2細胞をはじめとするアレルギーに関与する細胞の分化や機能にかかわる遺伝子のDNAメチル化の変化が報告されている．しかし環境によって特定の遺伝子のDNAメチル化が変化する根本的な原因は不明である．

3 DNAメチル化制御とヘルパーT細胞分化制御

　Th1とTh2のゲノムワイドのCpGアイランドのメチル化の比較では，*Gata3*などの遺伝子座におけるDNAメチル化が報告されている[13]．DNAメチルトランスフェラーゼDNMT1やメチルCpG結合タンパク質MBD2をT細胞特異的に欠損させるとTh1，Th2両方のタイプのサイトカインの産生が亢進し，さらにTh分化後のサイトカインのサイレンシングも不十分となる[14)～16]．DNMT1は通常は*Il4-Il13*遺伝子座にリクルートされIL-4の発現を抑制しているが，DNMT1の欠損によって*Il4*遺伝子座のCpGメチル化の減少とIL-4の過剰な産生が起きる[15]．MBD2の欠損T細胞でもIL-4の発現が亢進していることから，MBD2が*Il4*遺伝子座のDNAメチル化部位に結合するとGATA3が結合できずにIL-4の発現がサイレンシングされると考えられる[16]．一方Th2分化の場合にはDNMT1は*Il4-Il13*遺伝子座からはずれ脱DNAメチル化が促進され，その結果MBD2がはずれ，GATA3が結合してH3K4トリメチル化を促進してIL-4産生が亢進すると考えられる（**図3**）．

4 Treg産生および維持のエピジェネティック制御

　制御性T細胞（Tregs）は，自己抗原，共生細菌由来抗原，および外来抗原（アレルゲン）を含む多様な抗原に対しての過剰な免疫応答を抑制する．転写因子Foxp3（Forkhead box P3）はTregs細胞の特異的分子マーカーであり，その分化，維持および機能におい

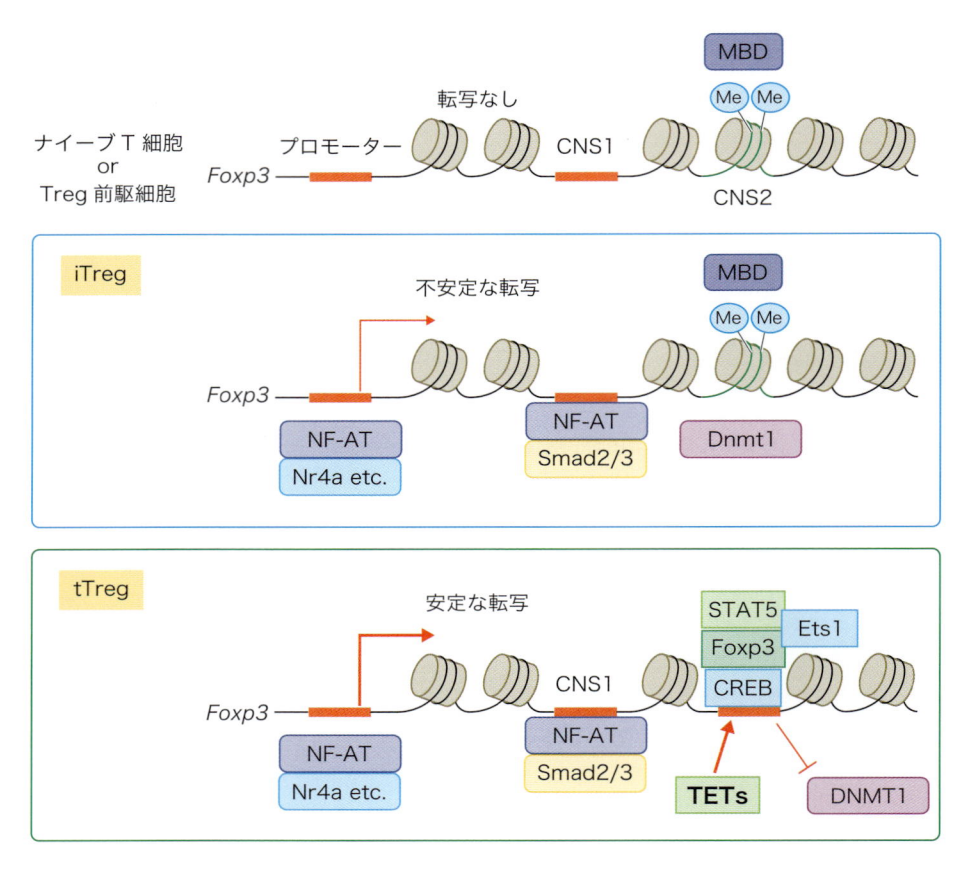

図4　CNS2の脱メチル化のFoxp3遺伝子発現における意義

胸腺においてTregになる前はFoxp3のCNS2はメチル化を受けておりFoxp3は発現していない．tTregに分化する段階で強いTCR刺激を受けてNR4aやNF-ATなどの多数の転写因子がFoxp3プロモーターやCNS1，2，3領域を活性化する．CNS2はやがて脱メチル化されてTregは末梢に流出する．脱メチル化されたCNS2にはFoxp3やEts1，CREBが会合できるようになり，Foxp3の発現は安定化する．さらにCNS2はこれらの転写因子の結合によりメチル化から保護され脱メチル化状態が維持される．一方，ナイーブT細胞ではCNS2はメチル化されている．TGFβとIL-2のシグナルによりiTreg誘導されるが，CNS2には転写因子が効率よく結合できないためにFoxp3の発現は不安定である．

て必須の役割を果たす．生体内において，Tregには胸腺で発生するtTreg（thymus-derived Treg）と末梢でナイーブCD4⁺T細胞から発生するpTreg（peripheral Treg）が存在する．また試験管内でナイーブCD4⁺T細胞から分化・誘導されるTregをiTreg（induced Treg）とよぶ．pTregもiTregも誘導にはIL-2およびTGFβを含むサイトカインの組合わせと抗原によるTCR刺激が必要とされる[17) 18)]．

実験的にはTregの移入によって多くの免疫疾患の治療が可能である．抗原特異的なTregのソースとしてはex vivoで抗原刺激で増幅可能なiTreg細胞が期待されている．しかしtTreg細胞と異なり，iTreg細胞は

Foxp3の発現およびその免疫抑制機能が不安定であることが知られている[17)]．

tTreg細胞におけるFoxp3発現の安定化は，Foxp3遺伝子座におけるCNS2領域のCpG配列の脱メチル化によって調整される（**図3**参照）．CNS2領域には，STAT5，NF-AT，RUNX1/CBFβ，CREBなどの結合サイトが集積しており，これら転写因子およびFoxp3自身がCNS2領域へ動員されることで脱メチル化状態の維持とFoxp3の安定発現が維持される[19)]（**図4**）．

Foxp3以外にも，tTregに特徴的にみられる遺伝子座のCpG低メチル化パターンがいくつか報告されている．これらTSDRsは，Treg細胞の分化および機能に

とって重要である遺伝子に分布しており，主要なTSDRsは*Foxp3*のCNS2エンハンサー，*Ctla4*，*Il2ra*（CD25），*Ikzf4*（Eos），および*Tnfrs18*（GITR）で観察される[20]．

5 TregにおけるDNAメチル化，脱メチル化の制御

TSDRsのDNAメチル化，脱メチル化にもDNMT1やTETが関与する．T細胞特異的DNMT1欠損マウスではFoxp3の発現がTCR刺激のみで誘導され，また通常Foxp3の発現がない$CD8^+$T細胞でも発現がみられた．一方，*Tet1/Tet2*のダブル欠損，もしくは*Tet2/Tet3*ダブル欠損マウスではFoxp3遺伝子座の過剰メチル化を介してTregは分化および機能障害を起こし，最終的にはIgEの高産生によるアレルギー性疾患や自己免疫疾患を引き起こすことが報告されている[21]．また，硫化水素（H_2S）は，TET1およびTET2発現を促進することでtTreg細胞の分化および機能に必要であることが示されており，H_2S欠乏が全身性自己免疫疾患につながる[22]．

腸管$Foxp3^+RORγt^+$pTreg細胞のCNS2領域はTET依存的に有意に脱メチル化されており，生体内では安定に存在する[21]．iTregを移入した後に消化管などで残存するFoxp3陽性細胞も多くはCNS2が脱メチル化されており，体内ではTETによる脱メチル化がpTregの安定性に重要な意義をもつ．

6 iTregにおける人為的なエピゲノム改変

このようにCNS2のDNA脱メチル化を介して臨床応用に適した長期安定化型のiTreg生成が可能になると考えられる．ビタミンCはTETの発現量は変えずにTETの酵素活性を増強することが知られている．これを利用してiTreg誘導時に高濃度のビタミンCを添加することでCNS2の脱メチル化が亢進し，試験管内および生体内でiTregが安定化することが報告されている[21] [23]．一方われわれはTETの酵素活性ドメインのみをiTregに強制発現することでCNS2の脱メチル化が促進され，試験管内および生体内でiTregが安定化

することを見出した[24]．さらに，iTreg誘導時に内在的なTETの発現を促進させる培養条件を検討したところ，低酸素（O_2 5 %）がTETの発現を増強しビタミンCと協調的に働いてCNS2のDNA脱メチル化とFoxp3の安定化をもたらすことがわかった[24]（**図5A**）．不思議なことにTETの活性増強ではFoxp3–CNS2領域以外の各種Treg関連遺伝子（GITR，CTLA4，Eos）のCpGアイランドにおいては有意な脱メチル化の亢進は確認されなかったが，iTregは安定化されていた．よってCNS2の脱メチル化がFoxp3の安定化に最も重要と考えられる．この低酸素条件とビタミンCを組合わせてiTregを誘導すると，従来のiTregよりもFoxp3の発現が安定化し，さらにマウスの誘導性大腸炎モデルにおいて腸炎をより効果的に抑えることがわかった（**図5B**）．

さらに抗原特異的安定化におけるTregの有用性を示すために，骨髄移植に伴う移植片対宿主病（GVHD）モデルが用いられた．宿主由来のT細胞をドナー樹状細胞で刺激すればアロ抗原特異的iTregが作製できる．しかしGVHDのような激しい炎症条件下ではiTregは不安定で，これまでiTreg移入によるGVHDの治療効果は十分に示されていない．われわれはアロ抗原特異的iTregを誘導する際に高濃度のビタミンC処理を行うことで，*Foxp3* CNS2領域特異的なDNA脱メチル化を介してiTregが安定化し，効率的にGVHD症状を抑制することを見出した[25]．

おわりに

DNAメチル化を中心としたヘルパーT細胞のエピジェネティックな分化制御と免疫関連疾患についてまとめた．これらの研究から，Tregを含めてT細胞の人為的エピジェネティック制御によってアレルギー性疾患や移植拒絶の緩和が実現できる日が遠からずやってくると思われる．しかしながら，ヒト末梢血においてTreg細胞の頻度は低い．このことを考えると，実現可能なアプローチは，非Treg細胞から*in vitro*において大量にかつ安定な抗原特異的iTreg細胞を生成することである．一方で抗原が不明な場合や，抗原特異的な増殖誘導では治療に十分なTreg細胞数を得ることが難しいことも事実である．そこでCAR（chimeric anti-

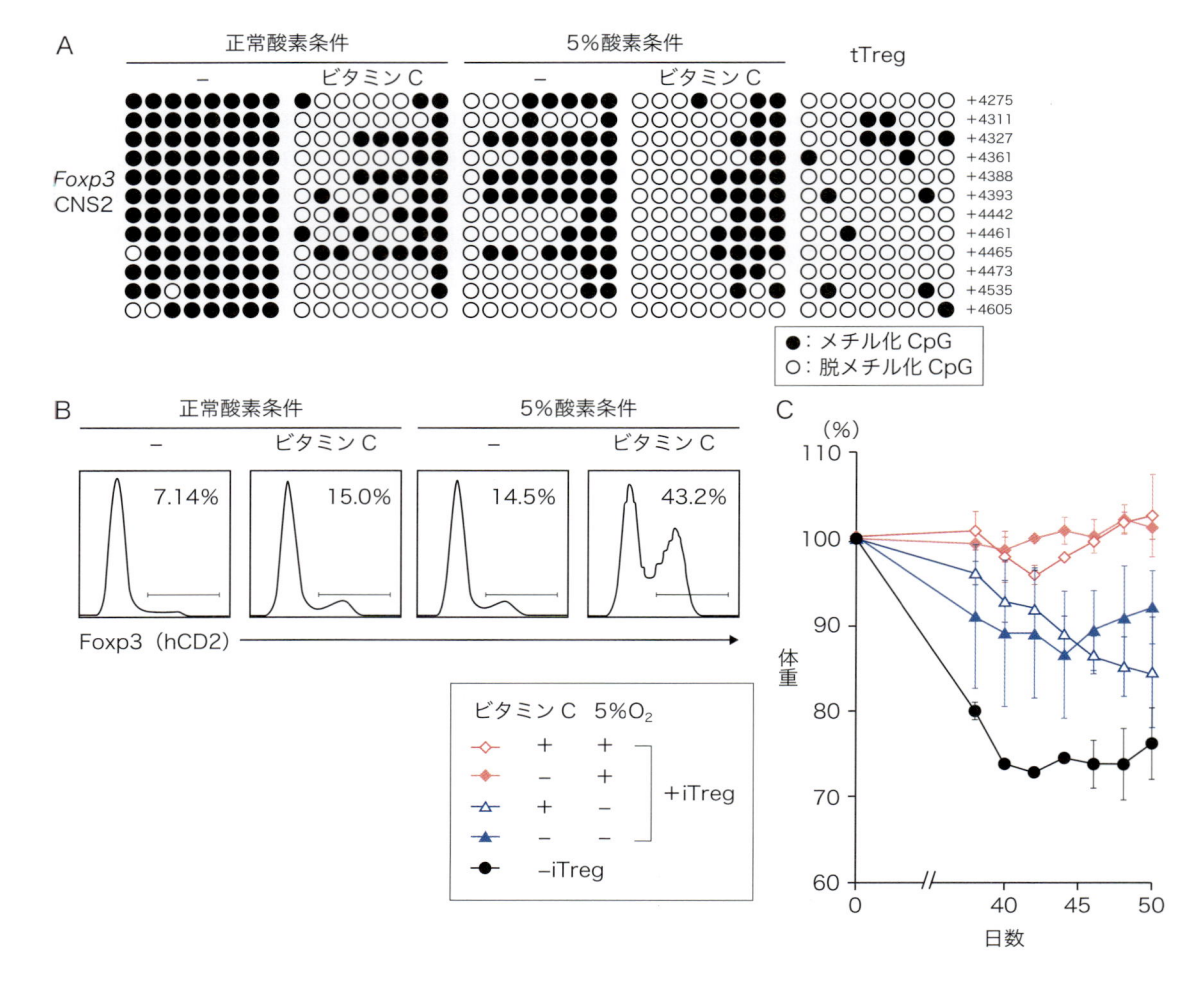

図5 ビタミンCと低酸素状態は，iTregsの安定化を促進する
　A）ビタミンCおよび5％酸素条件下で誘導されたiTregsにおけるCNS2のDNA脱メチル化状態．白丸はCpGアイランドのCが脱メチル化状態，黒丸はメチル化状態にあることを示す．B）iTregsをTh1条件下で培養した場合のFoxp3発現．C）iTregによるRag2欠損マウスの大腸炎の抑制．大腸炎の重篤度を反映する体重変化は，低酸素条件下で誘導されたiTregによって抑制された．文献24より引用．

gen-receptor)-T細胞技術をTregに応用し人工的に抗原特異的CAR-Tregを作製する試みがはじまっている．例えば，上皮細胞に特異的なCARをもつTregはアレルギー性喘息モデルを効果的に抑制する[26]．またHLA特異的CARをもつCAR-TregはGVHDを抑制することが報告されている[27]．今後もCAR-iTregも含めて人工的に抗原特異性をもたせた安定化Treg療法が模索されると思われる．

文献

1) Meier K & Recillas-Targa F：Front Biosci (Landmark Ed), 22：644-668, 2017
2) Greer JM & McCombe PA：Biologics, 6：307-327, 2012
3) Richardson B：Nat Clin Pract Rheumatol, 3：521-527, 2007
4) Richardson B, et al：Arthritis Rheum, 33：1665-1673, 1990
5) Quddus J, et al：J Clin Invest, 92：38-53, 1993
6) Cornacchia E, et al：J Immunol, 140：2197-2200, 1988
7) Absher DM, et al：PLoS Genet, 9：e1003678, 2013
8) Liang L, et al：Nature, 520：670-674, 2015
9) EpiGen Consortium：Clin Exp Allergy, 47：1599-1608, 2017
10) Ho SM：J Allergy Clin Immunol, 126：453-465, 2010

11) Miller RL & Ho SM：Am J Respir Crit Care Med, 177：567–573, 2008
12) de Planell-Saguer M, et al：Environ Mol Mutagen, 55：231–243, 2014
13) Deaton AM, et al：Genome Res, 21：1074–1086, 2011
14) Lee PP, et al：Immunity, 15：763–774, 2001
15) Makar KW, et al：Nat Immunol, 4：1183–1190, 2003
16) Hutchins AS, et al：Mol Cell, 10：81–91, 2002
17) Kanamori M, et al：Trends Immunol, 37：803–811, 2016
18) Takimoto T, et al：J Immunol, 185：842–855, 2010
19) Iizuka-Koga M, et al：J Autoimmun, 83：113–121, 2017
20) Ohkura N, et al：Immunity, 37：785–799, 2012
21) Yue X, et al：J Exp Med, 213：377–397, 2016
22) Yang R, et al：Immunity, 43：251–263, 2015
23) Sasidharan Nair V, et al：J Immunol, 196：2119–2131, 2016
24) Someya M, et al：J Radiat Res, 58：225–231, 2017
25) Kasahara H, et al：Int Immunol, 29：457–469, 2017
26) Skuljec J, et al：Front Immunol, 8：1125, 2017
27) MacDonald KG, et al：J Clin Invest, 126：1413–1424, 2016

<筆頭著者プロフィール>

吉村昭彦：1958年12月12日佐賀県生まれ．'85年京都大学理学研究科博士課程修了，理学博士．大分大学助手，鹿児島大学助教授を経て'95年より久留米大学分子生命科学研究所・教授．2001年より九州大学生体防御医学研究所・教授．'08年4月より慶應義塾大学医学部・教授．'01年度日本免疫学会賞，'07年度持田記念学術賞，日本生化学会柿内三郎記念賞．研究テーマはサイトカインを中心とした疾患の分子レベルでの理解．

1章 アレルギーのメカニズム研究

Ⅰ. 遺伝情報と環境

3. アレルゲンコンポーネントと臨床への応用

丸山伸之

アレルギー症状を起こす抗原（アレルゲン）の解析は，正確な臨床診断や最適な治療法の選択において非常に重要である．アレルゲン分子（アレルゲンコンポーネント）を利用した診断はCRD（component-resolved diagnosis）あるいはMA（molecular allergology）とよばれ，臨床において重要な診断法となりつつある．食物負荷試験の前検査への利用や，交差反応の識別による真の感作源の同定などの点で有用性が報告されている．今後，CRD・MAが食物アレルギーのプレシジョンメディシンに寄与することが期待される．

はじめに

アレルギー反応を起こす原因となる物質がアレルゲンであり，多くはタンパク質である．その原因となる素材は，食物，花粉，ダニ，カビ，昆虫，ハチ毒，動物の皮屑など多岐にわたる．これらのアレルゲンの解析は，正確な臨床診断や最適な治療法の選択において重要である．アレルゲンの各分子のことをアレルゲンコンポーネント[※1]とよんでいる．

アレルギーの原因物質としては食物によるものが多い．食物アレルギーのアレルゲンとなるタンパク質は多様であるが，多数のジスルフィド結合を分子内に形成するタンパク質や，脂質などが結合するタンパク質が多い．数多くのアレルギー原因食品となっている植物種子にはオリゴマー構造を形成するタンパク質やくり返し配列をもつアレルゲンが含まれる[1] [2]．このような構造の特徴は，食品加工での変性や消化酵素に対する耐性に関連するため，食品に含まれる数多いタンパク質のなかでアレルゲンとなる原因と考えられている．吸入アレルギーの原因となるアレルゲンにも，同様の特徴をもつものもあるが，概して不安定なものが多い．

これまで数多くのアレルゲンコンポーネントが同定されており，アレルゲンコンポーネントに対する血清特異的IgE抗体価に基づく感作プロファイルが臨床診

[略語]
CRD：component-resolved diagnosis
MD：molecular allergology
PFAS：pollen-food allergy syndrome
（花粉-食物アレルギー症候群）

※1 アレルゲンコンポーネント

食物に含まれるタンパク質のなかでIgE抗体により認識されるものがアレルゲンであり，アレルゲン分子をアレルゲンコンポーネントとよんでいる．アレルゲンコンポーネントの命名法は統一されており，分類学上の属の最初の3文字と，種の最初の文字が使用される．さらに，同定された順序によって番号がつけられている．落花生で最初に登録されたアレルゲンコンポーネントは，*Arachis hypogaea* に基づいてAra h 1と命名されている．

Allergen components and its application to diagnosis
Nobuyuki Maruyama：Graduate School of Agriculture, Kyoto University（京都大学大学院農学研究科）

食物アレルギー
特異的なアレルゲン

交差反応に
かかわる
コンポーネント

吸入アレルギー
特異的なアレルゲン

2S アルブミン
ビシリン
レグミン
防御タンパク質
ペクチン酸
リアーゼ
システインタイプ
ペプチダーゼ
Ole e 1様
タンパク質

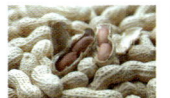 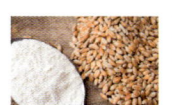 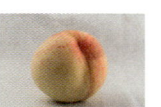 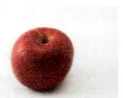 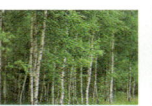 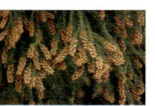 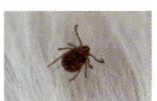

図1　component-resolved diagnosis の概略図
組織に含まれる数多くのアレルゲンのなかには，症状と相関するアレルゲンや，花粉や食物などの交差反応にかかわるアレルゲンなどが含まれている．アレルゲンに対する感作プロファイルが，臨床診断の指標となることが明らかになっており，アレルギー検査への利用，吸入アレルギーと食物アレルギーの交差反応の識別，真の感作源の同定などに利用されている．

断の指標となることが明らかになっている．そして，アレルギー検査への利用や，吸入アレルギーと食物アレルギーの交差反応の識別，真の感作源の同定などに利用されている．このような診断法をcomponent-resolved diagnosis（CRD）あるいはmolecular aller-gology（MA）とよんでいる[3)4)]（**図1**）．今後，CRDあるいはMAが食物アレルギーの分野におけるプレシジョンメディシンに寄与することが期待される．

本稿では，臨床診断において重要なアレルゲンコンポーネントについて解説するとともに，今後の展望について触れたい．

のため，数多くのアレルゲンの構造解析が行われてきた．原材料にアレルゲンがアイソフォームとして存在する場合や，微量にしか含まれていないことも多いため，アレルゲンの構造解析には大腸菌や酵母で作製する組換えタンパク質[※2]が汎用されている[5)]．アレルゲンの構造に関する知見をもとに，臨床診断に対する性能の高い分子の設計や，エピトープを改変した免疫療法に利用可能な安全性の高い分子の設計などが試みられている．

1 アレルゲンコンポーネント

アレルゲンが肥満細胞上のIgE抗体に作用することにより，ヒスタミンなどの化学伝達物質が放出され，アレルギー症状が起こる．その現象には，アレルゲンの構造とIgE抗体との相互作用がトリガーとなる．そ

※2　組換えタンパク質
遺伝子情報をもとに大腸菌や酵母などの異種細胞を用いて作製したタンパク質のことである．アレルゲンとなるタンパク質は類似のアミノ酸配列をもつ分子が食物に多数含まれていることがあり，天然の素材から純度の高いコンポーネントの調製が難しい場合がある．リコンビナントタンパク質を用いることにより精度の高い解析を行うことが可能になる．

2 食物アレルギーに関する アレルゲンコンポーネント

食物アレルギーの診断として，皮膚テストと血中特異的IgE抗体検査などが用いられている．これらの検査は，粗抗原（組織からの抽出液）を用いて行われており，さまざまな性質のアレルゲンが含まれているために，感作についての診断効率は高いが，食物を摂取して本当に症状が惹起されるかは正確に判断できない．そのため，食物アレルギーの確定診断として食物経口負荷試験が行われる．しかし，場合によってはアナフィラキシーなどの危険を伴うため，負荷試験を行う患者をできる限り選別し，患者に対するリスクを軽減できる安全な検査が必要とされる．そこで，アレルゲンコンポーネントによる特異的IgE抗体価を指標にする診断法が提唱された．鶏卵のオボムコイド，小麦ω-5グリアジン，ピーナッツ2Sアルブミンに対する特異的IgE抗体の測定が，すでに保険適応での診断に利用されている．アナフィラキシーの頻度が高い食物であることが知られるソバでは，ビシリンの診断への有用性についても報告された．これらのコンポーネントの特徴について述べる．

1）ω-5グリアジン

小麦タンパク質の主要成分は，グルテンを構成するグリアジンとグルテニンである．さらに，一次構造に基づいて，グリアジンはα-，γ-，ω-グリアジン，グルテニンは高分子量および低分子量グルテニンに分類される．小麦は，即時型だけではなく，運動誘発性アナフィラキシーにおいても原因となる頻度の高い食物であり，その臨床型の場合にはω-5グリアジン（Tri a 19）や高分子量グルテニン（Tri a 26）が主要アレルゲンである．この両分子は，プロリン残基とグルタミン残基を含むモチーフによるくり返し配列をもつことが共通している．くり返し配列中にエピトープが存在しており，そのような特徴がアレルギー症状の惹起に寄与していると思われる[6]．

筆者らは，主要な小麦アレルゲンに対する感作プロファイルから，小児の即時型小麦アレルギーの主要なアレルゲンは，グルテン中の含有量の多いα-およびγ-グリアジンと低分子量グルテニンであることを報告した[7]．これらは感度の高いアレルゲンコンポーネ

ントである．それらに対し，ω-5グリアジンは小児の即時型の小麦アレルギーにおいても臨床的特異度が高い[8]．このようにグルテンの構成成分は，小麦アレルギーの主要なアレルゲンであり，そのなかに臨床診断においても重要な分子が含まれている．

2）2Sアルブミン

2Sアルブミンは多くの植物の種子に存在する貯蔵タンパク質である．ピーナッツ，ダイズ，ナッツ類，ゴマ，ソバなどにおける重要なアレルゲンである．分子量15 kDa程度の分子が多く，ペプチド鎖の切断により派生する2つのサブユニット（ラージおよびスモールサブユニット）がジスルフィド結合を形成する安定な構造をとる．ピーナッツ，大豆，クルミなどのナッツ類に対するアレルギー患者において，2Sアルブミンに対する特異的IgE抗体が臨床症状と相関することが報告されている[9]．

ゴマは日本では日常摂取する食材であり，そのアレルギー患者は世界的に増加している．小児期や学童期からゴマアレルギーの報告があり，全身症状を示す患者も多く，アナフィラキシーを起こす頻度も高い．筆者らは，約100名のゴマ粗抗原に感作されている患者血清を用いて，食物負荷試験での症状誘発の指標となるアレルゲンコンポーネントを探索した．この研究においても，ピーナッツらと同様に他の貯蔵タンパク質ではなく，2Sアルブミン（Ses i 1）に対する特異的IgE抗体価が臨床症状と相関することが示されている[10]．

3）ビシリン

クーピンスーパーファミリーは微生物，植物，動物などの多様なタンパク質を含むが，アレルゲンと報告されているのはビシリン（7Sグロブリン）とレグミン（11Sグロブリン）である．両グロブリンの単量体の分子量は4～7万程度であり，三量体（ビシリン）あるいは六量体を形成する．ビシリンは，C末端部に植物種間で共通性の高いコア領域と，N末端部に親水性のエクステンション領域が存在する．エクステンション領域には，植物種によってはシスチン残基により構成されるモチーフ〔C-X-X-X-C-（10-12残基）X-C-X-X-X-C〕が存在している．アーモンド，マカデミアナッツなどのビシリンのエクステンション領域は，種子中でプロセシングを受け，そのフラグメントとして

蓄積する[11]．エクステンション領域中のシスティン残基により構成されるモチーフは，ヘリックス–ターン–ヘリックスの構造をとるが，それ以外の構造は主にディスオーダー構造であることが多いと予測される．一方，コア領域については，主にβ–バレルとα–ヘリックスより構成されていることが明らかとなっている．

ソバの有病率は低いものの，アナフィラキシーを起こしやすい食物として知られる．そのため，アレルギー症状と相関するアレルゲンコンポーネントは臨床診断において重要と考えられる．筆者らにより，アレルゲンコンポーネントの臨床性能を比較解析したところ，ビシリンのN末端フラグメント（Fag e 2）に対する特異的IgE抗体価が食物負荷試験での症状誘発やアナフィラキシーの誘発などを予測できることが示唆された[12][13]．このフラグメントには，前述したシスティン残基により構成されるモチーフが複数存在しており，それらがアレルゲン性に寄与していると考えられる．

3 吸入アレルギーに関するアレルゲンコンポーネント

花粉やダニは吸入アレルギーの主要な原因物質であり，多数のアレルゲンがこれまでに同定されている．ダニでは，グループ1（システィンプロテアーゼ）およびグループ2（NPC2ファミリー）の主要抗原の解析が進んでいる．また，多くのプロテアーゼがダニの抗原となり，それらの活性がアレルゲンの組織からの侵入に関与することが指摘されている．一方，花粉のアレルゲンコンポーネントには，臨床にかかわるものが多く含まれる．欧州などではtimothy grassに対して感作される患者が多い．牧草花粉のアレルギー患者の多くがtimothy grassのbeta–expansin（Phl p 1）に感作されており，非常に重要なアレルゲンとなっている．beta–expansinに感作された後に，他のコンポーネントに対する感作を示すことが多く，beta–expansinへの単独感作は免疫療法の適応への指標となる[14]．

シラカンバなどの樹木の花粉では，花粉と多くの果物や野菜との交差反応によるアレルギー症状を示すことが知られる．交差反応の原因となるタンパク質は，防御タンパク質（pathogenesis–related protein type 10：PR–10）である（**図1**）．このような交差反応によ

る食物アレルギー症状は花粉–食物アレルギー症候群（pollen–food allergy syndrome：PFAS）とよばれる．PFASでは，口腔症状などの局所的な軽微な症状の場合が多い．成人の豆乳に対するアレルギー患者では，血清中に大豆PR–10（Gly m 4）に対して高い特異的IgE抗体価を示し，貯蔵タンパク質に対する感作は少ない．このことが，大豆とシラカンバ花粉の交差反応によるPFASであることの診断に利用されている[15]．

欧州では，モモやリンゴに対して全身でのアレルギー症状を示す場合には，脂質輸送タンパク質（non-specific lipid transfer protein：ns–LTP）に対して感作されている頻度が高い．その後，イタリアのグループから，ns–LTPと構造の類似したジベレリン制御タンパク質（gibberellin–regulated protein：GRP）が，全身症状を示すモモアレルギー患者でのアレルゲンであることが報告された[16]．さらに，日本でもGRPがモモ，梅，柑橘類の全身症状に関連するコンポーネントであると報告されている．ns–LTPおよびGRPともに分子量5〜6千kDaの小さいタンパク質であり，分子内に多くのジスルフィド結合をもち，消化酵素に分解されやすいPR–10などとはタンパク質化学的な性質が大きく異なる．海外では，スギ花粉感作とモモアレルギーにおけるGRPへの感作との相関が指摘されており，国内でのスギ花粉患者のなかにもそのようなPFASの患者が潜在している可能性が考えられる[17]．

4 アレルゲンコンポーネントのエピトープ解析

アレルゲンのIgE抗体と結合するエピトープは，一次構造（連続的なアミノ酸残基）によるリニアーエピトープと，立体構造により形成される立体構造的なエピトープに分けられる．食物アレルギーの患者と耐性獲得した者の血清との反応性について解析し，アレルギー症状の予測につながるエピトープの探索が行われている．エビなどの主要アレルゲンコンポーネントに対して，リニアーエピトープと臨床症状について解析が行われており，エビのトロポミオシンやアルギニンキナーゼなどのリニアーエピトープはアレルギーの診断に役立つことが示唆されている[18]．ピーナッツにおいても，主要な貯蔵タンパク質（2Sアルブミン，ビシ

アレルゲン性改変組換えタンパク質の設計の方法

フラグメント化
・アレルゲンを2つ以上にフラグメント化する

オリゴマー化
・2つ以上のアレルゲンのコピーをスペーサーでつなぐ

モザイク化
・アレルゲンを複数のフラグメントに分割したものを、順序を変えて再結合させる

キメラ
・2つ以上のタンパク質由来の構造を組合わせて分子を構築する

ミューテーション
・1つ以上のアミノ酸残基に変異を導入する

ワクチンなどの医薬品への応用

図2　アレルゲン性を改変する方法論
これまでに、さまざまな方法でアレルゲン性の改変が行われている。これらの手法の一部を用いて、ワクチンの開発が試みられている。文献5をもとに作成。

リン、レグミン）に対するリニアーエピトープの解析から、臨床症状と相関するエピトープが見出されている[19]。

　立体構造的なエピトープの報告は、リニアーエピトープのものと比較すると限定的であり、臨床との相関についても知見は少ない。興味深いことに、解析対象とする患者群のピーナッツに対する特異的IgE抗体価を標準化すると、ピーナッツ2Sアルブミン（Ara h 2, Ara h 6）について、リニアーエピトープが同定される頻度と臨床症状の重篤度とが逆相関することが報告された。さらに、ピーナッツ2Sアルブミンの立体構造的なエピトープについても明らかになっている[20]。PFASにおいて重要なアレルゲンであるPR-10において、分子表面の構造を部分的に相同タンパク質の構造と置き換えた人工タンパク質を用いた解析から、分子表面にIgE抗体と結合する領域（エピトープ）が存在していることが示されている[21]。これらの報告は、リニアーエピトープだけではなく、立体構造的なエピトープが食物アレルギーにおいて重要であることを示唆している。

5　アレルゲンコンポーネントの免疫医療分野への応用

　食品や粗抗原を用いて免疫療法が行われてきているが、この方法ではアレルギー症状を誘発するリスクや、治療対象となるアレルゲンの含量が低い場合には効果が認められない可能性がある。組換えタンパク質を用いたコンポーネントを利用して、B細胞エピトープを改変し、T細胞エピトープを保存することにより、リスクを低減化した治療薬の開発が進められている。吸入抗原のエピトープは立体構造的なエピトープが主となるために、その立体構造を改変することが重要である。そのような目的のために、さまざまなアプローチが開発されている（**図2**）。例えば、シラカンバ花粉のPR-10、ダニのNPC2ファミリーなどをフラグメント化したものを設計し、ハプテンとして機能することを確認している[5]。また、複数のアレルゲンに基づいて設計したキメラタンパク質について、ダニ、花粉、昆虫毒などの重要なアレルゲンに対するワクチンの候補として試みられている。このようなハイブリッド分子は、構造的なエピトープの性質を改変し、アレルゲン

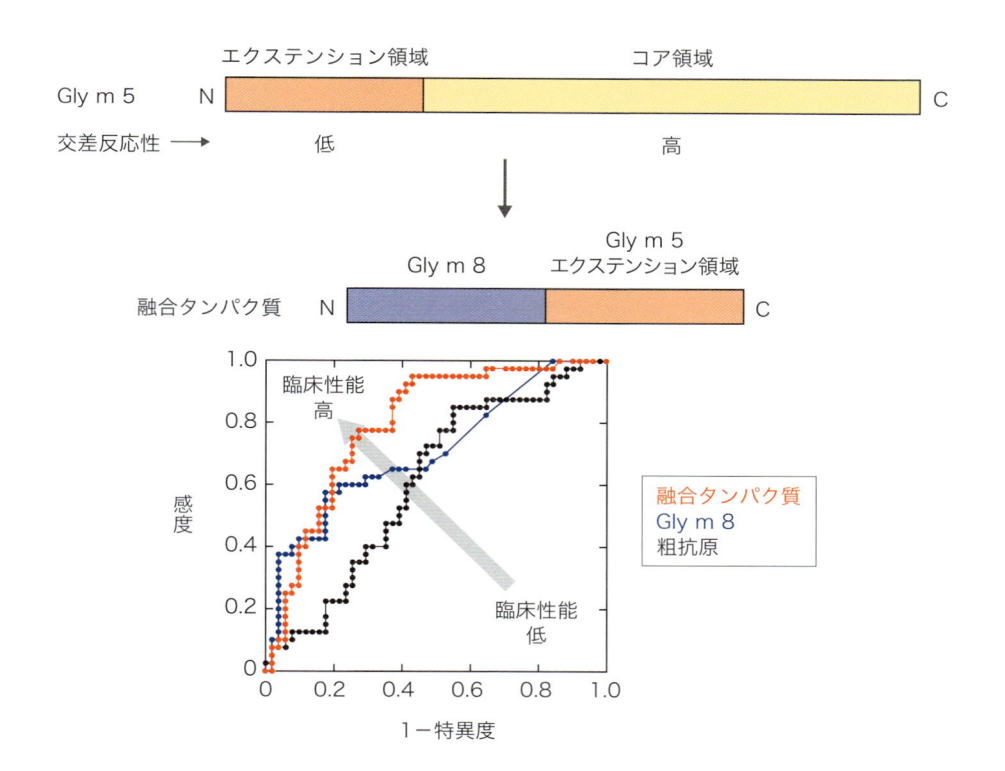

図3　臨床性能の高い融合タンパク質の設計
ダイズビシリンはエクステンション領域とコア領域により構成されている．エクステンション領域は，植物種間の保存性が低いために，血清学的な交差反応が起こりにくい．また，この領域に多くのダイズアレルギー患者に対するエピトープが存在する．臨床的特異度の高いダイズ2Sアルブミン（Gly m 8）に，臨床的感度の高いエクステンション領域を融合させることにより，臨床性能が上昇することが示唆された．

性を低減させるため，免疫療法に有効であると考えられている．また，ジスルフィド結合により構造が安定化されているアレルゲンでは，ジスルフィド結合に変異を導入することにより，IgE抗体への結合能を低下させ，T細胞への反応性を保存した分子の設計も行われている．ピーナッツアレルギーにおいても，主要なアレルゲンである2Sアルブミン，ビシリンなどにおいてIgE抗体結合能を低下させた分子の設計が行われており，免疫治療薬としての可能性についても報告されている．今後，IgE抗体結合能が改変された人工的な食物アレルゲンを設計することにより，安全性と有効性を兼ね備えた免疫治療薬が開発されるであろう．

おわりに

アレルゲンコンポーネントと臨床症状との相関に関する知見は，日常の診断や治療においてますます重要となってきている．現在，筆者らは，大規模な患者血清を用いて，果物に対するアレルギーの重症度と相関するアレルゲンコンポーネントの解析を進めており，これまで同定されてきたアレルゲンコンポーネントの重要性や花粉などの環境アレルゲンとの交差反応による抗原など新たな知見が得られると考えている．また，種子のアレルゲンについて融合タンパク質を設計することにより臨床性能の高いコンポーネントの設計を行ったが[22]，さらに，エピトープなどの情報を駆使して診断精度を上げたコンポーネントの分子設計も必要と考えている（**図3**）．今後，アレルゲンコンポーネントの解析がますます進展することにより，アレルゲンコンポーネントを用いた臨床診断法や免疫治療法の技術が発展することが期待される．

文献

1）Sathe SK, et al：Annu Rev Food Sci Technol, 7：191–

220, 2016

2) Pekar J, et al：Mol Immunol, 100：14-20, 2018

3) Canonica GW, et al：World Allergy Organ J, 6：17, 2013

4) Matricardi PM, et al：Pediatr Allergy Immunol, 27 Suppl 23：1-250, 2016

5) Tscheppe A & Breiteneder H：Int Arch Allergy Immunol, 172：187-202, 2017

6) Takahashi H, et al：Clin Exp Allergy, 42：1293-1298, 2012

7) 丸山伸之, 他：小麦ω-5グリアジン陰性症例におけるアレルゲンコンポーネントの臨床性能の解析. 第65回日本アレルギー学会学術大会, 2016

8) Ebisawa M, et al：Int Arch Allergy Immunol, 158：71-76, 2012

9) Borres MP, et al：Allergol Int, 65：378-387, 2016

10) Maruyama N, et al：Clin Exp Allergy, 46：163-171, 2016

11) Garino C, et al：Comput Biol Chem, 56：30-32, 2015

12) Maruyama N, et al：J Allergy Clin Immunol Pract, 4：322-323.e3, 2016

13) Yanagida N, et al：Int Arch Allergy Immunol, 176：8-14, 2018

14) Pablos I, et al：Curr Allergy Asthma Rep, 16：31, 2016

15) Fukutomi Y, et al：J Allergy Clin Immunol, 129：860-863.e3, 2012

16) Tuppo L, et al：Clin Exp Allergy, 43：128-140, 2013

17) Charpin D, et al：Clin Rev Allergy Immunol：doi:10.1007/s12016-017-8602-y, 2019

18) Ayuso R, et al：Clin Exp Allergy, 42：293-304, 2012

19) Lin J, et al：J Allergy Clin Immunol, 129：1321-1328.e5, 2012

20) Chen X, et al：Clin Exp Allergy, 46：1120-1128, 2016

21) Husslik F, et al：Clin Exp Allergy, 46：1484-1497, 2016

22) Maruyama N, et al：Clin Exp Allergy, 48：1726-1734, 2018

＜著者プロフィール＞

丸山伸之：1998年京都大学大学院農学研究科博士後期課程食品工学専攻修了. 同年京都大学食糧科学研究所助手. 2001年京都大学大学院農学研究科助手（改組による所属変更）. '06年京都大学大学院農学研究科助教授（名称変更により'07年より准教授）. '18年京都大学大学院農学研究科教授. 現在に至る.

今後の抱負：これまで種子アレルギーのcomponent-resolved diagnosticsに関する研究に携わってきたが, 果物や環境アレルギーに関与するアレルゲンについても研究対象を拡げ, アレルギーの臨床診断や治療に貢献したい.

Ⅰ. 遺伝情報と環境

4. マイクロバイオータとアレルギー疾患

長谷耕二

われわれの腸内には約100兆個もの常在菌が存在し，総体としてマイクロバイオータとよばれている．マイクロバイオータはIgA産生や上皮バリア機能を高めてアレルゲンの侵入を抑制するとともに，炎症やアレルギー反応の抑制にかかわる制御性T細胞を誘導する．一方，マイクロバイオータの構成異常は種々の全身性疾患の引き金となる．近年，小児アレルギー患者においてもディスバイオーシスが認められることから，アレルギー感受性に影響を与える環境因子として，腸内細菌が注目されている．乳幼児への抗生物質の投与は，腸内細菌叢の撹乱を招き，アトピーや喘息の発症リスクを高める．本稿では，腸内細菌による免疫制御とアレルギーとのかかわりについて，最新の知見をもとに解説したい．

はじめに

わが国では花粉症，喘息，アトピー性皮膚炎，食物アレルギーといったアレルギー疾患は増加の一途をたどっている．その原因として食習慣や住環境といった生活スタイルの変化が指摘されており，特に乳幼児期の病原体への曝露が，喘息や花粉症になりにくい免疫学的体質をつくるという「衛生仮説」が提唱されてきた[1]．衛生仮説では，感染によってTh1/Th2バランス

が改善されることでアレルギー反応が抑制されるとの説明がなされてきた．しかし，強力なTh2応答の誘導因子である蠕虫症に罹った小児もまた，アトピーを発症しにくい事実を踏まえると[2]，Th1/Th2バランスの改善のみで衛生仮説を説明するのは難しい．感染症に伴いエフェクターT細胞が活性化すると，炎症終息のために制御性T（Treg）細胞が誘導され，結果的にアレルギー応答が抑制されると考えるのが妥当である．さらに，*Heligmosomoides polygyrus*のようにTGF-β様の活性物質を産生しTreg細胞を誘導する腸管寄生線虫も存在する[3]．一方，マンソン住血吸虫はピーナッツ抗原であるAra h1に類似したタンパク質を発現し，Ara h1と交差反応する中和抗体の産生を促す[4]．

こうした感染性微生物以外にも，腸内常在菌（マイクロバイオータ）が宿主の免疫系の成熟や機能制御において重要な役割を果たすことが判明している．乳幼児期におけるマイクロバイオータの定着は，Th17細

[略語]
DOHaD：developmental origin of health and disease
HDAC：histone deacetylase
（ヒストン脱アセチル化酵素）
IBD：inflammatory bowel disease
（炎症性腸疾患）
ILC3：innate lymphoid cell（自然リンパ球）
SPF：specific pathogen–free

Intestinal microbiota and allergic diseases
Koji Hase：Division of Biochemistry, Faculty of Pharmacy, Keio University（慶應義塾大学薬学部生化学講座）

胞やTreg細胞の分化を誘導する一方で，Th2応答を抑制する．また乳児期におけるマイクロバイオータの構成異常（ディスバイオーシス）は，その後のアトピーや喘息の発症にかかわることが示されている[5]．こうした背景から，乳幼児期に適切な細菌叢が定着することがアレルギーの抑制に重要であるという「マイクロバイオータ（腸内細菌）仮説」も提唱されている．

❶ ヒトマイクロバイオータの構成

　ヒトのマイクロバイオータの約98％は，バクテロイデス門（Bacteroidetes），ファーミキューテス門（Firmicutes），放線細菌門（Actinobacteria），および，プロテオバクテリア門（Proteobacteria）の4つの門によって占められている．新生児のマイクロバイオータではまず*Escherichia*属，*Shigella*属などのプロテオバクテリア門が優勢となるが，乳児期には放線細菌門のビフィズス属細菌が優勢となり，離乳後にはバクテロイデス門やファーミキューテス門が優勢となり大人型のマイクロバイオータに成熟していく．これまで，マイクロバイオータの構成菌種には大きな個人差があることがよく知られていたが，菌の総量にも個人差があることが報告されている．Vandeputteらはフローサイトメトリーによって便中細菌数を定量するQMP（quantative microbiome profile）法によって健常人40名のマイクロバイオータを解析したところ，便中の細菌密度は最も多い人で3,000億個/g，最も少ない人で500億個/gと，実に6倍もの個人差が認められることを明らかにした[6]．またクローン病患者では健常者と比較して細菌密度が低下する傾向が観察された．本知見は，マイクロバイオータと疾患との相関を解析するうえで，その細菌構成（質）とバイオマス（量）の両方を考慮する必要があることを示唆している．

❷ アレルギー疾患における ディスバイオーシス

　乳児期の腸内細菌組成はアレルギー疾患の発症に重要である．オランダで実施された957名の新生児を対象としたKOALA出生コホート研究では，新生児期における糞便中の大腸菌数と2歳児の時点における湿疹の発症率との間で正の相関が観察されている[7]．さらにクロストリジウム・ディフィシル（*Clostridium difficile*）が検出された新生児では，アトピー性皮膚炎，湿疹，喘鳴といったアレルギー疾患の発症リスクが高まる．一方，カナダで実施されたCHILD研究では，3カ月齢におけるマイクロバイオータ解析とアレルギー発症リスクについてコホート研究を行っている．本研究では319人の乳児を1歳時点において，①無症状，②アトピー性皮膚炎症状のみ，③喘鳴症状のみ，および，④アトピーと喘鳴を併発するグループに分け，さらに2年後の3歳時点での喘息の発症率を調査している．その結果，④アトピー・喘鳴併発群は，無症状群に比べて21.5倍もの割合で喘息発症率が上昇することが示された．この喘息ハイリスク群では，生後3カ月齢においてフィーカリバクテリウム（*Faecalibacterium*），ラクノスピラ（*Lachnospira*），ベイロネラ（*Veillonella*），および，ロチア（*Rothia*）という4つの属の減少が観察された．このうち，フィーカリバクテリウムとラクノスピラは，それぞれクロストリジウム・クラスターIVとXIVaに分類され，主要な酪酸産生菌として知られている．一方，ベイロネラはプロピオン酸産生菌として知られている．④アトピー・喘鳴併発群の乳児細菌叢を移植した無菌マウスに，*Veillonella*，*Lachnospira*，*Rothia*，*Faecalibacterium*に属する菌種を定着させると，卵白誘導性気道炎における炎症スコアや好中球浸潤の低下が観察されることから，これらの細菌種はアレルギーの抑制に働くことが示唆されるが，そのメカニズムは不明である．

　帝王切開で生まれた新生児の出生直後の菌構成は自然分娩児と比較して顕著に異なることが知られている．韓国で実施された経時的観察では，帝王切開児の1～3日目のマイクロバイオータは，自然分娩児と比較して多様性の低下，および，バクテロイデス属（*Bacteroides*）細菌の占有率低下が観察される．一方で，ファーミキューテス門細菌（特に*Bacilli*と*Clostridium g4*）の増加が顕著である[8]．帝王切開で生まれた子どもは生後，IBD，セリアック病，アトピー，自閉症，肥満などの疾患リスクが増加することが示唆されている[9]．これらの疾患はいずれも，腸内細菌の異常との関連が示唆されている疾患である．412人の1歳児におけるアトピー性皮膚炎発症因子の解析を行った

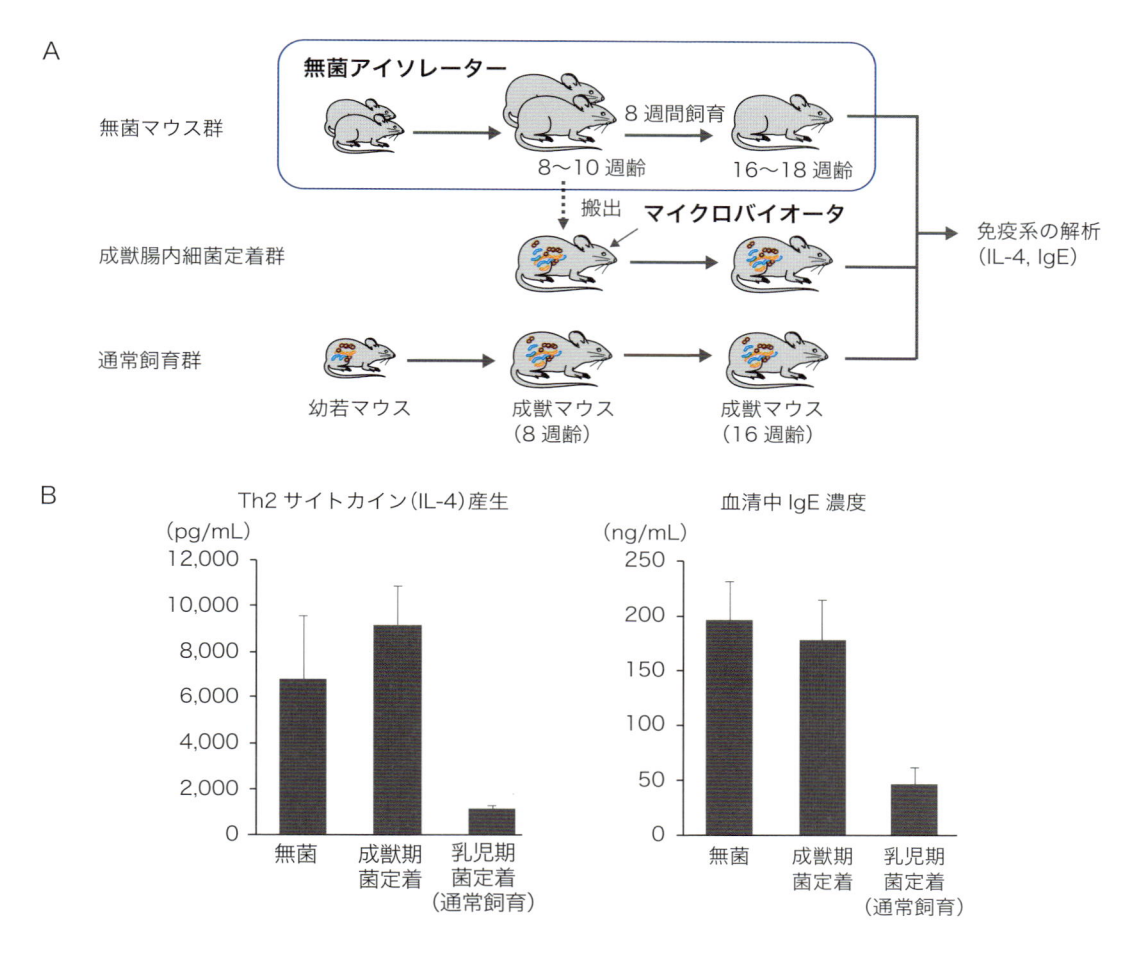

図1　乳幼児期におけるマイクロバイオータ定着は IgE 反応を抑制する
A）実験方法を示す．B）ヘルパー T 細胞からの IL-4 産生および血清中 IgE 濃度を示す．

COCOA 出生コホート試験では，親がアレルギー疾患を有する場合，帝王切開児のアトピー発症リスクは3.46倍に高まるとされている[10]．さらに帝王切開児が IL-13 の遺伝子多型を有する場合には，遺伝子多型をもたない自然分娩児に比べて9.56倍までリスクが高まる．このように帝王切開だけでアレルギーの発症リスクが大幅に高まるわけではなさそうであるが，遺伝的因子が加わることで相加的にリスクの増大が認められる．帝王切開に伴うディスバイオーシスを防ぐため，帝王切開直後の新生児の全身に母親の膣液を塗布し，新生児マイクロバイオータをより自然分娩に近づけようとする試みもなされている[11]．

❸ マイクロバイオータによる アレルギー抑制機序

主に動物実験によって，マイクロバイオータによるアレルギー制御メカニズムの一端が明らかになりつつある．筆者らの実験では，無菌状態で飼育したマウスは，SPF 環境下で飼育したマウスに比べて Th2 応答優位であり，血清中 IgE 値も有意に高かった（**図1**）．興味深いことに，完全に成熟した無菌マウスに，SPF マウス由来のマイクロバイオータを定着させても，Th2 応答や IgE 応答は抑制されなかった（**図1**）．同様に Cahenzli らは，乳児期に十分なバリエーションを有する腸内細菌が定着することが IgE 応答の抑制に重要であると報告している[12]．また Stefla らも，無菌マウス，

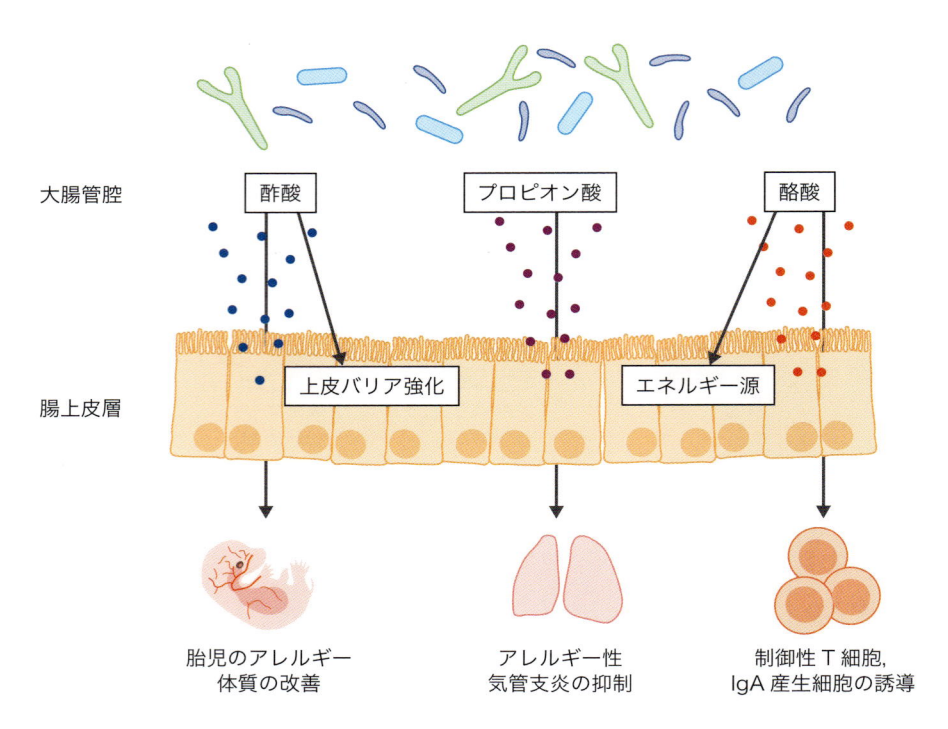

図中ラベル:

大腸管腔　酢酸　プロピオン酸　酪酸

上皮バリア強化　エネルギー源

腸上皮層

胎児のアレルギー体質の改善　アレルギー性気管支炎の抑制　制御性 T 細胞, IgA 産生細胞の誘導

図2　短鎖脂肪酸による免疫・アレルギー調節作用

または，生後2週齢より5剤の抗生物質カクテルを持続投与し腸内細菌を撹乱したマウスに，ピーナッツ抗原を投与してアナフィラキシーを誘導すると，無処置のSPFマウスに比較して抗原特異的IgEおよびIgGの上昇とアナフィラキシーが悪化する事実を見出している[13]．離乳直後の無菌マウスに3％クロロホルム耐性菌（主にクロストリジウム・クラスターIV, XIVa, XIVb）を投与すると，アレルギー反応は抑制される．上述のようにクロストリジウム・クラスターIV, XIVaには酪酸産生菌が多く含まれているが，酪酸にはTreg細胞誘導活性があることが筆者を含め複数のグループによって実証されている[14]（**図2**）．実際に3％クロロホルム耐性菌定着マウスにおいても，大腸のTreg細胞の増加が観察されている．加えて，分泌型IgAの産生が高まり，3型自然リンパ球（ILC3）が活性化する．ILC3は活発にIL-22を産生するため，ムチンなどの腸管バリアを強化することで，ピーナッツアレルゲンの血中移行を抑制するようである[13]．

　呼吸器への常在菌の定着もまたTreg細胞の誘導に必須である．Gollwitzerらは，生後6日目におけるマウス肺の常在菌は，喘息患者で多く検出されるガンマプ

ロテオバクテリア網とファーミキューテス門に属する細菌群が支配的であるが，成長とともにバクテロイデテス門の割合が増加し，生後60日目には最も優勢となることを報告している[15]．ヒトやマウスの大腸内では，マイクロバイオータは，可溶性食物繊維，オリゴ糖，レジスタントスターチなどを発酵分解することで，酪酸以外にも，酢酸，プロピオン酸などの短鎖脂肪酸が主要代謝産物として産生する．短鎖脂肪酸にはIgA産生を高める作用がある[16]．さらにプロピオン酸は，血液を介して骨髄に移行し，マクロファージや樹状細胞の前駆細胞に作用して分化を調節することで，2型免疫応答を抑制する[17]．その結果，プロピオン酸はチリダニ誘導性アレルギー性気道炎の症状を緩和させる．これは短鎖脂肪酸受容体であるGpr41を介する作用である（**図2**）．

　一方，Thorburnらは，妊娠期のマウスに食物繊維が豊富に含まれる食餌を与えると，産仔がハウスダスト誘導性の喘息に罹りにくくなることを報告している[18]．この効果は母体のマイクロバイオータによって産生された酢酸が胎仔に移行し，Th2細胞を抑制すると想定されている．酢酸の受容体であるGpr43欠損マ

ウスでも高繊維食の喘息抑制効果が認められるため Gpr43 の関与は否定されるが、もう 1 つの受容体である Gpr41 の影響については調べられていない。Thorburn らは酢酸がヒストン脱アセチル化酵素（HDAC）阻害作用を通じて、エピジェネティックに Th2 細胞を抑制すると説明している[18]。ただし、酢酸はプロピオン酸や酪酸に比べて HDAC 阻害作用は弱く、どのようにエピゲノム変化を誘導しているのかについてさらなる検証が必要である。しかしながら、本知見は、胎児期〜幼小児期の環境が成人期の疾患感受性に影響するという DOHaD（developmental origin of health and disease）[※1] の概念がアレルギー疾患にも適用されうることを示唆している。

④ プロバイオティクスを用いたアレルギーの予防

　もしアレルギーが DOHaD に当てはまるならば、妊婦や乳児期の腸内環境を改善することで、成育後のアレルギーの発症リスクを下げることができるはずである。実際に、近年、妊婦または乳児へのプロバイオティクス[※2] の投与によりアレルギーの発症率を抑えようという試みが複数実施されている。例えば、ニュージーランドにおける大規模な二重盲検無作為化対照試験では、妊娠 36 週より母親に、プラセボ、または、プロバイオティクスを摂取させ（各群約 150 例）、母乳栄養の際にはさらに生後 6 カ月まで介入を続けるとともに、出生児にも 2 歳までプロバイオティクスを摂取させた。この際にプロバイオティクスとして *Lactobacillus rhamnosus* HN001 株（NH001）を投与すると、2 歳、4 歳、6 歳の時点でいずれも湿疹（eczema）の発症率が低下したが[19) 20)]、*Bifidobacterium animalis* subsp *lactis* HN019 株の投与では効果が認められなかった。同グループはまた、妊婦にのみ NH001 を投与（母乳栄養の際にはさらに出産後 6 カ月まで投与）した場合には、2 歳児の子どもの湿疹発症リスクは低下しないことを示している[21]。このように母親への介入だけでは湿疹発症リスクを下げることはできないようである。同様に 250 人規模の妊婦を対象として実施された *Lactobacillus rhamnosus* GG（LGG）の無作為対照試験においても、妊婦への LGG の投与だけでは出生児の湿疹発症率に影響を与えなかった[22]。LGG もやはり妊婦と出生児の両方に摂取させることで、2 歳、4 歳、および、7 歳におけるアトピー性発疹の発症率を有意に低下させる効果がある[23]。その一方で、LGG やビフィズス属細菌などのプロバイオティクスを単独またはカクテルで乳児に投与しても、湿疹やアトピー性皮膚炎の抑制は認められないとする試験報告も複数存在する[24) 25)]。このように、プロバイオティクスの早期介入については、各試験で用いたプロバイオティクスの種類や投与プロトコールの違いに加え、試験を実施した地域に特有な細菌構成や食習慣の違いが結果に影響を与えるのかもしれない。これまでの主な報告を**表**にまとめた。

おわりに

　無菌マウスや、無菌マウスに特定の細菌を定着させたノトバイオートマウスを用いた研究や、複数の疫学調査から、腸内細菌の異常とアレルギーの発症に相関関係が示されてきた。さらにいくつかの動物モデルにおいて因果関係も明らかになりつつある。これらの知見をもとに、プロバイオティクスを用いてマイクロバイオータを改善することでアレルギーの発症を抑制しようとする介入試験が複数実施され、結果が蓄積されつつある。このようにアレルギーとマイクロバイオータに関する研究は、実証フェーズから応用フェーズに入りつつある。しかし、乳児期のマイクロバイオータ

※1　DOHaD

胎児期や出生早期における環境が、成人期の疾患リスクに影響を与えるという概念である。1976 年に Ravelli らが、第二次世界大戦中のオランダ飢饉下で低栄養に陥った胎児が、成長後高頻度に肥満を呈するとの疫学調査を報告した。また 1980 年代後半以降、低出生体重児は冠動脈疾患、脳卒中、肝臓病、高血圧、糖尿病などに罹りやすいことが示された。発達期における栄養状態などへの環境適応としてエピジェネティックな遺伝子発現変化が誘導され、その影響が生涯継続すると考えられている。

※2　プロバイオティクス（probiotics）

マイクロバイオータのバランスを改善することによって宿主の健康によい影響を与える生きた微生物と定義される。共生を意味する「プロバイオーシス（pro ＝共に、biosis ＝生きる）」を語源とする。プロバイオティクスには便通改善、感染防御、アレルギー抑制、動脈硬化の抑制、代謝性疾患の改善などさまざまな効果が報告されている。

表　アレルギー発症に対するプロバイオティクスの効果

プロバイオティクスの種類：投与量	対象者：投与プロトコール（試験形態）	評価項目（年齢）	効果の判定
Lactobacillus rhamnosus GG〔ATCC 53103；1×10^{10} CFU〕	近親者またはパートナーが何らかのアレルギー疾患をもった妊婦159名：出産2-4週前〜産後3カ月（母乳哺育の場合），出生児に6カ月齢まで投与（二重盲験・無作為化比較試験）	アトピー性皮膚炎の発症率（2，4，7歳）	有意に減少
L. rhamnosus GG〔ATCC 53103；5×10^{9} CFU〕	1親等以内にアトピー患者のいる妊婦105名：出産4-6週間前〜産後3カ月（母乳哺育の場合），出生児に6か月間投与（二重盲験・無作為化比較試験）	アトピー性皮膚炎の発症率（2歳）	変化なし
		喘鳴性気管支炎（2歳）	悪化
L. rhamnosus GG, *Bifidobacterium animalis* subsp. *lactis* Bb-12（5×10^{10} CFU）および *L. acidophilus* La-5（5×10^{9} CFU）を含む低脂肪発酵乳	415名の妊婦：妊娠34週〜産後3カ月（二重盲験・無作為化比較試験）	アトピー性皮膚炎の累積発症率（2歳，6歳）	有意に減少
		喘息・アトピー感作（2歳，6歳）・アレルギー性鼻炎結膜炎（6歳）の累積発症率	変化なし
L. rhamnosus GG（1.8×10^{10} CFU）	家族にアレルギー罹患者をもつ高リスクの胎児を宿した妊婦250名：妊娠36週〜出産まで（無作為化比較試験）	湿疹，臍帯血中の樹状細胞，制御性T細胞数	変化なし
		母乳中の可溶性CD14, IgA値	有意に減少
① *L. rhamnosus* HN001（6×10^{9} CFU）または② *B. animalis* subsp *lactis* strain HN019（9×10^{9} CFU）	512名の妊婦：妊娠35週〜産後6カ月（母乳哺育の場合のみ），出生児に2歳まで投与。（二重盲験・無作為化比較試験）	湿疹の累積発症率（2，4歳）	①有意に減少②変化なし
		アレルゲンに対するアトピー感作（2，4歳）	①有意差に減少（4歳時のみ）②変化なし
L. rhamnosus HN001（6×10^{9} CFU）	423名の妊婦：妊娠35週〜産後6カ月（母乳哺育の場合）。（二重盲験・無作為化比較試験）	湿疹の発症率，喘鳴，アトピー感作（1歳）	変化なし
B. longum BB536（5×10^{10} CFU）	22〜57歳の花粉症患者44名：スギ花粉散布時期の13週間（二重盲験・無作為化比較試験）	スギ花粉症の諸症状（鼻漏，鼻閉など）（投与期間）	有意に改善
		スギ花粉特異的IgEの上昇（投与13週目）	減少傾向
B. bifidum W23, *B. lactis* W52および *Lactococcus lactis* W58（各1×10^{9} CFU）	家族にアレルギー罹患者をもつ高リスクの胎児を宿した妊婦156名：妊娠後期に6週間，出生児に12カ月間（二重盲験・無作為化比較試験）	湿疹の累積発症率（1，2歳）	有意に低下
B. longum BL999（ATCC ：BAA-999；9.26×10^{7} CFU）および *L. rhamnosus* LPR（CGMCC 1.3724；1.85×10^{8} CFU）	家族にアレルギー罹患者をもつ高リスクの子ども253名：出生後6カ月間（二重盲験・無作為化比較試験）	湿疹発症率およびアトピー性皮膚炎スコア（1歳）	変化なし
L. salivarius CUL61, *L. paracasei* CUL08, *B. animalis* subsp. *lactis* CUL34, *B. bifidum* CUL20（total 1×10^{10} CFU）	454名の妊婦：妊娠36週目より出産まで，および，出生児に6カ月齢まで投与（無作為化比較試験）	湿疹発症率（2歳），喘息発症率（2歳）	変化なし
		食物抗原に対する感作（6カ月，2歳），アトピー性湿疹（6カ月，2歳）	有意に減少

形成機構や，ディスバイオーシスによるアレルギー発症機構などいまだ不明な点も多く残されており，今後さらなる研究の進展が期待される．

文献

1）Strachan DP：BMJ, 299：1259-1260, 1989
2）Carvalho EM, et al：Parasite Immunol, 28：525-534, 2006
3）Johnston CJC, et al：Nat Commun, 8：1741, 2017
4）Igetei JE, et al：Immunology, 150：506-517, 2017
5）Arrieta MC, et al：Sci Transl Med, 7：307ra152, 2015
6）Vandeputte D, et al：Nature, 551：507-511, 2017
7）Tewtrakul S, et al：J Essent Oil Res, 12：603-608, 2000
8）Lee E, et al：Allergy Asthma Immunol Res, 8：471-477, 2016
9）Meropol SB & Edwards A：Birth Defects Res C Embryo Today, 105：228-239, 2015
10）Lee SY, et al：PLoS One, 9：e96603, 2014
11）Dominguez-Bello MG, et al：Nat Med, 22：250-253, 2016
12）Cahenzli J, et al：Cell Host Microbe, 14：559-570, 2013
13）Stefka AT, et al：Proc Natl Acad Sci U S A, 111：13145-13150, 2014
14）Furusawa Y, et al：Nature, 504：446-450, 2013
15）Gollwitzer ES, et al：Nat Med, 20：642-647, 2014
16）Kim M, et al：Cell Host Microbe, 20：202-214, 2016
17）Trompette A, et al：Nat Med, 20：159-166, 2014
18）Thorburn AN, et al：Nat Commun, 6：7320, 2015
19）Probiotic Study Group：J Allergy Clin Immunol, 122：788-794, 2008
20）Wickens K, et al：Clin Exp Allergy, 43：1048-1057, 2013
21）Wickens K, et al：Pediatr Allergy Immunol, 29：296-302, 2018
22）Boyle RJ, et al：Allergy, 66：509-516, 2011
23）Kalliomäki M, et al：Lancet, 357：1076-1079, 2001
24）Kopp MV, et al：Pediatrics, 121：e850-e856, 2008
25）Taylor AL, et al：J Allergy Clin Immunol, 119：184-191, 2007

<著者プロフィール>

長谷耕二：1995年富山医科薬科大学（現・富山大学）薬学研究科修士課程修了．同年より山之内製薬株式会社研究員となり，腸内微生物発酵の研究に従事．2000年よりUCSD医学部ポスドクとして，ライフワークである腸管免疫学に関する研究をスタートする．'04年より理化学研究所免疫アレルギー科学総合研究センター研究員，'12年より東京大学医科学研究所・特任教授を経て，'14年より慶應義塾大学薬学部教授．今後も，「病は腸から」の分子メカニズムの解明に貢献したい．

1章 アレルギーのメカニズム研究

Ⅱ. 免疫細胞とサイトカインなど

1. アレルギーにおける樹状細胞の役割

小内伸幸，樗木俊聡

樹状細胞は単球，マクロファージとともに単核貪食細胞系列に属し，病原性微生物やがんに対する免疫反応や生体の恒常性維持に重要な役割を果たしている．樹状細胞は生体内に取り込まれた花粉やダニ，ハウスダストなどのアレルゲンを異物として認識し，Th2細胞を分化させ，アレルギー性炎症反応を誘導する．また，このアレルギー病態形成過程では，免疫系細胞のみならず上皮細胞や線維芽細胞が協調してアレルギー病態を発症，慢性化している．本稿ではマウスアレルギーモデルと遺伝子改変マウスを用いた解析から明らかになった樹状細胞の役割，他の細胞との相互作用について概説する．

はじめに

　免疫システムは自己と非自己，病原性抗原と非病原性抗原を認識し，これらをすみやかに排除して生体の恒常性を維持する防御システムである．樹状細胞（dendritic cell：DC）は全身に分布し，異物や病原性微生物由来の物質を認識する受容体や貪食受容体を発現して，常に侵入を監視している．DCは取り込んだ物質を分解し，輸入リンパ管を経由して所属リンパ節内T細胞領域にてナイーブT細胞に抗原を提示する．この

[略語]

cDC：conventional DC（従来型樹状細胞）
CDP：common DC progenitor
　（共通DC前駆細胞）
CLR：C-type lectin-like receptor
　（C型レクチン様受容体）
CTL：cytotoxic T cell（細胞障害性T細胞）
DC：dendritic cell（樹状細胞）
DTR：diphtheria toxin receptor
　（ジフテリア毒素受容体）
GM-CSF：granulocyte macrophage colony stimulating factor
IFN-γ：interferon-γ（インターフェロン-γ）
IL-12：interleukin-12（インターロイキン-12）
ILC2：innate lymphoid cell 2（自然リンパ球2）

MHC：major histocompatibility complex
moDC：monocyte-derived DC（単球由来DC）
NLR：nucleotide oligomerization domain-like receptor（NOD様受容体）
OVA：ovalbumin（卵白アルブミン）
PAMP：pathogen associated molecular pattern（病原性微生物由来の分子パターン）
pDC：plasmacytoid DC（形質細胞様DC）
PRR：pattern recognition receptor
　（パターン認識受容体）
RIG：retinoic acid-inducible gene
RLR：RIG-like receptor（RIG様受容体）
TLR：Toll-like receptor（Toll様受容体）
TSLP：thymic stromal lymphopoietin

The role of dendritic cell in the allergy reaction
Nobuyuki Onai[1] /Toshiaki Ohteki[2]：Department of Immunology, Kanazawa Medical University[1] /Department of Biodefense Research, Medical Research Institute, Tokyo Medical and Dental University[2]（金沢医科大学医学部免疫学講座[1] /東京医科歯科大学難治疾患研究所生体防御学分野[2]）

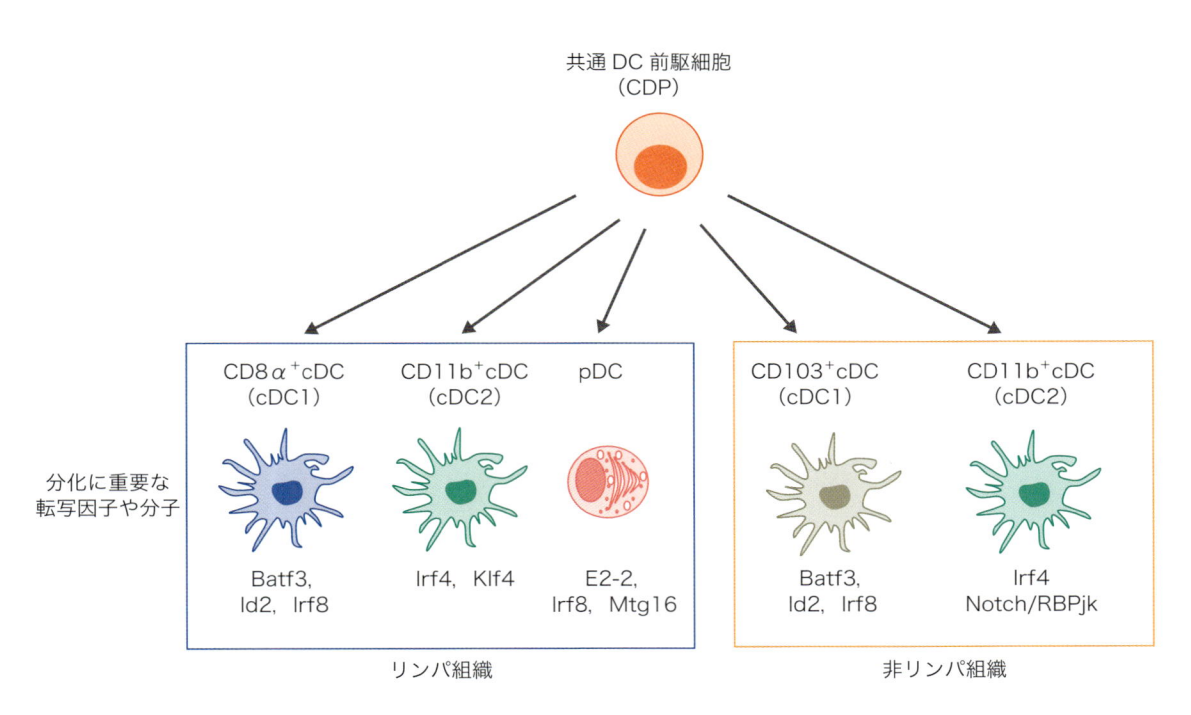

図1　DCサブセット
DCサブセットは従来型DC（cDC）と形質細胞様DC（pDC）に大別される．cDCはさらにcDC1とcDC2に分類される．これらDCサブセットは共通DC前駆細胞から分化し，常に供給されている．

過程においてDCはMHC（major histocompatibility complex）クラス分子上に抗原を提示し，CD40，CD80やCD86といった共刺激分子を発現し，さらにインターロイキン-12（interleukin-12：IL-12），IL-6やインターフェロン-γ（interferon-γ：IFN-γ）といったサイトカインを産生してTh1，Th17，細胞障害性T細胞（cytotoxic T cell：CTL）を誘導する．また，花粉やダニ，ハウスダストなどのアレルゲンに対してもDCは反応し，Th2細胞を誘導してアレルギー病態発症に重要な役割を担っている[1]．

樹状細胞は大きく2つのサブセットに大別される．強力な抗原提示能力を有する従来型樹状細胞（conventional DC：cDC）と，自己やウイルス由来の核酸成分に反応して迅速にかつ大量のⅠ型IFNを産生する形質細胞様DC（plasmacytoid DC：pDC）である．定常状態二次リンパ組織ではcDCは細胞表面抗原の発現と機能面から，さらにCD8α^+cDC（cDC1）とCD11b$^+$cDC（cDC2）へと分類される（**図1**）[2]．また，肺，皮膚，消化管といった非リンパ組織ではCD103$^+$cDCとCD11b$^+$cDCがそれぞれcDC1とcDC2に相当する．

CD8α^+cDCとCD103$^+$cDCの分化は転写因子IRF8とBatf3，Id2に依存し，外来性抗原をクロスプレゼンテーションによってCD8$^+$T細胞に提示してエフェクターメモリーT細胞を誘導する．一方，CD11b$^+$cDCの分化は転写因子Irf4やNotch/RBPjkシグナル依存であり，CD4$^+$T細胞に抗原を提示してセントラルメモリーT細胞を誘導する．pDCの分化は転写因子E2-2，Irf8およびMtg16に依存する．これらDCサブセットは，DCサブセットのみに分化する共通DC前駆細胞（common DC progenitor：CDP）から常に供給されている（**図1**）[3]．

1 Th2免疫反応におけるDCの重要性

Th2型反応やアレルギー発症におけるDCの重要性は，喘息，アレルギー性鼻炎，さらにプロテアーゼ，あるいはパパインを投与したマウスモデルで検討されている．アレルゲンは皮膚や粘膜上皮細胞といったバリアシステムを突き抜け，生体内に侵入する必要がある．このため，アレルゲンはプロテアーゼを放出し，

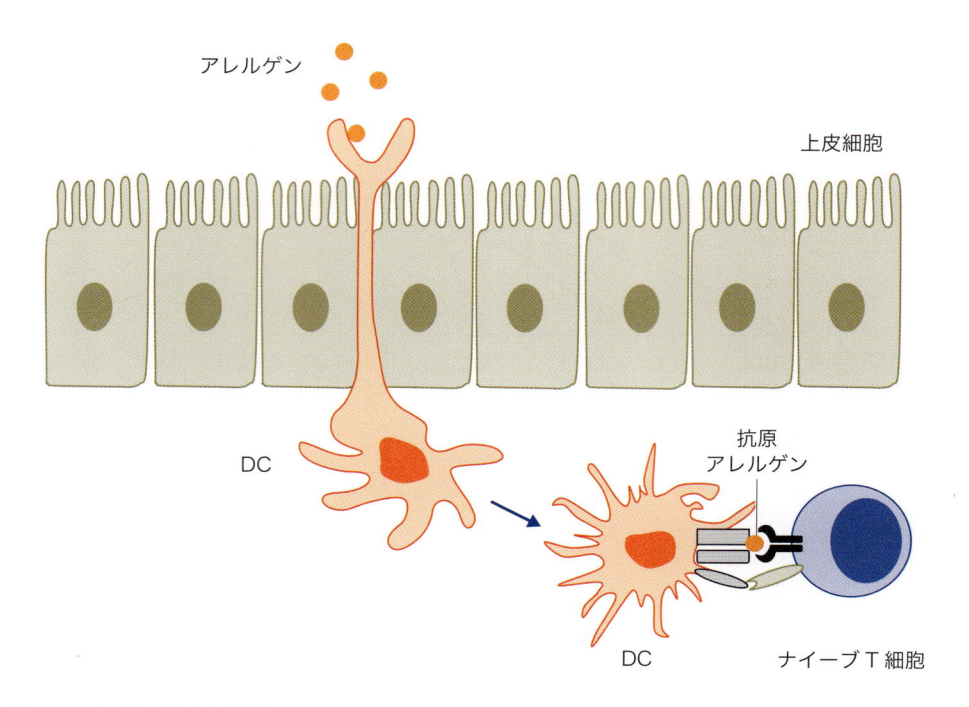

図2　DCはアレルギー反応を誘導する
上皮細胞基底部に位置するDCは上皮細胞間隙に仮足を伸ばして，バリアを越えてアレルゲンを捕獲する．捕獲後，分解してナイーブT細胞に提示しTh2細胞を分化誘導して，アレルギー反応を始動する．

バリア機能を担う分子を分解し，DCや他の免疫系細胞へとアクセスし，自然免疫反応を誘導する．またDCは，皮膚，腸や肺の上皮細胞の基底部側に位置し，タイトジャンクションタンパク質を発現し，上皮細胞のバリアを超えて仮足を伸ばし，アレルゲンを捕捉する（**図2**）．実際に腸や肺上皮細胞の基底部に位置するDCが仮足を伸ばし，抗原を捕捉する様子が観察されている[4]．また，骨髄や脾臓由来のDCをGM–CSFにて培養し，卵白アルブミン（ovalbumin：OVA）をアレルゲンとしてDCにパルスし，肺に移入する．その後，OVAを再投与するとTh2型喘息が誘導される[5]．Hammandらは，この喘息モデルの初期応答におけるDCの重要性を検討するため，DCの細胞表面マーカーであるCD11c遺伝子のプロモーターの下流にジフテリア毒素受容体（diphtheria toxin receptor：DTR）を組込んだトランスジェニックマウス（CD11c–DTRマウス）を用いて実験を行った．同マウスにジフテリア毒素を投与し，肺のDCを除去するとTh2型反応，気管支過敏症，胚細胞の過形成が誘導されなかった．これらの結果から，肺のDCが喘息のイニシエーター細

胞であることが明らかになった[6]．

2 アレルゲンを感知するDC

　DCは皮膚や肺，粘膜組織上皮細胞の基底部に位置し，アレルゲンの侵入を感知する．DCは病原性微生物由来の分子パターン（pathogen associated molecular pattern：PAMP）を認識するパターン認識受容体（pattern recognition receptor：PRR）である，Toll様受容体（Toll–like receptor：TLR），NOD様受容体（nucleotide oligomerization domain–like receptor：NLR），RIG（retinoic acid–inducible gene）様受容体（RIG–like receptor：RLR）とC型レクチン様受容体（C–type lectin–like receptor：CLR）を発現し，PAMPSやdanger signalとよばれる炎症時に宿主から産生される内在性物質を認識し，活性化する[7]．またDCはさまざまなサイトカインやサイトカイン受容体を発現し，オートクライン，パラクラインに作用して活性化する．アレルゲンもこれら受容体に結合し，DCを活性化する．ピーナッツアレルゲンで

ある多糖，Ara h1はCLRであるDC-SIGNを介して
DCを活性化し，Th2細胞を誘導する[8]．ハウスダスト
（ダニ抽出物）はDC上のDectin-2を介してDCを活
性化し，システィニル・ロイコトリエン（cysteinyl-
leukotrienes：CysLT）やTh2細胞を誘導するケモカ
イン，共刺激分子を発現させTh2細胞を誘導する．ま
たCysLTはDCにオートクラインに働き，その機能を
制御する[8]．DCはCysLT受容体1（CysLTR1）と
CysLTR2を発現し，前者はDCを活性化し，後者はDC
に対して抑制的シグナルを誘導する．実際に
CysLTR2[-/-]マウスをダニ抽出物にて感作すると，野生
型マウスよりも強力なTh2細胞が誘導され，重篤な症
状を示した[9]．またCysLTR2[-/-]マウス由来のDCを移
植すると同様に重篤なアレルギー病態が誘導された．
一方で，ハウスダストアレルゲンのDer p 2はLPSの
結合タンパク質であるMD-2のホモログであり，TLR4
に結合することでDCを活性化する[10]．

❸ Th2型免疫反応を誘導する DCサブセット

　定常状態の非リンパ組織においてcDCはcDC1
（CD103[+]cDC）とcDC2（CD11b[+]cDC）に大別され
る（**図1**）．また，炎症状態ではケモカイン受容体
CCR2依存的に単球由来DC（monocyte-derived
DC：moDC）が組織に浸潤し，炎症反応を制御してい
る．肺からcDC1とcDC2を純化し，*ex vivo*において
OVAを抗原としてナイーブT細胞とcDC1あるいは
cDC2と共培養したところ，cDC1と共培養したT細胞
はIFN-γ，IL-17AとTNF-αを有意に産生し，一方，
cDC2と共培養したT細胞はIL-4，IL-6とIL-10を有
意に産生した[11]．これらの結果は*in vivo*においても
確認されている．ダニ抽出物にて感作したマウスの所
属リンパ節からcDCサブセットとmoDCを純化し，気
管内に移植したところ，cDC2とmoDCは喘息を誘導
したが，cDC1は喘息を誘導しなかった[12]．さらにTh2
型反応におけるcDC2の重要性を示す実験として，
cDC2が存在しない*CD11c*Cre × *Irf4*[fx/fx]マウスを用い
て検討されている．同マウスにOVAやミョウバンをア
レルゲンとして投与してもTh2型反応は惹起されない
ことが報告されている[13]．また，cDC1はlangerinを

強く発現している．そこで，この発現特異性を生かし
てlangerin-DTRマウスを作製しcDC1を除去できる
システムが構築されている．langerin-DTRマウスを
用いてcDC1を除去してもハウスダスト依存性喘息は
誘導された[13]．最近の報告では，cDC1は喘息モデル
においては誘導性ではなく，抑制的に働くことが示唆
されている．サイトカイン*Flt3l*[-/-]マウスではDCの数
が野生型マウスと比較して1/10以下に減少している．
Flt3l[-/-]マウスでは低濃度のハウスダスト投与による喘
息は誘導されなかったが，高濃度のハウスダスト投与
では喘息が誘導された．この場合，DCではなくmoDC
がアレルギー病態形成に寄与していると考えられる[12]．
　cDC1はlangerinを強く発現しているのに対して，
cDC2はCタイプレクチンであるCD301bを特異的に
発現している．このCD301bの発現特異性を生かし，
CD301b-DTRマウスが作製され，cDC2を除去可能な
マウスが樹立された．同マウスにDTを投与し，cDC2
が除去されたマウスでは，パパインやミョウバン，さ
らに寄生虫*Nippostrongylus brasiliensis*で誘導され
るIL-4産生Th2細胞が誘導されなかった[14]．同様に，
*CD11c*Cre × *Irf4*[fx/fx]マウスにおいて，パパインをア
レルゲンとして投与したところ，皮膚所属リンパ節内
PDL1[+]CD301b[+]cDCとパパイン誘導性Th2細胞が欠
損していた[15]．
　また，DCはTh2型反応やアレルギーの病態形成維
持にも重要な役割を担っている．OVA誘導性喘息モデ
ルにおいて好酸球が集積している肺炎症部位において
DCはOX40L，CD80，CD86，PD-L1やPD-L2を高
発現し，Th2細胞の誘導に寄与している[16]．また，
*CD11c*Cre-DTRマウスを用いて，時期特異的にDCを
除去したところ，アレルゲン感作時ばかりでなく，再
感作後のアレルギー反応維持においても重要なことが
明らかになった．すなわち感作後にDCを除去すると，
Th2型免疫，気管支過敏症，胚細胞の過形成が誘導さ
れず，さらにこのマウスにDCを再移入すると喘息病
態が再発した[6]．また，二次アレルギー反応の場にお
いて，DCは気道の大血管周囲のエフェクターT細胞
の周囲に集積していた[17]．このDCはケモカインを産
生してT細胞を動員し，さらに共刺激分子を発現して
アレルゲンに対する二次免疫反応を増強していると考
えられる．

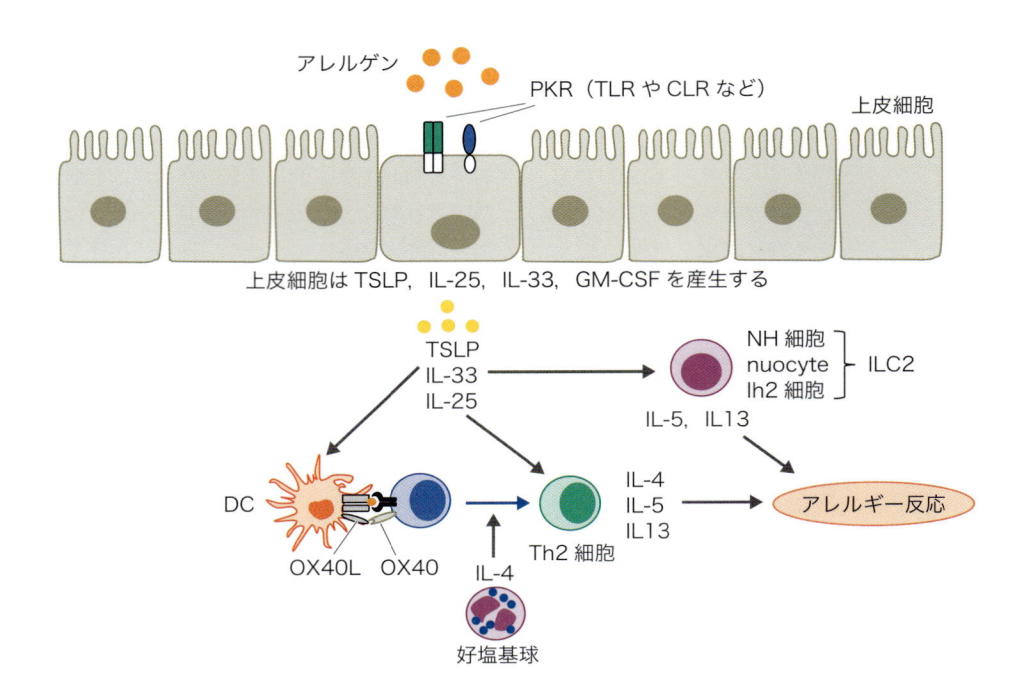

図3　DCと免疫系細胞，上皮細胞間のクロストーク

上皮細胞はアレルゲンを認識するPKR受容体（TLRやCLR）を発現している．活性化した上皮細胞はサイトカイン（TSLP，IL-25，IL-33，GM-CSF）を産生して，DCやTh2細胞，ILC2を活性化させる．TSLPはDCを活性化し，Th2細胞上にIL-25受容体（IL-25R）発現を誘導する．IL-25はDCとTh2細胞に働き，Th2反応を増強する．好塩基球はIL-4を産生し，Th2細胞を誘導する．TSLP，IL-25，IL-33刺激を受けたILC2はIL-5やIL-13を産生してアレルギー反応を増強している．

moDCもマウスに移植するとTh2反応，アレルギー反応を誘導する．しかし，cDCとは異なりmoDCは初期段階ではなく，エフェクター段階に重要な役割を果たしている．また，moDCはリンパ節ホーミングケモカイン受容体であるCCR7を発現しておらず，CCR2を発現して炎症組織に浸潤する．このため，ハウスダストを用いた喘息モデルでは，moDCは所属リンパ節に移動してナイーブT細胞に抗原を提示するのではなく，肺に移行し，CCL17やCCL22といったケモカインを産生してTh2細胞や好酸球を動員し，気道内炎症病態形成にかかわっている[18]．

4 DCは免疫系細胞や上皮細胞と相互作用しアレルギー病態を形成する

上皮細胞は生体内への病原性微生物や異物の侵入を防ぐ物理的なバリアとして働いている．このためバリア機能が破綻したり，アレルゲン由来のプロテアーゼによって破壊され，アレルゲンが侵入するとDCが捕獲しアレルギー反応を誘導する．しかし，実際には，上皮細胞もPRRを発現し，アレルゲンを認識して，種々のサイトカイン・ケモカインを産生して，免疫細胞を活性化，制御している．

ダニ抽出物投与による喘息モデルにおいて，DCの活性化とアレルギー反応には上皮細胞に発現するTLR4が必須である．実際に，TLR4$^{-/-}$マウスを用いたキメラ実験の結果から，TLR4遺伝子を欠損した上皮細胞ではDCの活性化と喘息が誘導されないことが報告されている[19]．アレルゲンによって活性化した上皮細胞はTSLP（thymic stromal lymphopoietin），IL-25，IL-33さらにGM-CSF（granulocyte macrophage colony stimulating factor）をTLR4シグナル依存的に産生する[20]．これらサイトカインはDCの活性化に必須のサイトカインである．TSLPは上皮細胞やDCから産生され，DCに作用しTh2反応を促進する[21]．TSLP受容体（TSLP receptor：TSLPR）$^{-/-}$マウスおよ

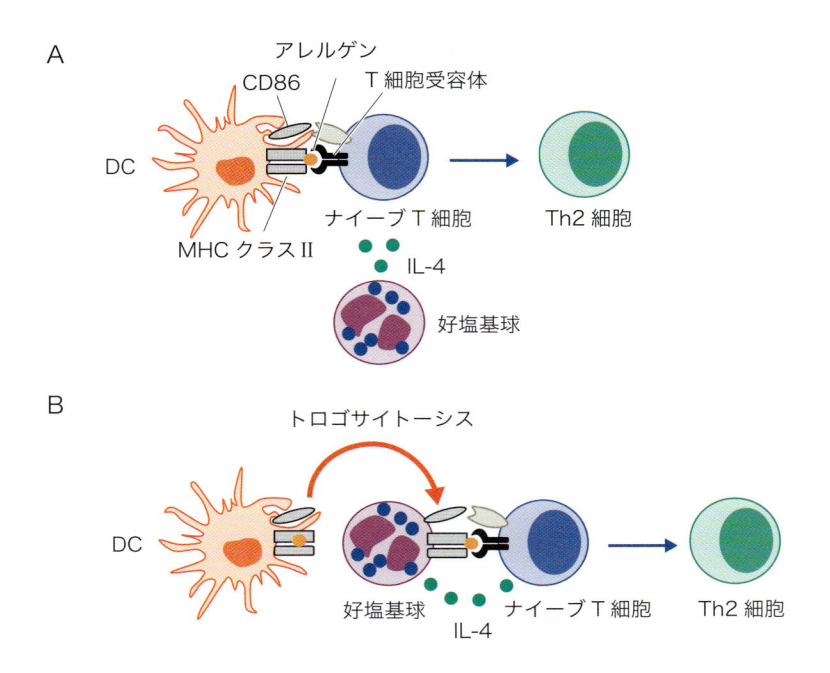

図4　DCは好塩基球と協調してTh2細胞を誘導する
A）従来のモデル．DCはアレルゲンを抗原としてMHCクラスⅡ上にのせてT細胞へ提示する．好塩基球はIL-4を産生してTh2細胞を誘導する．**B**）新たなモデル．好塩基球はDCからMHCクラスⅡとアレルゲン（抗原）とCD86をトロゴサイトーシスによってかじり取り，ナイーブT細胞へと抗原提示する．さらにIL-4を産生してTh2細胞を誘導する．

びTSLPシグナル伝達下流の主要な転写因子STAT5の遺伝子欠損（STAT5$^{-/-}$）マウスではTh2反応が著しく低下していた[22]．TSLPはDCを活性化させ，MHCクラスⅡ，共刺激分子（CD40，CD80，CD86，OX40L）や，Th2細胞や好酸球浸潤を誘導するケモカインCCL17，CCL22，CCL24の産生を誘導する．またTSLP刺激を受けたDCはTh2細胞上にIL-25受容体（IL-25 receptor：IL-25R）発現を誘導し，IL-25によるTh2細胞の増殖と維持を促す．IL-33は，ナチュラルヘルパー細胞（natural helper cell：NH cells），nuocyte，Ih2（innate helper type2）細胞から構成される自然リンパ球2（innate lymphoid cell 2：ILC2）や活性化したDCに作用する．IL-33は上皮細胞以外に線維芽細胞，DC，マクロファージおよび肥満細胞から産生され，Th2細胞，肥満細胞，好酸球，好塩基球からTh2サイトカイン（IL-4，IL-5およびIL-13）の産生を誘導し，好酸球浸潤とアレルギー反応を誘導する[23]．またTSLP，IL-25やIL-33刺激を受けたILC2細胞は大量のIL-5やIL-13を産生し，アレ

ルギー反応を増強している（**図3**）[24]．

5　DCと好塩基球によるTh2細胞誘導

　従来，DCが抗原提示を行い，好塩基球はTh2細胞誘導時のIL-4産生細胞として機能していると考えられてきた（**図4A**）．一方で，好塩基球はMHCクラスⅡと共刺激分子（CD40，CD80，CD86）を発現しているため，Th2細胞誘導時の抗原提示細胞として機能していることを支持する実験データの報告，あるいは否定する報告があり，近年議論されてきた．鳥山らの研究グループは，好塩基球が細胞表面にMHCクラスⅡを発現しているが転写レベルでは同分子を発現していないことを見出した[25]．さらに*ex vivo*において好塩基球とDCを共培養したところ，DC上のMHCクラスⅡと抗原，さらにCD86を細胞膜ごとかじり取る"トロゴサイトーシス"によって同分子群を譲り受け，IL-4を産生するTh2細胞を誘導可能であることが明らかになった．また，MC903を用いたアトピー性皮膚炎モ

デルの所属リンパ節内において，MHCクラスⅡを発現する好塩基球の存在とDCとの細胞接触，さらにDCがMHCクラスⅡを発現できない*CD11c*cre × *H2Ab1*fx/fx マウスでは，好塩基球上の同分子の発現が著しく減少していることが明らかになった．これらの結果によって，好塩基球は抗原提示とIL-4産生を行うことでTh2細胞を誘導していることが示唆された（**図4B**）[25]．

おわりに

DCがアレルゲンを感知して，輸入リンパ管を経由してリンパ節内T細胞領域においてナイーブT細胞を活性化して，Th2細胞およびアレルギー反応を始動されることは明白である．また，この過程では，上皮細胞や自然リンパ球さらに顆粒球などと協調してアレルギー反応を誘導している．今後は，DC，他の免疫系細胞や上皮細胞を対象としたゲノムワイド関連解析およびヒトを対象としたトランスレーション解析から，アレルギー反応機序の詳細な解明ならびに新たな分子創薬標的の創出が期待される．

文献

1) Lambrecht BN & Hammad H：Annu Rev Immunol, 30：243-270, 2012
2) Merad M, et al：Annu Rev Immunol, 31：563-604, 2013
3) Onai N, et al：Immunity, 38：943-957, 2013
4) Farache J, et al：Immunity, 38：581-595, 2013
5) Raymond M, et al：J Allergy Clin Immunol, 128：192-201.e6, 2011
6) Hammad H, et al：J Exp Med, 207：2097-2111, 2010
7) Kumar H, et al：Int Rev Immunol, 30：16-34, 2011
8) Shreffler WG, et al：J Immunol, 177：3677-3685, 2006
9) Barrett NA, et al：J Immunol, 189：4556-4565, 2012
10) Trompette A, et al：Nature, 457：585-588, 2009
11) Furuhashi K, et al：Am J Respir Cell Mol Biol, 46：165-172, 2012
12) Plantinga M, et al：Immunity, 38：322-335, 2013
13) Williams JW, et al：Nat Commun, 4：2990, 2013
14) Kumamoto Y, et al：Immunity, 39：733-743, 2013
15) Gao Y, et al：Immunity, 39：722-732, 2013
16) van Rijt LS, et al：J Exp Med, 201：981-991, 2005
17) Thornton EE, et al：J Exp Med, 209：1183-1199, 2012
18) Nakano H, et al：Mucosal Immunol, 6：678-691, 2013
19) Hammad H, et al：Nat Med, 15：410-416, 2009
20) Saenz SA, et al：Immunol Rev, 226：172-190, 2008
21) Liu YJ, et al：Annu Rev Immunol, 25：193-219, 2007
22) Bell BD, et al：Nat Immunol, 14：364-371, 2013
23) Wills-Karp M, et al：J Exp Med, 209：607-622, 2012
24) Spits H, et al：Nat Rev Immunol, 13：145-149, 2013
25) Miyake K, et al：Proc Natl Acad Sci U S A, 114：1111-1116, 2017

＜筆頭著者プロフィール＞

小内伸幸：2000年東京大学大学院医学系研究科修了（医学博士）．'00〜'01年東京大学大学院医学系研究科助手（分子予防医学教室），'01〜'06年スイスInstitute for Research in Biomedicineポスドク，'06〜'09年秋田大学大学院医学系研究科（生体防御学講座）助教，講師，'09〜'15年東京医科歯科大学難治疾患研究所生体防御学分野講師，'16年から現職．研究テーマは樹状細胞や単球，マクロファージの分化制御機構と同細胞群による免疫制御機構の解明．

Ⅱ. 免疫細胞とサイトカインなど

2. アレルギー性気道炎症の病態形成における Pathogenic Th2細胞の多様な役割

青木亜美，平原　潔，中山俊憲

CD4陽性T細胞（ヘルパーT細胞；Th細胞）は外来異物に対する宿主防御機構として獲得免疫応答の中心を担う一方，多くのアレルギー疾患の発症や病態形成に関与している．かつては1型Th細胞（Th1）と2型Th細胞（Th2）の不均衡がアレルギー疾患をはじめとする慢性炎症疾患の発症メカニズムとして理解されてきた．しかし近年，Th細胞が多様なサブセットと可塑性を有することが明らかになるにあたり，古典的なTh1/Th2バランス破綻モデルではアレルギー疾患の発症機序を十分説明することができないことがわかってきた．では，Th細胞はどのように働き，アレルギーに関与するのだろうか．筆者らは病原性の高いTh細胞がアレルギー疾患の発症に深く関与するという「病原性Th細胞（Tpath）疾患誘導モデル」を提唱した．

はじめに

アレルギー疾患は全世界で増加傾向にあり，日本人の約2人に1人がアレルギー性疾患を罹患している．アレルギー疾患は患者の生活の質を著しく低下させ，特に生命の危機をもたらす重大な疾患である．しかし，現状ではその多くに根本的な治療法はなく，介入は対症療法にとどまる．新規治療開発が急務であるが，発症のメカニズム等病態機序においても未解決な問題が多々残されている．筆者らの研究室ではこれまでTh2細胞を中心にアレルギーの基礎研究に取り組んできた．本稿では，Th2細胞とアレルギーについて概説するとともに，筆者らの研究室で提唱した病原性Th2細胞（Tpath2細胞）について紹介する．また，Tpath2細胞と線維化を伴う難治性気道炎症のかかわりについても解説する．

[略語]
ILC2：group 2 innate lymphoid cell（2型自然リンパ球）
Tfh細胞：follicular helper T cells（濾胞性ヘルパーT細胞）
Th1細胞：T helper 1 cells（1型ヘルパーT細胞）
Th2細胞：T helper 2 cells（2型ヘルパーT細胞）
Tpath2：pathogenic Th2 cells（病原性2型ヘルパーT細胞）
Treg細胞：regulatory T cells（制御性T細胞）

The diverse roles of pathogenic Th2 cells in allergic airway inflammation
Ami Aoki/Kiyoshi Hirahara/Toshinori Nakayama：Department of Immunology, Graduate School of Medicine, Chiba University（千葉大学大学院医学研究院免疫発生学）

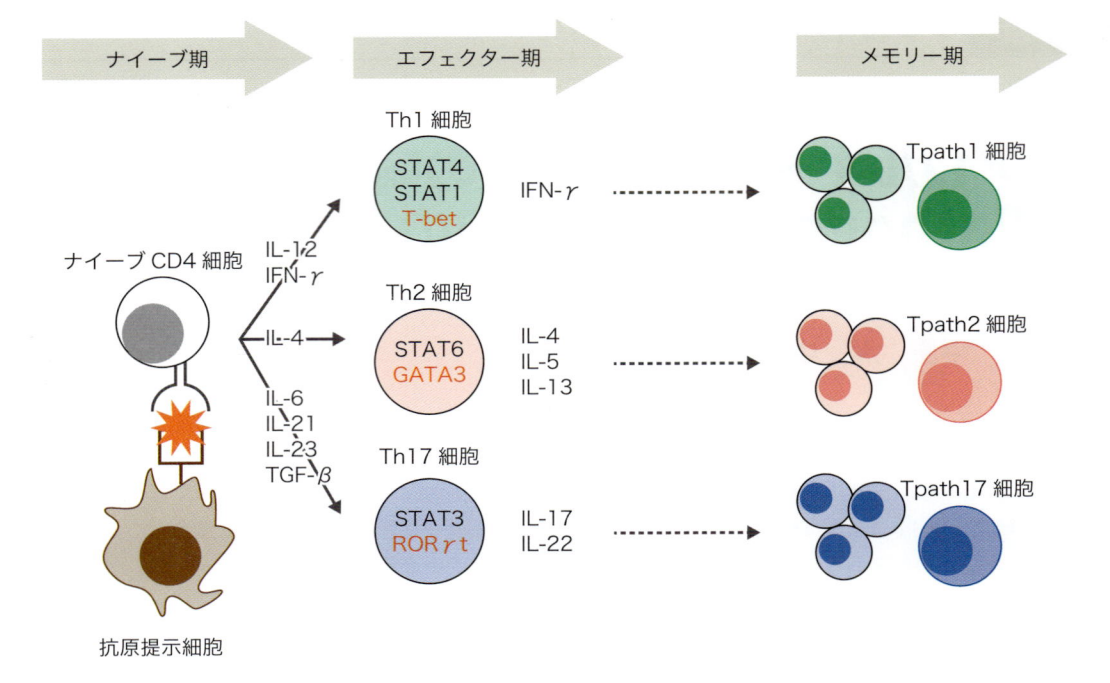

図1 Thサブセットの分化とTpath細胞
ナイーブT細胞が抗原提示を受けると，各種サイトカインに誘導され，各転写因子（赤字はマスター転写因子）が活性化される．サブセットTh細胞に分化した細胞はサイトカインを産生し，さまざまな炎症疾患に関与する．エフェクターCD4陽性T細胞はメモリー細胞に分化し，一部がTpath細胞に分化する．

1 多彩なTh細胞サブセット

アレルギー疾患の発症および病態形成において，免疫システムのなかでも獲得免疫系の異常が深く関与していることがわかっており，獲得免疫系における主な細胞集団であるTh細胞の異常は自己免疫疾患やアレルギー疾患の原因になることが知られている．CD4陽性T細胞の分化段階はナイーブ期，エフェクター期，メモリー期の分化段階に分かれる．抗原提示やサイトカイン刺激を受けたエフェクター細胞はB細胞の抗体産生を助け，貪食細胞や他の細胞が活性化するのを助けるため，"ヘルパー"T細胞（Th細胞）とよばれる．1980年代にTh1細胞，Th2細胞に分類されたTh細胞は，現在に至るまでの精力的な研究により多様なサブセットが存在することが明らかになっている（**図1**）．Th細胞は，それぞれのサブセットごとに組合わせが異なる複数のサイトカインを産生し，異なる機能を有する．ナイーブT細胞からTh細胞サブセットの分化の過程では，誘導因子としてのサイトカインが重要である．

Th1細胞サブセットは，インターフェロンγ（IFN-γ）を産生し，マクロファージを活性化させ，細胞内寄生病原体に対する細胞性免疫に寄与する．Th2細胞サブセットは，インターロイキン（IL-）4，IL-5，IL-13といったTh2サイトカインを分泌し，好酸球を活性化させ，アレルギー炎症や寄生虫に対する免疫応答を担う．Th17細胞は，IL-17，IL-22等を産生し，好中球を活性化し，細菌や真菌の排除に重要な役割を果たす．濾胞性Th細胞（Tfh細胞）はリンパ濾胞に局在するCD4陽性T細胞サブセットで，IFN-γ，IL-4，IL-21を産生し，B細胞を介して抗体産生を促進する．また，制御性T細胞（Treg細胞）は他のエフェクターCD4陽性T細胞とは異なり，免疫応答を抑制する作用をもち，TGF-β，IL-10，IL-35の産生や抑制性共刺激分子を介して，T細胞の増殖やエフェクター機能の抑制，他細胞の機能を抑制する．各種サブセット細胞はT細胞受容体刺激とサイトカイン刺激を介した転写因子STAT（signal transducer and activator of transcription）シグナルの活性化がマスター転写因子を誘導し，Th細

胞サブセットを特徴付ける．Th1細胞はIL-12-STAT4，IFN-γ-STAT1のシグナル伝達経路を介して発現誘導されるマスター転写因子T-betが分化に必要である一方，Th2細胞の分化にはIL-4-STAT6シグナルによるマスター転写因子GATA3の発現誘導が重要である[1]．また，Th17細胞の分化は，IL-6，IL-21，IL-23で活性化されるSTAT3シグナルおよびマスター転写因子Rorγtの発現が必須である[2]．Treg細胞は，マスター転写因子Foxp3を発現する[3]．他に，Th9，Th22と多彩なTh細胞サブセットの存在が知られている．これらのThサブセットは生体の防御応答に関与する一方，さまざまな免疫関連疾患の病態形成にも深く関与している[4]．例えば，Th1細胞は関節リウマチなどの自己免疫疾患，Th17細胞はクローン病などの炎症性腸疾患や多発性硬化症の病態形成に関与する．これらのサブセットのなかで，Th2細胞は，気管支喘息，花粉症，慢性アトピー性皮膚炎，食物アレルギーなどのさまざまなアレルギー疾患の発症および病態形成に深く関与している[5][6]．

② アレルギーとTh2細胞

筆者らの研究室ではアレルギー性気道炎症マウスモデルを用いてアレルギー病態形成の基礎研究を進めている．アレルギー疾患のなかでも気管支喘息は下気道の慢性炎症を本態とする疾患である．気道炎症はリンパ球や肥満細胞，好酸球といった炎症細胞が気道周囲に浸潤し，気道上皮細胞や線維芽細胞，平滑筋細胞と相互作用し，サイトカインやケミカルメディエーターを産生し，気道周囲の炎症細胞浸潤，気道壁の肥厚，気管支腺の肥大増生を起こす．その結果，気道過敏性は亢進する．気道炎症が長期に及ぶと組織修復過程において線維化を伴う気道リモデリング（構造改変）が生じ，気道狭窄は非可逆性になることで，より難治的な病態へと進行していく．

気道に抗原が侵入すると気道の抗原提示細胞によりナイーブT細胞は抗原刺激を受け，エフェクター機能を有するTh細胞に分化する．IL-4は肥満細胞やT細胞自身によって産生され，Th2細胞を分化，増殖に導く．Th2細胞が産生するサイトカインであるIL-4，IL-5，IL-13は，アレルギーの病態の基盤となる．IL-4

およびIL-13は，B細胞からのIgE産生を促す．IgEは肥満細胞上に架橋されると脱顆粒が生じ，ケミカルメディエーターが遊離される．ケミカルメディエーターは，ヒスタミンやロイコトリエン，プロスタグランジン，トロンボキサンA2等で，血管拡張，血管透過性亢進，平滑筋収縮や浮腫による気道狭窄を引き起こす．また，IL-13は過剰な粘液産生や気道過敏性に寄与する．IL-5は好酸球の遊走・活性化を促し，好酸球中の顆粒タンパク質（major basic protein：MBP，eosinophil peroxidase：EPO，eosinophil cationic protein：ECP，eosinophil-derived neurotoxin：EDN）や好酸球由来のロイコトリエンが気道粘膜障害や気管支収縮，気道過敏性を惹起する．

気管支喘息には2型自然リンパ球（group 2 innate lymphoid cell：ILC2）による抗原非特異的な自然免疫系の関与も重要であることがわかっている．喫煙や気道感染等の刺激が気道上皮細胞に加わるとIL-25，IL-33，TSLP（thymic stromal lymphopoietin）などのサイトカインが上皮細胞から放出され，ILC2を活性化し，Th2サイトカインの産生や好酸球性炎症を惹起する[7]．

Th細胞のなかでも記憶型Th2細胞はアレルギーの病態に深く関与している[1]．記憶型Th2細胞は多様な機能をもつ構成集団であることがわかってきており，筆者らの研究室ではIL-5を大量に産生し慢性好酸球性気道炎症を増悪させる病原性の高い細胞サブセット＝記憶型病原性Th2細胞（Tpath2細胞）を見出し，2011年に発表した[8][9]．

③ アレルギーとTpath2細胞

Tpath2細胞は，ケモカイン受容体のCXCR3と細胞接着分子のCD62Lがともに低発現で，IL-33受容体（ST2）を高発現し上皮サイトカインであるIL-33の刺激によって活性化し，IL-5を大量に産生するという特徴をもつ．このIL-5の産生は，ヒストン修飾と転写因子Eomesにより厳密に制御されている．同細胞集団では，*Il5*遺伝子座のプロモーター領域で，H3K9（ヒストンH3タンパク質のN末端の9番目のリジン）のアセチル化およびH3K4トリメチル化のクロマチン修飾が強く認められる．これらの構造の変化は開いたクロ

表　ヒトにおけるTpath2細胞の研究報告状況

研究グループ	疾患	検体	Tpath2細胞フェノタイプ	引用文献
千葉大学免疫発生学	好酸球性副鼻腔炎	鼻ポリープ	CD45RO$^+$ ST2$^+$ IL-17RB$^+$ CD4 T cell	1, 8, 11, 19
米国NIH [*1]	好酸球性食道炎，アトピー性皮膚炎	末梢血	CD45RO$^+$ CCR3$^+$ CCR7$^-$ CD62L^{low} IL-7R α^{low} CRTH2$^{+[*3]}$ hPGDS$^{+[*4]}$ CD161^{high} IL17RB$^+$ TSLPR$^{+[*5]}$ ST2$^+$ CD4 T cell	14
米国BRI [*2]	花粉症，アレルギー（ピーナッツ・ハウスダスト・ネコ・イネ・アスペルギルス）	末梢血	CCR7$^-$ CD7$^-$ CD27$^-$ CD45RB$^-$ CRTH2$^+$ CD161^{high} CD49d$^+$ IL-17RB$^+$ ST2$^+$ CD4 T cell	15

さまざまなアレルギー疾患でTpath2細胞が認められ，炎症の慢性化機構の1つとして考えられている．
*1 NIH：National Institutes of Health．　*2 BRI：Benaroya Research Institute．　*3 CRTH2：Chemoattractant receptor-homologous molecule expressed on Th2 cells．　*4 hPGDS：hematopoietic prostaglandin D synthase．　*5 TSLPR：Thymic stromal lymphopoietin receptor．

マチン部位の遺伝子の転写を活性化させる．さらに，GATA3の*Il5*プロモーターへの結合を阻害し，*Il5*の転写誘導を抑制する働きをもつ転写因子であるEomesの発現レベルが非常に低いため，抗原刺激によって大量のIL-5が産生される[9]．

Tpath2細胞とILC2は，ST2高発現である点やTh2サイトカインを産生してアレルギー炎症を惹起する点，その好酸球性炎症がステロイド抵抗性である点等から似た機能的特徴を有していると考えられる．しかし，Tpath2細胞とILC2は抗原刺激を伴わないIL-33単独刺激に対するサイトカイン産生能が異なる．Tpath2細胞はIL-33単独刺激依存性にTh2サイトカイン（IL-5，IL-13）を産生しないが，ILC2はIL-33刺激によってTh2サイトカインを産生する．このTpath2細胞のサイトカイン産生の抑制は脱リン酸化酵素DUSP10によって制御される．一方，ILC2はDUSP10の発現は低いが，DUSP10を強制発現させたILC2でアレルギー応答が抑制されることがわかり，DUSP10がアレルギー疾患の新たな治療標的になる可能性が示唆された[10]．

ところで，Tpath2細胞は炎症肺のどこに存在するのだろうか．われわれはTpath2細胞が慢性炎症肺に形成される誘導性気管支関連リンパ組織（inducible bronchus-associated lymphoid tissue：iBALT）に存在することを明らかにした．iBALTはリンパ節様の構造をもち，B細胞やT細胞，抗原提示細胞，高内皮細静脈，リンパ管から構成されている．Tpath2の維持にはiBALT内に誘導されるThy1陽性リンパ管内皮細胞が産生するIL-7が必須であることも明らかにした[11]．

ST2陽性CD4陽性記憶型T細胞は，肺に炎症が誘導されていないマウスにおいても約2％が肺に存在するが，IL-33の経気道的投与によってIL-5を大量に産生するTpath2細胞が増加する．また，IL-33の経気道投与で好酸球性気道炎症が誘導され，この好酸球性気道炎症は気管支喘息の治療として一般に有効である全身性ステロイド投与に抵抗性をもつ．これは，Tpath2細胞が難治性気管支喘息の一因になることを示唆している[12]．

2011年，本研究室からのTpath2細胞の研究報告とほぼ同時に，米国のグループがマウスのアトピー性皮膚炎モデルにおいてケモカイン受容体CCR8陽性Th2細胞がIL-5を高産生し，アレルギー病態に関与していることを報告した[13]．ヒトにおいてもTpath2細胞がアレルギー病態に関与することが内外の研究室から報告されている．筆者らは慢性好酸球性気道炎症疾患の好酸球性副鼻腔炎において局所炎症の主座である鼻ポリープ中にTpath2細胞が誘導されていることを見出した[8][11]．また，海外の研究グループは，Tpath2細胞を好酸球性食道炎や食物アレルギー，花粉症の患者から同定し，報告している[14][15]（**表**）．大変興味深いことに，これらの患者におけるTpath2細胞は，脱感作療法等の治療によって減少することが示された[15]．このことより，Tpath2細胞が，マウスだけではなくヒトにおいてもアレルギー炎症の病態形成や疾患活動性に関連して非常に重要な役割を担う可能性が示唆された．

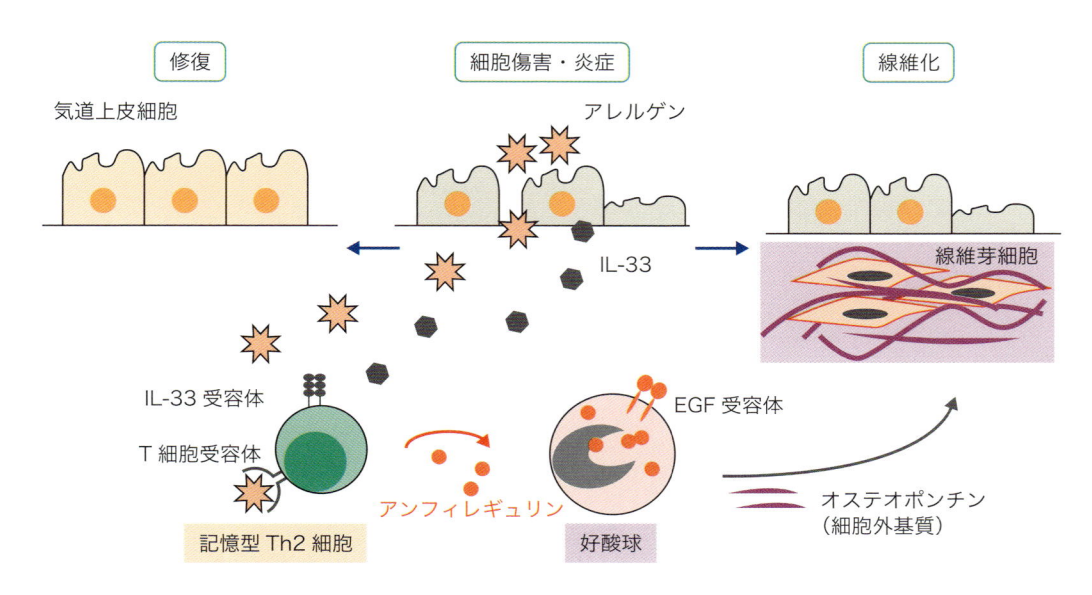

図2 慢性好酸球性気道炎症による線維化の成立
長期間の反復性アレルゲン曝露により傷害された気道上皮細胞からIL-33が放出されると，アンフィレギュリンを産生するTh2細胞が誘導される．アンフィレギュリンはEGF受容体に結合すると細胞外マトリクスであるオステオポンチンを産生する好酸球が誘導される．オステオポンチンが沈着し，線維化が進行する．

4 線維化とTpath2細胞

アレルギーをはじめとする慢性炎症は，組織の線維化の原因になる．線維化は肺や肝臓，心臓，腎臓，皮膚等のあらゆる臓器で認められ，臓器不全を引き起こし，死に至る重篤な病態である．気管支喘息においても気道周囲の線維化は，罹患年数が長く，呼吸機能が低下している成人患者で認められ，気管支喘息が難治化する一因である[16]．呼吸器は外的刺激（喫煙，感染，異物吸入，薬剤等）を受けやすい臓器で，上皮細胞は常に傷害を受け，修復と再生をくり返している．この修復と再生が遷延することが線維化につながるといわれている[17)18]．しかし，これまで慢性好酸球性炎症の結果生じる気道の線維化について詳細な機序は不明であった．そこで筆者らの研究室では，ハウスダストをアレルゲンとした慢性気道アレルギー炎症のマウスモデルを用いて，気道周囲の線維化のメカニズムを解析した．気道上皮傷害や炎症時に気道上皮細胞から放出されるIL-33の刺激を加えた記憶型Th2細胞ではアンフィレギュリンというサイトカインが増加していることを発見した．アンフィレギュリン欠損マウスおよびアンフィレギュリン欠損記憶型Th2細胞を移入したマ

ウスにおいて肺の線維化は減弱しており，アンフィレギュリンを産生する記憶型Th2細胞が線維化を誘導することがわかった．そのメカニズムとして，アンフィレギュリンを産生する記憶型Th2細胞が，好酸球を上皮成長因子受容体（epidermal growth factor receptor：EGFR）を介して細胞外マトリクスであるオステオポンチンを産生する好酸球にリプログラミングすることで，オステオポンチンが気道上皮下に沈着し線維化が起こることを明らかにした．線維化を誘導するアンフィレギュリン産生記憶型Th2細胞を"線維化誘導−Tpath2細胞"と定義した[19]．この細胞集団は既報のIL-5を大量に産生するTpath2細胞とは異なるが，病原性を有するこれらの細胞がネットワークを形成して相互作用することで慢性好酸球性気道炎症は増悪し，難治化に至ることが推察される（**図2**）．

おわりに

アレルギー病態の成立にはTh細胞のサブセット間のバランスではなく，病原性の高いTh細胞（Tpath2細胞）が重要であることを説明した．また，アレルギー性慢性気道炎症が線維化を引き起こす原因である線維

化誘導を誘導する病原性の高いTh2細胞（線維化誘導-Tpath2細胞）について紹介した．病態特異的細胞集団の発見そして機能や調節機構の解明は，いまだメカニズムが明らかではない慢性炎症病態や難治性疾患の機序や新規治療法の開発に帰結すると考えている．疾患概念・治療のパラダイムシフトを創出できるような研究を続けていきたいと願っている．

文献

1) Nakayama T, et al：Annu Rev Immunol, 35：53-84, 2017
2) Hirahara K, et al：Immunity, 42：877-889, 2015
3) Sakaguchi S, et al：Cell, 133：775-787, 2008
4) Roychoudhuri R, et al：Nature, 498：506-510, 2013
5) Hirahara K, et al：J Allergy Clin Immunol, 131：1276-1287, 2013
6) Nakayama T：Immunol Rev, 278：5-7, 2017
7) Brusselle GG, et al：Nat Med, 19：977-979, 2013
8) Endo Y, et al：Immunity, 42：294-308, 2015
9) Endo Y, et al：Immunity, 35：733-745, 2011
10) Yamamoto T, et al：Nat Commun, 9：4231, 2018
11) Shinoda K, et al：Proc Natl Acad Sci U S A, 113：E2842-E2851, 2016
12) Mato N, et al：Sci Rep, 7：6805, 2017
13) Islam SA, et al：Nat Immunol, 12：167-177, 2011
14) Mitson-Salazar A, et al：J Allergy Clin Immunol, 137：907-918.e9, 2016
15) Wambre E, et al：Sci Transl Med, 9：doi:10.1126/scitranslmed.aam9171, 2017
16) ten Brinke A, et al：Am J Respir Crit Care Med, 164：744-748, 2001
17) Wick G, et al：Annu Rev Immunol, 31：107-135, 2013
18) Wynn TA：Nat Rev Immunol, 4：583-594, 2004
19) Morimoto Y, et al：Immunity, 49：134-150.e6, 2018

＜筆頭著者プロフィール＞
青木亜美：2011年旭川医科大学医学部医学科卒業．初期臨床研修後，新潟大学呼吸器・感染症内科に入局．'18年医学博士号取得．同年10月より千葉大学大学院医学研究院免疫発生学特任助教．難治性疾患に苦しむ患者さんの診療を通して，分子生物学的な病態解明の重要性を感じ，ベッドサイドとベンチを結ぶclinical scientistをめざして修行中である．

Ⅱ. 免疫細胞とサイトカインなど

3. アレルギー疾患における制御性T細胞の役割

中島 啓, 堀 昌平

制御性T細胞（regulatory T cells：Treg）は，免疫応答を能動的に抑制する細胞であり，自己免疫疾患ばかりでなく，アレルギーを含むさまざまな病的な免疫応答の制御に必須の細胞である．近年，非リンパ組織に局在するTregには，表現的にも機能的にも異なったTregサブセットが存在し，それぞれ異なったタイプの免疫応答を制御していることが示唆され，アレルギー（2型免疫）反応制御に重要なTregサブセットが明らかになりつつある．また最近，アレルゲンに対する抗原特異的Tregが誘導されていないことがヒトアレルギー疾患の発症につながっている可能性が提唱され，アレルギー反応制御におけるTregの抗原特異性の重要性が示唆されている．本稿ではアレルギー反応制御を担うTregサブセットの役割とその機能について概説するとともに，アレルギー疾患克服に向け，抗原特異的Tregを用いた細胞療法の可能性について議論する．

はじめに

転写因子Fop3を発現した制御性T細胞（regulatory T cell，以下Treg）は，さまざまな病的な免疫応答を抑制することで，自己免疫疾患の発症制御に重要な細胞である[1]．Foxp3の機能的変異である *scurfy* マウスおよびヒトIPEX（immune dysregulation, poly-endocrino-pathy, enteropathy, and X-linked）症候群患者は致死的な自己免疫疾患を発症するが，なかで

[略語]
pTreg：peripherally generated Treg（末梢組織誘導性Treg）
Treg：regulatory T cells（制御性T細胞）
tTreg：thymus-derived Treg（胸腺由来Treg）

もTh2型免疫反応の亢進に伴うアレルギー様症状を呈することから，Tregがアレルギー反応の抑制にも重要な役割を担っていることが示されている．本稿ではTregがどのようにTh2反応抑制を担っているのか，その役割と機能についてこれまでの知見を概説するとともに，ヒトアレルギー疾患におけるTregの抗原特異性の重要性を示唆する最近の知見を紹介し，抗原特異的なTregを用いたアレルギー疾患治療法の可能性について議論する．

1 アレルギーとTreg

マウス正常個体内にアレルギー反応を抑制するT細胞が存在することは，2001年にLafailleらによる細胞

Regulatory T cells in allergic diseases
Akira Nakajima/Shohei Hori：Laboratory for Immunology and Microbiology, Graduate School of Pharmaceutical Sciences, The University of Tokyo（東京大学大学院薬学系研究科免疫・微生物学教室）

移入実験から明らかにされた．彼らは，ヘマグルチニン抗原特異的免疫グロブリン（17/9 Ig）と卵白アルブミン抗原特異的T細胞受容体（DO11.10 TCR）をモノクローナルに発現する17/9 x DO11.10 x RAG⁻/⁻マウスを作製し，両者の抗原で免疫したところ，17/9 x DO11.10 x RAG⁺/⁺マウスに比べて，17/9 x DO11.10 x RAG⁻/⁻マウスでTh2反応とIgE産生が顕著に亢進していることを明らかにした．さらに，17/9 x DO11.10 x RAG⁻/⁻マウスに野生型マウスのCD4⁺ αβT細胞を移入することでIgE産生が抑制されたことから，CD4⁺ αβT細胞のなかにアレルギー反応を抑制する機能をもった細胞集団が存在していることが示された[2]．

その後，Foxp3⁺ Tregがアレルギー反応制御に重要であることが，*Foxp3*遺伝子変異である*scurfy*マウスおよびヒトIPEX症候群患者において，致死的な自己免疫性，炎症性疾患が発症するのみならず，アトピー性皮膚炎，食物アレルギー，喘息，血中IgEの増加，好酸球増加などのアレルギー性炎症がみられることから示唆された[3]〜[6]．そして，*Foxp3*変異マウスにみられる過剰な免疫反応は野生型マウスのCD4⁺CD25⁺T細胞を移入することで抑制されることがRudenskyらによって報告され，Foxp3⁺ Tregがアレルギー反応制御に必須の役割を担っていることが明らかとなった[7]．さらに，DEREGマウス（Foxp3⁺ Treg特異的にジフテリアトキシン受容体が発現するトランスジェニックマウス）を用いてジフテリアトキシン投与によりFoxp3⁺ Tregを特異的に減少させると，外来抗原に対する経口免疫寛容が破綻し，食物アレルギー様病態を示すことが報告され，Foxp3⁺ Tregが自己抗原のみならず外来抗原によるアレルギー反応制御にも重要であることが明らかにされた[8]．

❷ Th2反応制御における Tregサブセットの役割

通常のT細胞と同様，TregもCD44^low CCR7^high ナイーブ型Treg（central Treg：cTreg）としてリンパ組織を巡回し，抗原刺激を受けて活性化されてCD44^high CCR7^low エフェクター型Treg（effector Treg：eTreg）へ機能分化し，免疫応答の場である非リンパ組織に移

行する[9]．そして，これら非リンパ組織に局在するeTregが組織局所における免疫制御と組織恒常性維持に働く[10]．近年，eTregはヘルパーT（Th）細胞と同様に不均一な細胞集団であり，Tbet，GATA3，RORγt，Bcl6といったTh細胞サブセットの分化を制御する転写因子の発現によって多様なサブセットに分類されることが明らかになってきた．そしてこれまでのところ，各サブセット特異的に発現する転写因子によってその機能に重要なサイトカイン受容体やケモカイン受容体の発現が誘導・制御されることでThサブセットと同じ環境に集積し，その機能を抑制しているのではないかと考えられている[11]．例えば，Th2分化に重要な転写因子IRF4をTreg特異的に欠損させたマウスは，Th2細胞に高発現する遺伝子群（*Icos*，*Maf*，*Ccr8*，*Il1rl1*）の発現がTregで低下し，Th2型の炎症反応が選択的に亢進することが報告されている[12]．

1）GATA3⁺ Treg と Th2反応

Th2反応制御にはTregサブセットのなかでも特にGATA3⁺ Tregが重要であると考えられている．実際，これまでに，Treg特異的GATA3欠損マウスはTh2型の炎症が自然発症することが報告されている[13]．筆者の所属研究室においても，GATA3⁺ Tregへの分化と機能障害が原因で非リンパ組織でのTh2反応が亢進することをFoxp3変異マウスの解析から明らかとした．われわれは，Foxp3によるTreg分化と機能の制御機構を解明するため，ヒトIPEX症候群患者において同定されているFoxp3変異体の機能解析を行い，その過程で384番目のアミノ酸AlaがThrに置換したFoxp3^A384T変異マウスでは，*scurfy*マウスやFoxp3欠損マウスにみられるような全身での炎症反応は起こらず，皮膚，肺，大腸などの粘膜組織特異的に炎症細胞の浸潤がみられ，Th2細胞とTh17細胞の集積が観察された．なぜこのような組織特異的，炎症タイプ特異的な偏りがみられるのかを明らかにするため，Foxp3^A384T Tregの機能解析を行ったところ，Foxp3^A384T Tregでは，GATA3，IL-33受容体であるST2，CCR4といったTh2細胞に選択的に発現する分子の発現が低下する一方で，Tbet，CXCR3といったTh1細胞に選択的に発現する分子マーカーの発現は低下していなかった．このことから，Foxp3^A384T変異マウスではGATA3，ST2，CCR4の発現が低下している

ためにTregが主にTh2細胞が働く皮膚，肺，大腸などの組織環境に集積することができず，Th2反応の制御が選択的に破綻することがわかった．さらに，Foxp3[A384T]変異マウスによりどのような遺伝子の発現が障害されているのかをマイクロアレイ解析とFoxp3のChIP-seq解析を行った結果，AP-1ファミリーに属する転写因子BATFが同定された．そこで，BATFがeTregサブセットの分化と機能において重要なファクターではないかと考え，BATF欠損マウスを用いてTregの性状を解析した結果，BATF欠損TregはFoxp3[A384T]変異型Tregと同様にGATA3，ST2，CCR4の発現が低下していた．さらにFoxp3[A384T]変異型TregにBATFを強制発現させることにより，GATA3[+]CCR4[+]サブセットの割合が増加し，炎症を抑制する機能が回復した．以上の結果から，Foxp3[A384T]変異マウスにおいてはBATFの発現低下がその1つの要因となりTh2タイプのeTregへの分化と組織への移行・集積に選択的に障害が起こり，粘膜組織におけるTh2型の炎症反応が亢進することがわかった[14]．BATFによるeTregへの分化と機能制御がアレルギー疾患とどのように関連があるのか，今後の課題である．

2）pTregとTh2反応

Tregはその分化の違いによっても分類され，胸腺において自己抗原を強く認識することにより分化する胸腺由来Treg（thymus-derived Treg：tTreg）と非リンパ組織においてナイーブCD4[+]T細胞からサイトカインTGF-β存在のもと常在細菌や食餌抗原などの刺激により分化する末梢組織誘導性Treg（peripherally generated Treg：pTreg）に分けられる．そして，末梢組織ではtTregとpTregが協調して組織の炎症制御とその恒常性維持に重要であると考えられている．

pTregの分化には，TGF-βシグナルが重要であり，TGF-βシグナル下流の転写因子Smad3が*Foxp3*遺伝子座の進化的に保存された非翻訳領域の1つであるCNS1（conserved non-coding sequence 1）に結合することでpTregが誘導される[15]．そして，CNS1依存的に誘導されるpTregが腸管や肺などの粘膜組織におけるTh2反応制御に重要であることがCNS1欠損マウスの解析から示された．それによると，CNS1欠損マウスはtTregの発生と分化は正常であるが，腸管におけるpTreg誘導に障害が認められ，腸管のCD4[+]T

細胞に占めるTregの割合が顕著に減少することが示された．興味深いことに，CNS1欠損マウスの腸管では，GATA3[+]Tregが減少し，Th2細胞が選択的に蓄積することでTh2タイプの炎症が起こっていることがわかった．さらに肺においても喘息様病態が観察されることから，CNS1欠損マウスではTh2反応抑制に重要なGATA3[+]Tregへの分化が障害されていて，それが大腸や肺におけるTh2タイプの炎症増悪の一因になっている可能性が考えられる[16]．

一方，腸管においては常在細菌依存的にRORγt[+]pTregが誘導されることも知られており，腸管の炎症反応制御にRORγt[+]pTregが関与していることがTreg特異的RORγt欠損マウス（*Foxp3*[cre] x *Rorc*[flox]マウス）の解析から明らかとされている．それによると，*Foxp3*[cre] x *Rorc*[flox]マウスでは腸管においてGATA3[+]Tregが増加するにもかかわらずTh2タイプの炎症反応が亢進しており，Th2型腸炎モデルにおいて致死的な表現型を示すことが報告されている[17]．しかしながら，別のグループからは，*Foxp3*[cre] x *Rorc*[flox]マウスの腸管ではTh2型炎症反応の亢進は認められず，むしろTh1/Th17型炎症が増悪することが報告されている[18]．*Foxp3*[cre] x *Rorc*[flox]のヘテロな表現型の理由としては，遺伝的要因のみならず，腸内細菌などの環境要因の違いが腸管の炎症反応に影響を与えている可能性も考えられる．また，Th2タイプの炎症がTh17タイプの炎症反応を誘導することも報告されているため[19]，Th1/Th17型の炎症亢進はTh2型の炎症増悪の結果とも考えられ，現時点でRORγt[+]pTregがどのタイプの炎症反応を制御しているのかは明らかになっていない．

以上のように，末梢組織においてはtTreg，pTreg，また各Tregサブタイプが協調して，さらには常在細菌との相互作用を介して，粘膜組織のTh2反応制御を担っていると考えられるが，その全容はいまだ解明されていない（**図1**）．

❸ アレルギー反応制御における抗原特異的Tregの重要性

TregがTh2反応抑制に重要であることは多くの研究報告から明らかであるが，それではヒトのアレルギー疾患においてはTregの何らかの異常が発症に寄与して

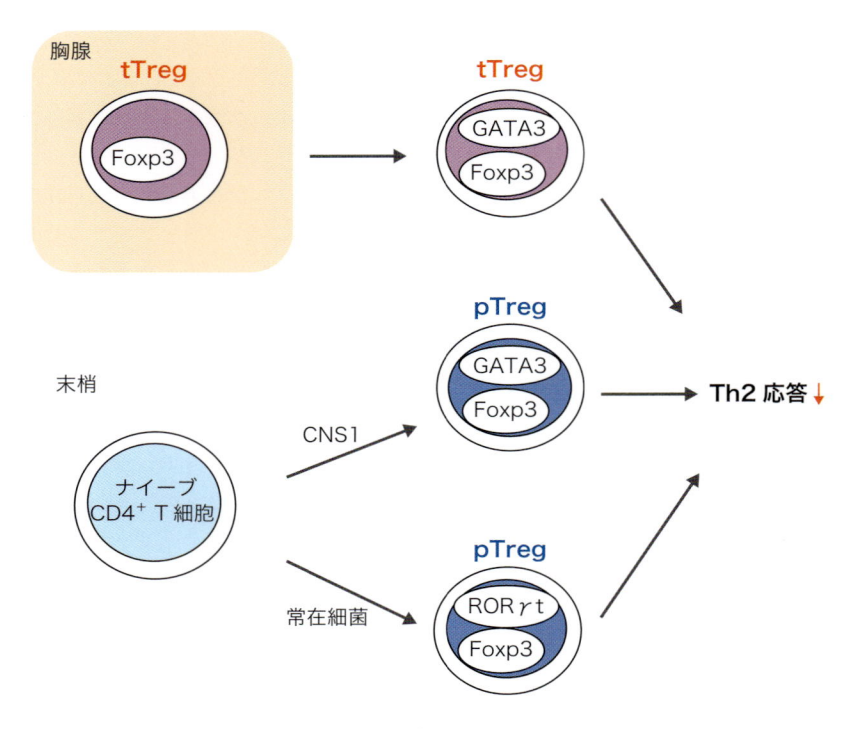

図1　粘膜組織における Th2 反応制御を担う Treg サブセット
肺，皮膚，大腸などの粘膜組織にはさまざまな Treg サブセットが存在しており，GATA3⁺ tTreg，GATA3⁺ pTreg，RORγt⁺ pTreg などが協調して Th2 応答制御に重要であると考えられている．しかしながら，その詳細な抑制メカニズムは現時点では解明されていない．

いるのであろうか？　免疫寛容機構はさまざまな抗原に対して働くが，一般的なアレルギー患者はある特定の外来抗原に対してのみ反応し，その他の大部分の抗原に対しては免疫寛容機構が維持されている．すなわち，アレルギー患者では Treg の全般的な機能破綻が原因でアレルギーが誘発されていると考えるよりも，何らかの機構により Treg が認識あるいは活性化できない抗原特異性が存在するのではないだろうか？

これまで，ヒトにおいてアレルゲン特異的な Treg を直接検出する方法が困難であったため，アレルギー疾患における Treg の抗原特異性とその機能はよくわかっていなかった．2017年に Schffold らは，ヒト末梢血を *in vitro* で刺激後，Treg を純化する方法で，すでに抗原に感作されたメモリー Treg を定義してヒトにおける Treg の抗原特異性を調べた[20]．その結果，この方法で検出される Treg は，卵を含む食物には誘導されにくく，花粉やダニ抗原などの飛沫粒子に対しては反応性が高いことがわかった．さらに同様の方法で，健常

者とアレルギー患者の Treg とそれ以外の通常型 T 細胞（conventional T 細胞：Tconv）の反応性を比較したところ，アレルギーになっているヒトでは，Treg 自体の反応性は変わらないものの，アレルゲン特異的な Tconv 細胞の数が顕著に上昇していた．すなわち，アレルギーになるヒトでは，Treg が認識する抗原とは異なる抗原が Tconv を活性化させているため，アレルギーが増悪していることが示唆された．そこで Treg と Tconv で認識している抗原の違いを調べたところ，抗原粒子から溶け出しやすい可溶性抗原ほど Tconv を活性化していることがわかった．すなわち，空気中に飛散しているアレルゲンは Treg を誘導し，Tconv の活性化を抑制しているが，アレルゲンを構成するタンパク質中の可溶性抗原は，何らかのメカニズムにより Treg の免疫抑制から逃れて，アレルギー反応を誘導している可能性が考えられる．

最近，Treg による免疫抑制機構成立に抗原特異性が重要であることを示唆する研究が Shevach らによって

報告されている．それによると *in vitro* でのTregの免疫抑制活性には抗原特異性は認められないものの，*in vivo* のTreg抑制活性はその抗原特異性に依存しており，Tregが同一抗原を提示している樹状細胞と強固に結合し，樹状細胞の表面からペプチド・MHCクラスⅡ複合体を取り除くことで，ナイーブT細胞の活性化を抑制する．興味深いことに，彼らによると *in vivo* におけるTregの抗原特異的な抑制活性はCTLA-4やIL-10には依存していないことが示されている[21]．

これらの知見から，アレルギー患者ではその抗原特異的なTregが何らかの機構で誘導されないあるいは免疫抑制活性をもてず，このTregレパトアの"穴"のためにアレルギー反応が増悪している可能性が考えられる．したがって，仮にアレルゲン特異的なTregを *in vitro* などで増殖・分化させることが可能となれば，このTregレパトアの"穴"を埋めることができ，Tregを用いた細胞療法として非常に有効なアレルギー治療薬の開発につながるのではないかと期待される．

④ Foxp3[+] T細胞の可塑性とアレルギー疾患

抗原特異的なTregを用いた細胞療法の可能性に向けて，もう1点議論すべき重要な課題が存在する．それが，Foxp3[+] T細胞の可塑性という問題である．従来，Tregは炎症などさまざまな細胞外環境の変化に対しても，その機能的頑健性と分化の不可逆性を示す細胞系列であると考えられ，この機能的安定性を利用することで，Tregをさまざまな免疫疾患の治療に応用することが可能になると考えられていた．しかしながら，Treg分化は従来考えられてきたほど不可逆的ではなく，炎症などの特定の環境変化に対してTh細胞へ"リプログラミング"されるのではないか，という考えが提唱され，Tregの可塑性が大きな議論の的になっている[22]．

そして，アレルギー疾患においても炎症に伴いTregがTh細胞に分化転換しうるのではないか，ということがChatilaらによって提唱されている．彼らは，IL-4-STAT6シグナルまたはIL-6-STAT3シグナルが過剰に活性化した *Il4ra*[F709] 変異体や *Il4ra*[R576] 変異体を導入したマウスは外来抗原に対する食物アレルギーや喘息様の病態を示し，このときFoxp3[+] T細胞がIL-4や

IL-17を産生するTh2/Th17様細胞に分化転換すると提唱している．さらに，このマウスにおいてFoxp3[+] T細胞特異的にIL-4/IL-13または *Il6ra/Rorc* を欠損させると過剰なアレルギー反応が抑制されたことから，アレルギー反応を促進しているのは，Tregの病原性Th細胞への"リプログラミング"であると主張している[19][23]．さらに，ヒトIPEX症候群患者において同定されている370番目のMetをIleに置換したFoxp3[M370I] 変異マウスにおいても，Foxp3によるTh2サイトカイン発現抑制が破綻する結果，TregがIL-4やIL-13を産生するTh2様細胞に"リプログラミング"される可能性が指摘されている[24]．

しかしながら，これらの実験結果からTregが炎症環境下で可塑性を有していると結論付けることはできない．なぜならば，Tconvも活性化に伴って一過性にFoxp3を発現するため[25][26]，Th2/Th17サイトカインを産生するFoxp3[+] T細胞がTregに由来するのか，活性化T細胞に由来するのかは現時点では不明である（**図2**）．また，このようなTregリプログラミングという現象は *Il4ra* 変異やFoxp3[M370I] 変異マウスにおいて示されている現象であり，これら変異をもたない一般のアレルギー患者においてTregが病原性T細胞として働きうるのかも不明である．

仮にTregが炎症などの外因性シグナルにより容易にTh細胞に分化転換してしまうならば，Tregはアレルギー疾患を抑制するのではなくむしろ逆に促進してしまうことになり，Tregを用いた免疫疾患の細胞治療にとって大きな障害になってしまう．したがって，Tregの可塑性に関する問題は，抗原特異的なTregを利用した疾患治療という医学的な課題にかかわる重要な問題であるため，今後の研究の進展が期待される．

おわりに

これまでの知見からTregは粘膜組織でTh2反応を抑制することでアレルギー反応制御に必須の役割を担っていることが明らかとされた．一方で，アレルギー反応にはTh2細胞やマスト細胞，2型自然免疫リンパ球（ILC2）などの活性化が関与しているが，Tregがこれら免疫細胞をどのように制御しTh2反応を抑制しているのか，そのメカニズムに関しては現時点では不明

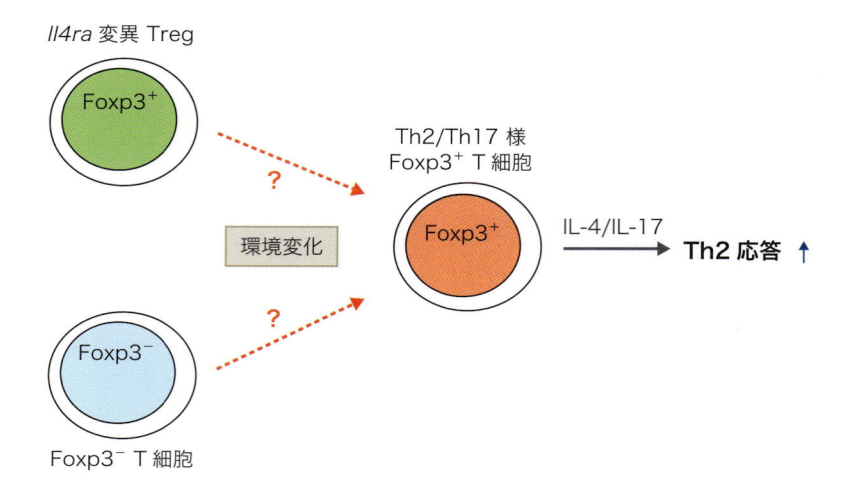

図2　Th2環境下における Foxp3⁺ T 細胞のリプログラミング
　文献19，23，24で，アレルギー疾患において炎症に伴い Treg が Th 細胞に分化転換される可能性が指摘されている．しかしながら，Th 細胞も活性化に伴って一過性に Foxp3 を発現することが知られているため，炎症環境下で出現する Th2/Th17様 Foxp3⁺ T 細胞が Treg に由来するのか，Th 細胞に由来するのかは不明であり，現時点では Treg が Th 細胞へ分化転換したことを証明する明確な証拠は得られていない．

な点が多く残されている．したがって，今後の課題はアレルギー反応において Treg が標的としている免疫細胞の同定とその抑制メカニズムを明らかにすることだろう．そして，もう1つ重要な課題は，アレルギー疾患における Treg の抗原特異性の意義を解明することが考えられる．Schffold らが提唱しているように，仮にある特定のアレルゲン特異的な Treg が誘導されないと仮定すると，なぜそのような Treg レパトアの "穴" が存在するのか，また Treg レパトアの "穴" があるとすればそれはどのような条件で起こりうるのか，という問題である．アレルギー疾患における Treg の抗原特異性を解明することは，抗原特異的な Treg を用いた細胞療法にとっても大きな励みとなり，さまざまなアレルギー疾患に対する有効な治療法の開発につながることが期待される．

文献

1 ）Sakaguchi S：Annu Rev Immunol, 22：531–562, 2004
2 ）Curotto de Lafaille MA, et al：J Exp Med, 194：1349–1359, 2001
3 ）Chatila TA, et al：J Clin Invest, 106：R75–R81, 2000
4 ）Torgerson TR, et al：Gastroenterology, 132：1705–1717, 2007
5 ）Verbsky JW & Chatila TA：Curr Opin Pediatr, 25：708–714, 2013
6 ）Lin W, et al：J Allergy Clin Immunol, 116：1106–1115, 2005
7 ）Fontenot JD, et al：Nat Immunol, 4：330–336, 2003
8 ）Hadis U, et al：Immunity, 34：237–246, 2011
9 ）Smigiel KS, et al：J Exp Med, 211：121–136, 2014
10）Burzyn D, et al：Nat Immunol, 14：1007–1013, 2013
11）Cretney E, et al：Trends Immunol, 34：74–80, 2013
12）Zheng Y, et al：Nature, 458：351–356, 2009
13）Rudra D, et al：Nat Immunol, 13：1010–1019, 2012
14）Hayatsu N, et al：Immunity, 47：268–283.e9, 2017
15）Zheng Y, et al：Nature, 463：808–812, 2010
16）Josefowicz SZ, et al：Nature, 482：395–399, 2012
17）Ohnmacht C, et al：Science, 349：989–993, 2015
18）Sefik E, et al：Science, 349：993–997, 2015
19）Massoud AH, et al：Nat Med, 22：1013–1022, 2016
20）Bacher P, et al：Cell, 167：1067–1078.e16, 2016
21）Akkaya B, et al：Nat Immunol, 20：218–231, 2019
22）Hori S：Immunol Rev, 259：159–172, 2014
23）Noval Rivas M, et al：Immunity, 42：512–523, 2015
24）Van Gool F, et al：Immunity, 50：362–377.e6, 2019
25）Miyao T, et al：Immunity, 36：262–275, 2012
26）Ziegler SF：Eur J Immunol, 37：21–23, 2007

＜筆頭著者プロフィール＞
中島　啓：2003年京都大学薬学部卒業，'05年奈良先端科学技術大学院大学修士課程修了，'05〜'08年富山化学工業株式会社，'12年東京大学大学院医学系研究科博士課程修了，'12〜'16年京都大学医学研究科創薬医学融合拠点（AK プロジェクト）特定研究員，'16年東京農工大学農学研究院応用生命化学専攻特任助教，'17年より東京大学大学院薬学系研究科免疫・微生物学教室助教．

Ⅱ. 免疫細胞とサイトカインなど

4. ろ胞型ヘルパーT細胞とアレルギー

久保允人

2型ヘルパーT細胞（T_H2）は，アレルギー炎症にかかわるサイトカインIL-4, IL-5, IL-13を産生するヘルパーT細胞である．1型アレルギーはIgE抗体によって制御されている免疫反応であるが，その産生は，IL-4がB細胞に働くことより制御される．これまで，このIL-4の産生源はT_H2と考えられていたが，最近の知見からIgE抗体とIgG1抗体に必要とされるIL-4は，抗体産生に特化した役割をもつ別のヘルパーT細胞であるろ胞型ヘルパーT細胞（T_{FH}）から産生されることが明らかにされるようになった．今年は転写因子Bcl6がT_{FH}分化の方向性を決める分子であることが発見されてから10年目に当たる．そこで，本稿ではアレルギーにおいて，あまり日の目を見ないT_{FH}の役割について紹介する．

はじめに

　2型ヘルパーT細胞（T_H2）は，IL-4をはじめアレルギー炎症にかかわるIL-13やIL-5等を高産生するヘルパーT細胞サブセットとして最初に同定された．そのため，多くの免疫学の教科書ではT_H2細胞がIgE抗体の産生を制御するIL-4の産生源であり，アレルギー反応の中核をなすT細胞とされてきた．しかし，近年抗体産生に特化した役割をもつろ胞型ヘルパーT細胞の存在が明らかにされ，IgE抗体を介したアレルギー反応を制御するT細胞と考えられるようになった．そこで本稿では，アレルギー反応におけるT_{FH}細胞とT_H2細胞の関係を最近の知見も踏まえて論議したい．

> **[略語]**
> **GC** : germinal center（胚中心）

1 ろ胞型ヘルパーT細胞

　ろ胞型ヘルパーT細胞（T_{FH}）はリンパろ胞に分布してB細胞におけるクラススイッチと抗体産生を制御するヘルパーT細胞サブセットである（**図1**）．このT細胞は，B細胞と会合して胚中心（germinal center：GC）へと移行することで，抗体産生に必要とされるサイトカインを高いレベルで産生するようになり，高親和性抗体の産生や記憶B細胞の形成を制御する．この抗体産生に必要とされるサイトカインがIL-4, IL-21, IFN γである[1]．アレルゲンなどの可溶性抗原で免疫した場合，約半数のT_{FH}がIL-4あるいはIL-21のいずれかあるいは両方のサイトカインを産生する．機能解析と表面マーカーの解析からCD62L^{lo}，CD44^{hi}，PD-1$^+$，ICOS$^+$，CXCR5$^+$がT_{FH}の特徴的な細胞表面マーカーとされた（**図2**）[2]．ケモカイン受容体である

T follicular helper cell in allergic responses
Masato Kubo[1][2] : Division of Molecular Pathology, Research Institute for Biomedical Science, Tokyo University of Science[1] /Laboratory for cytokine regulation, RCAI, RIKEN Center for Integrative Medical Sciences（IMS-RCAI）, RIKEN Yokohama Institute[2]（東京理科大学生命医科学研究所分子病態学研究部門[1] /理化学研究所生命医科学研究センターサイトカイン制御研究チーム[2]）

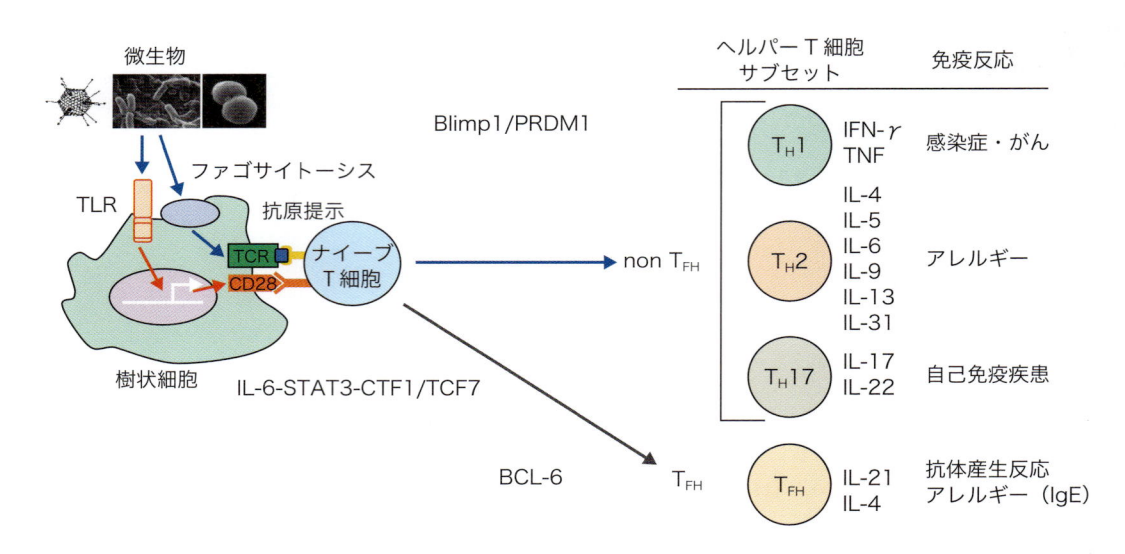

図1 non T_FH（T_H1, T_H2, T_H17）と T_FH の分化メカニズム

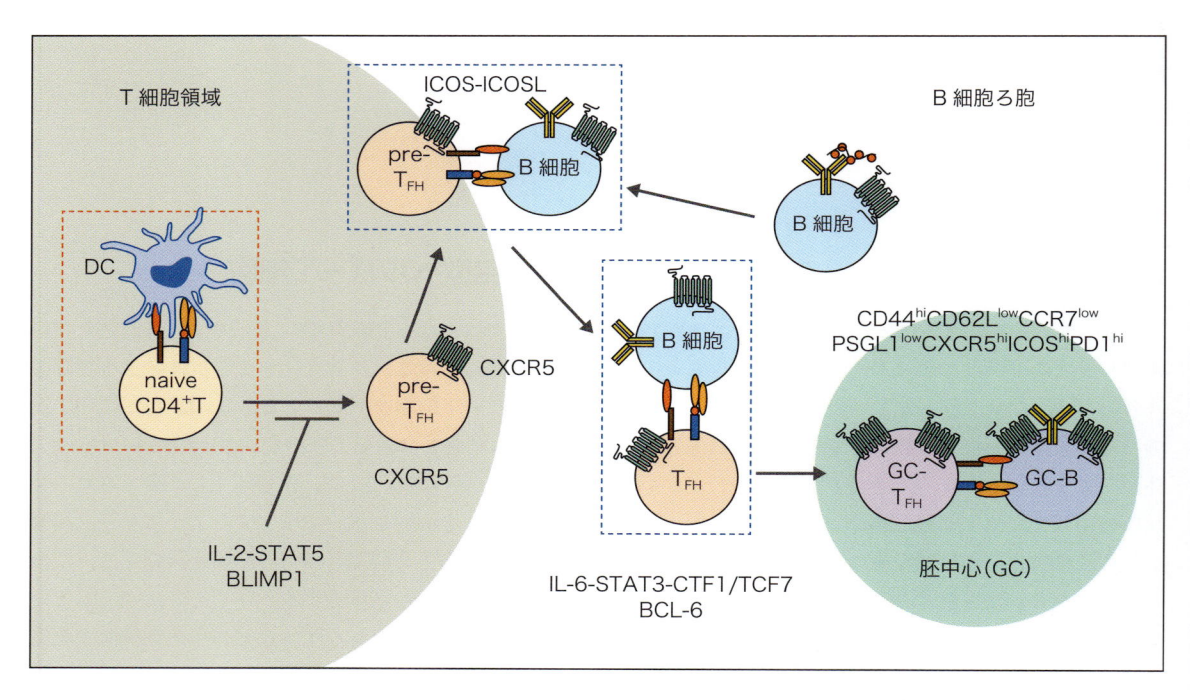

図2 リンパ節内で起こる T_FH の分化メカニズム

CXCR5 は，B 細胞ろ胞に発現する CXCL13 を認識する受容体であり，T_FH の B 細胞ろ胞・胚中心への移動を規定している．BCL6 はリンパろ胞に局在する B 細胞に発現する転写因子で，T_FH 細胞でも発現する転写因子である．最近の BCL6–GFP 融合タンパク質をトレーサーとする 2 光子励起顕微鏡による生体深部イメージング解析から，胚中心に移行するためには T 細胞と B 細胞ともに BCL6 の発現上昇が必要であった[3]．T 細胞特異的あるいは B 細胞特異的 BCL6 欠損マウスでは，ナイーブ T 細胞から分化する T_FH が完全に消失しており，同時にこれらマウスでは GC の形成も消失していた[4][5]．以上のことから，BCL6 は T_FH と GC の形成に必須の分

子であり，T_{FH} 細胞の存在は GC 形成のみならず，外来抗原に対する液性免疫応答において重要である．

可溶性タンパク質あるいはウイルス抗原による抗原刺激は，ナイーブ T 細胞を T_{FH} とそれ以外の non-T_{FH} のエフェクター T 細胞（T_H1，T_H2，T_H17 から構成される）への 2 方向への分化を誘導する（図1）．この T_{FH} と non-T_{FH} の分化の方向性は，BCL6 と Blimp が拮抗的に働くことで規定される[6]．また，最近の研究から，IL-6-STAT3-CTF1/TCF7 経路は T_{FH} 分化を正の方向へ，IL-2-STAT5 経路は負の方向へ制御していることがわかってきている（図2）[7)8]．特に，初期段階にある T 細胞活性化における IL-2 産生は，T_{FH} 分化を抑制的に制御する．

2 T_{FH} 細胞と IgE 抗体産生

I 型アレルギーは IgE と肥満細胞によって起こる疾患である．肥満細胞は IgE に対する Fc 受容体を高発現している顆粒球であり，I 型アレルギー反応は Fc 受容体に会合した IgE がアレルゲン（アレルギーを引き起こす抗原となる物質）によって架橋されることで起こる．活性化された肥満細胞は，脱顆粒によりサイトカイン，ヒスタミン，血小板活性化因子やロイコトリエン等の炎症性化学メディエーターを放出することでアレルギー性炎症を引き起こす[9)10]．この IgE 抗体の産生は，IL-4 が B 細胞に作用することで IgM から IgE，あるいは IgG1 から IgE へのクラススイッチを誘導することで調節されている[11)~13]．これは，IgE 抗体の産生が，$Il4$ 欠損マウス，IL-4 受容体（$Il4r$）欠損マウス，IL-4 の下流に位置する転写因子 STAT6 の欠損マウスで消失することから証明されている[14)15]．また，最近になって高い親和性をもつ IgE 抗体を産生する B 細胞の多くは IgG1 産生 B 細胞からクラススイッチしていることが明らかにされており，ここでも IL-4 の重要性が示されている．一方，IL-21 については，IgE 抗体の産生に対して抑制的に働くことが，IL-21 受容体欠損マウスの血中 IgE が高いことから証明されている．この IL-21 によって活性化されるシグナル分子である STAT3 のドミナントネガティブ変異は，ヒトの高 IgE 症候群（hyper IgE syndrome：HIES）の原因として知られており，これは IL-21-STAT3 経路が IgE に対して抑制的

に働くためと考えられる．さらに興味深いことに，IL-4 と IL-21 受容体の両方を欠損させたマウスでは，すべてのクラスの IgG 抗体のクラススイッチが抑制される[16)17]．

そのため，IgE の抗体産生を制御するヘルパー T 細胞は，IL-4 を高発現する T_H2 細胞であるとこれまで信じられてきた[12)18]．ところが，最近の研究から抗体産生に働くヘルパー T 細胞がリンパ濾胞に局在すること，T_H2 細胞はリンパ濾胞には局在しないことから，IL-4 の産生源は T_H2 細胞ではなく T_{FH} であることが明らかにされた（図3）[19)20]．Allen や Lafaille らは，ige 遺伝子にレポーター遺伝子を挿入したマウスを作製することで，IgE 抗体が GC でつくられることを報告している[21)~23]．GC に移行した T_{FH} 細胞は GC-T_{FH} とよばれ，さらに高いレベルの IL-4 を産生することで GC 内での IgE 抗体産生に働くと考えられている[24]．また Lafaille らは，2 次刺激による反応でみられる高い親和性を有することで高いアレルギー反応を誘導する IgE$^+$B 細胞は，IgG1$^+$記憶 B 細胞がクラススイッチを再度起こすことでつくられることを報告している[25]．

T 細胞が産生する IL-4 は，その遺伝子に存在する転写制御領域（エンハンサー）によって厳格に制御される．T_{FH} は T_H2 細胞とは異なるエンハンサー CNS2 によって IL-4 が制御されている[26)27]．CNS2 は $Il4$ 遺伝子の 3′ 側に位置するエンハンサーであり，CNS2 を欠失させたマウスでは，IL-4 依存的に B 細胞でつくられる IgG1 と IgE クラスの抗体が低下していた（図4）．このとき，IL-4 産生は T_{FH} 細胞でのみ抑制され，T_H2 細胞からの IL-4 産生は抑制されなかった．また，このマウスでは T_H2 細胞によって起こる喘息反応などのアレルギー反応は正常にみられた．このことから，CNS2 は抗体産生に関与する IL-4 の産生を制御するエンハンサー領域であり，アレルギー反応に関与する IL-4 は異なる 2 つの制御を受けている．

3 アレルギー反応における T_H2 と T_{FH} の関係

T_H2 細胞の分化過程において，抗原刺激を介した T 細胞抗原受容体からのシグナルと IL-4-STAT6 経路を介したサイトカインシグナル経路の両者が協調的に働

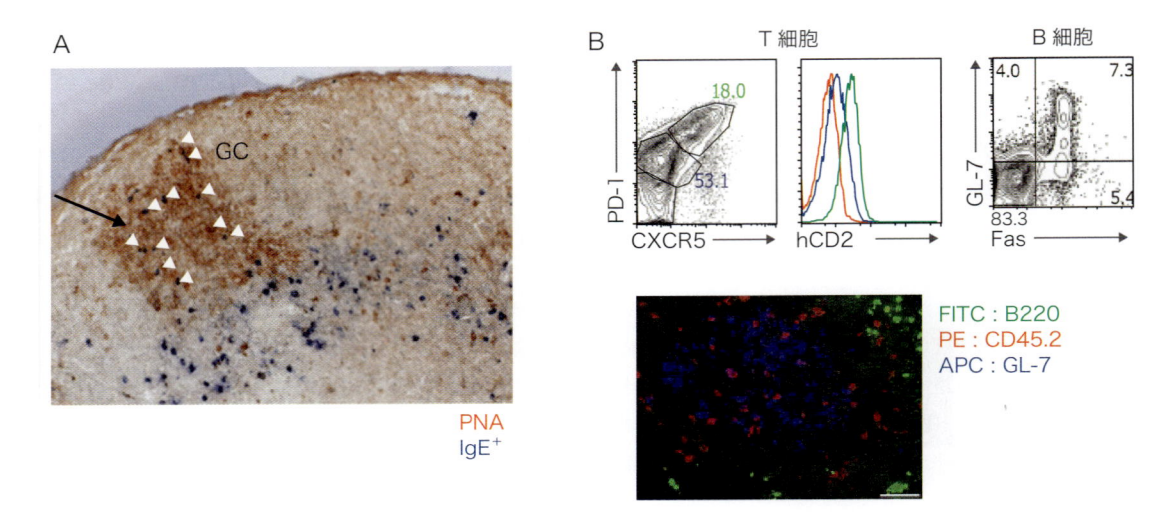

PNA
IgE$^+$

FITC : B220
PE : CD45.2
APC : GL-7

図3　IgE抗体は抗原刺激によってT$_{FH}$が集積するGCでつくられる

A）IgE抗体を発現するB細胞はGCに局在する．文献21より引用．B）hCD2をレポーター遺伝子とするIL-4レポーターマウス（CD45.2）のT細胞をCD45.1マウスに移入した．免疫後（post immunization）におけるCXCR5とPD-1，レポーター遺伝子（hCD2）の発現パターン．移入マウスの脾臓での胚中心（GL-7$^+$）とT細胞（CD45.2）の関係．移入したT細胞が胚中心に集積してCXCR5とIL-4を高発現している．移入マウスの脾臓におけるGC-Bの集積．GC-BとIgG1を発現するB細胞の集積は，免疫後のみに観察された．

くことが*in vitro*の実験系で示されている[28]．この分化過程は，IL-4によって発現が誘導される転写因子GATA3によって規定されるため，GATA-3はT$_H$2細胞のマスターレギュレーターとして働くと考えられている．GATA-3は，*Il4*遺伝子の第二イントロンに存在するエンハンサーに結合することでIL-4産生を制御している（**図4**）[29]．

最近の研究から，T$_{FH}$とT$_H$2では誘導条件が異なることが明らかにされている．T$_{FH}$は卵白アルブミンのような可溶性抗原で誘導することができるが，同じ条件でT$_H$2細胞を誘導することは難しい[30]．一方，ダニ抗原によるアレルギー反応はT$_H$2免疫応答を強く誘導する．またT$_H$2依存的に起こる肺への好酸球の集積と，その結果として起こる気道炎症にはT$_{FH}$の存在が必要とされている[31]．T$_{FH}$の必要性は，この気道炎症がB細胞の存在がないμMTマウスでは起こらなくなることで証明されている．このとき，再感作されたT$_{FH}$はIL-21を介してT$_H$2細胞に分化し，肺に移動する[30)32]．

ダニ抗原（HDM）等，システインプロテアーゼ活性をもつアレルゲンは，IL-33やTSLP等の損傷関連分子パターン（DAMP）分子を介したT$_H$2反応を含むアレルギー性気道炎症を強く誘導する[33)34]．これは，シス

テインプロテアーゼ活性が，DAMP遊離のため皮膚や気道上皮細胞を壊すためである[35)36]．IL-33が可溶性抗原とともに気道を介して曝露されると，近位のリンパ節で抗原特異的にIL-33受容体を発現するT$_H$2細胞が誘導される．このT$_H$2の誘導にはCD11b$^+$樹状細胞（cDC2）の局所リンパ節（LN）への移行が必要とされる．これらは，Itgax-DTRマウスを用いたCD11c$^+$細胞の除去により，T$_H$2反応が有意に減弱することで証明されている[37]．また，プロテアーゼアレルゲンを用いた喘息モデルにおいて，2型自然リンパ球（ILC2）や好酸球から産生されるIL-13が，cDC2の局所リンパ節への移動を規定していることを示している[38]．

一方，蠕虫感染において，T$_H$2はろ胞内にも存在しているが，T$_{FH}$分化を欠くB細胞欠損μMTマウスでは，ろ胞内でのT$_H$2の局在が減少していた．このことは，T$_H$2細胞でさえも一定の条件下ではCXCR5を発現するT$_{FH}$様の動態を示すことを示唆していた[39)〜41]．また，可溶性抗原OVAとアラムアジュバントによる免疫は，T$_H$2はT$_{FH}$へと可塑性をもって変化する．OVA特異的T細胞受容体をもつトランスジェニックマウス由来のT細胞からT$_H$2を分化誘導し，CD28$^{-/-}$マウスに移入した．このマウスをアラムアジュバントとともに

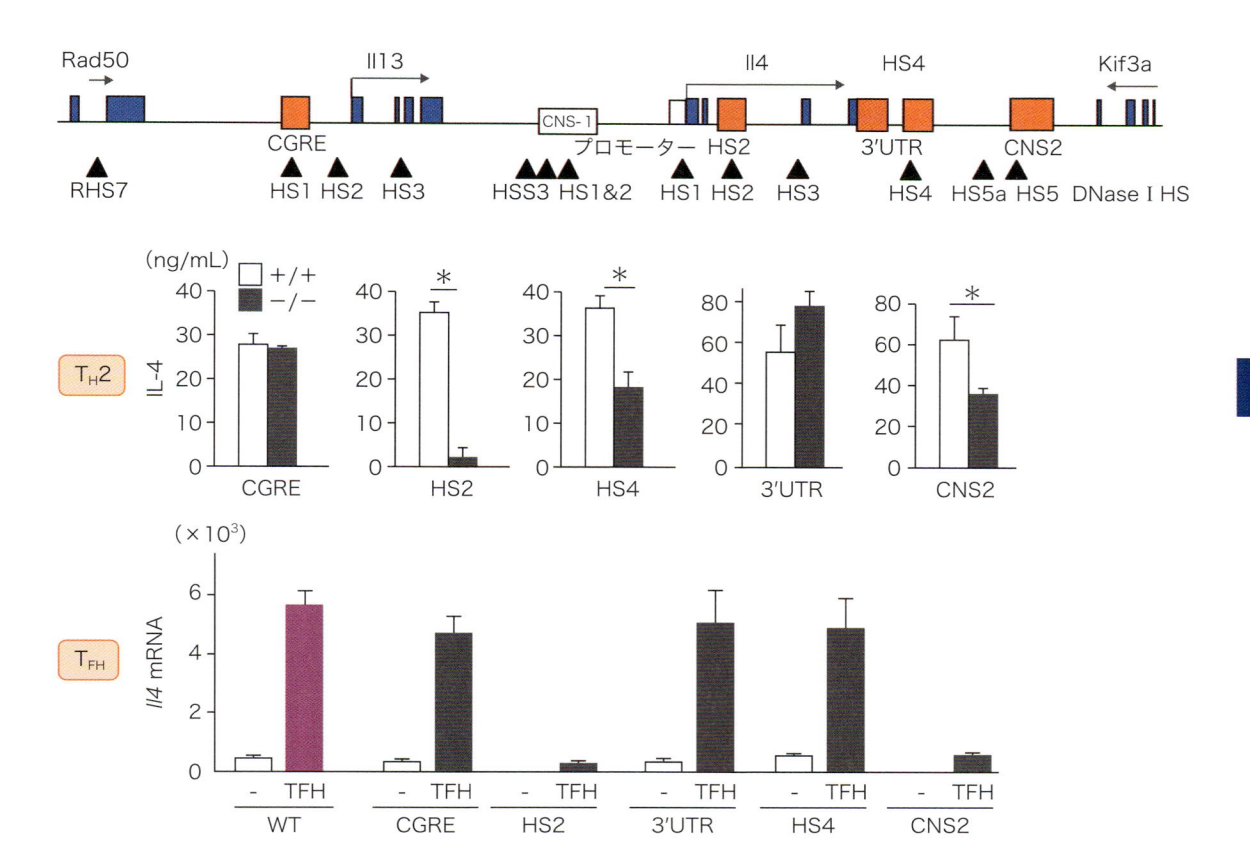

図4　*Il4*遺伝子座におけるエンハンサー領域と欠損マウスにおけるIL-4の発現
CGRE，HS2，3'UTR，HS4，CNS2はそれぞれ*Il13/Il4*遺伝子座における制御領域を示す．T_H2細胞ではIL-4タンパク質の発現を，T_{FH}細胞ではmRNAの発現を示す．

にOVAで免疫すると，T_{FH}の表現型であるCXCR5とBcl6を発現し，その多くはB細胞ろ胞や胚中心に分布するようになるとともに高濃度のOVA特異的IgE抗体が産生された．このT_H2から分化した細胞は，通常のT_{FH}とは異なり，GATA-3やIL-13を高発現する．このIgE抗体を高産生したマウスにOVAを皮内投与すると，激しい体温低下を伴う重篤なアナフィラキシーショックを起こした．このショック症状は，肥満細胞を欠損することで回避した．また，この症状はBcl6欠損マウス由来のT_H2の移入によっても抑制され，このときOVA特異的IgE抗体の産生も顕著に抑制された．同様の減少はT_H2移入後1～2カ月経過した後でも起こることから，T_H2は生体内に長期に生存し再度抗原刺激を受けるとBcl6を発現しT_{FH}様の表現型を獲得することでIgE依存性アナフィラキシーを誘導できる能力をもつ．

おわりに

本稿で紹介したように，われわれは一度誘導されたT_H2細胞が慢性化状態にあるとき，アレルゲンによる再感作は，T_H2細胞をT_{FH}細胞の性質を併せもつ細胞へと変化させることで，IgE依存性のアレルギー反応を誘導することを見出した．アレルギー性のヒト患者では，T_H2細胞が生体内で長期生存することが報告されており，これらの細胞は病原性記憶T_H2細胞とよばれている．OVAを用いた気道炎症モデルにより，炎症性サイトカインIL-33が記憶T_H2細胞に作用することで病原性記憶T_H2細胞へと機能転換を生じ，高レベルでのIL-5の産生が好酸球を浸潤させることが報告されている．このように長期に存在するT_H2細胞がどのようにアレルギー反応に関与しているのかを明らかにしていくことが，慢性化する病態を理解するうえで重要である．

文献

1) McHeyzer-Williams LJ, et al : Curr Opin Immunol, 21 : 266-273, 2009
2) Crotty S, et al : Nat Immunol, 11 : 114-120, 2010
3) Kitano M, et al : Immunity, 34 : 961-972, 2011
4) Kaji T, et al : J Exp Med, 209 : 2079-2097, 2012
5) Miyauchi K, et al : Nat Immunol, 17 : 1447-1458, 2016
6) Pepper M, et al : Immunity, 35 : 583-595, 2011
7) Choi YS, et al : Nat Immunol, 16 : 980-990, 2015
8) DiToro D, et al : Science, 361 : doi:10.1126/science. aao2933, 2018
9) Galli SJ : Curr Opin Hematol, 7 : 32-39, 2000
10) Wedemeyer J, et al : Curr Opin Immunol, 12 : 624-631, 2000
11) Berton MT, et al : Proc Natl Acad Sci U S A, 86 : 2829-2833, 1989
12) Esser C & Radbruch A : EMBO J, 8 : 483-488, 1989
13) Rothman P, et al : J Exp Med, 168 : 2385-2389, 1988
14) Kühn R, et al : Science, 254 : 707-710, 1991
15) Takeda K, et al : Nature, 380 : 627-630, 1996
16) Suto A, et al : Blood, 100 : 4565-4573, 2002
17) Ozaki K, et al : Science, 298 : 1630-1634, 2002
18) Berton MT, et al : Proc Natl Acad Sci U S A, 86 : 2829-2833, 1989
19) Crotty S : Annu Rev Immunol, 29 : 621-663, 2011
20) Crotty S : Nat Rev Immunol, 15 : 185-189, 2015
21) Yang Z, et al : Immunity, 36 : 857-872, 2012
22) He JS, et al : J Exp Med, 210 : 2755-2771, 2013
23) Talay O, et al : Nat Immunol, 13 : 396-404, 2012
24) Weinstein JS, et al : Nat Immunol, 17 : 1197-1205, 2016
25) He JS, et al : Nat Commun, 8 : 641, 2017
26) Vijayanand P, et al : Immunity, 36 : 175-187, 2012
27) Harada Y, et al : Immunity, 36 : 188-200, 2012
28) Seki N, et al : J Immunol, 172 : 6158-6166, 2004
29) Tanaka S, et al : Nat Immunol, 12 : 77-85, 2011
30) Ballesteros-Tato A, et al : Immunity, 44 : 259-273, 2016
31) Coquet JM, et al : Immunity, 43 : 318-330, 2015
32) Lu KT, et al : Immunity, 35 : 622-632, 2011
33) Nakae S, et al : Allergol Int, 62 : 13-20, 2013
34) Liew FY, et al : Nat Rev Immunol, 10 : 103-110, 2010
35) Gregory LG & Lloyd CM : Trends Immunol, 32 : 402-411, 2011
36) Novey HS, et al : J Allergy Clin Immunol, 63 : 98-103, 1979
37) Phythian-Adams AT, et al : J Exp Med, 207 : 2089-2096, 2010
38) Halim TY, et al : Immunity, 40 : 425-435, 2014
39) Liang HE, et al : Nat Immunol, 13 : 58-66, 2011
40) Glatman Zaretsky A, et al : J Exp Med, 206 : 991-999, 2009
41) King IL & Mohrs M : J Exp Med, 206 : 1001-1007, 2009

＜著者プロフィール＞

久保允人：日本大学農獣医学部卒業，東京農業大学大学院修士課程修了後，東京大学医学部免疫学教室・多田富雄教授の指導の下，医学博士を取得．トロント大学に続き，Syntex Research研究所に留学．日本シンテックス新治リサーチセンター免疫研究所を経て，1995年より東京理科大学生命科学研究所．2003年より理研横浜研究所免疫・アレルギー科学総合研究センターチームリーダー．'09年より東京理科大学生命医科学研究所分子病態学部門教授．'13年より理研生命医科学研究センターサイトカイン制御研究チームチームリーダー兼任．かつてプロ野球選手になりたかった免疫学者（日本ハム・西武のプロテストを受けるが落選）．阪神タイガース／柏レイソルファン．

Ⅱ．免疫細胞とサイトカインなど

5. 2型自然リンパ球とアレルギー

本村泰隆，茂呂和世

アレルギー性疾患はアレルゲンに対して特異的な免疫応答が過剰に起こることにより発症すると考えられてきたが，自然リンパ球という新たな免疫細胞が発見されたことを期に，この概念を考え直す必要が出てきた．抗原に非特異的な免疫応答の破綻もアレルギー発症および増悪を引き起こすことが明らかになってきたからである．アレルギー病態の理解を一気に進めた，この抗原非特異的なアレルギー反応の存在について，本稿では，自然リンパ球を中心に概説する．

はじめに

　近年，2人に1人が何らかのアレルギーを患うといわれ，アレルギー性疾患の患者数は急激に増加し，国民病とよばれるほど深刻な問題となっている．アレルギー性疾患の主な原因として，スギ花粉，ダニなどが生体内に侵入することにより引き起こされる過剰な免疫応答があげられる．これまでに数多くのアレルギー研究からその病態メカニズムが徐々に明らかとなってきた．スギ花粉やダニにはT細胞が認識する抗原が含まれ，その抗原が樹状細胞を介してT細胞を刺激し，アレルギー症状を引き起こす2型サイトカインinterleukin（IL-）4，IL-5，IL-13を産生する2型ヘルパー

　[略語]
　cysLT：cystenyl leukotriene
　IL-4：interleukin-4
　ILC2：group 2 innate lymphoid cells
　　　　（2型自然リンパ球）

T（Th2）細胞へと分化誘導することでアレルギー病態が引き起こされる．つまり，アレルゲン特異的なTh2細胞がアレルギー性疾患の責任細胞と考えられてきた．この知見に基づき，アレルゲン特異的な過剰応答を抑えることでアレルギーを治療しようとする方法である，少量のアレルゲンを長期的に摂取する減感作療法がアレルギーの治療法として試みられるようになり，2014年に舌下にアレルゲンを添加する舌下免疫療法が保険適応となった．しかしながら，舌下免疫療法の効果は，花粉症患者の3割程度にとどまり，ある一定の患者に対してのみ有効であることがわかってきた．舌下免疫療法が有効な患者とそうでない患者の違いはいまだ明らかとなっていないが，このことは，特定のアレルゲンに対する免疫応答を抑えただけではアレルギー症状を抑制することができないことを示唆する．

　2010年，アレルギー研究にブレイクスルーをもたらす発見がなされた．2型サイトカインであるIL-5やIL-13を多量に産生する新規リンパ球の同定である．こ

Group 2 innate lymphoid cells regulate antigen nonspecific allergic disorders

Yasutaka Motomura[1][2] /Kazuyo Moro[1][2]：Laboratory for Innate Immune Systems, Department of Microbiology and Immunology, Graduate School of Medicine, Osaka University[1] /Laboratory for Innate Immune Systems, RIKEN Center for Integrative Medical Sciences[2]（大阪大学大学院医学系研究科感染症・免疫学講座生体防御学[1] /理化学研究所生命医科学研究センター自然免疫システム研究チーム[2]）

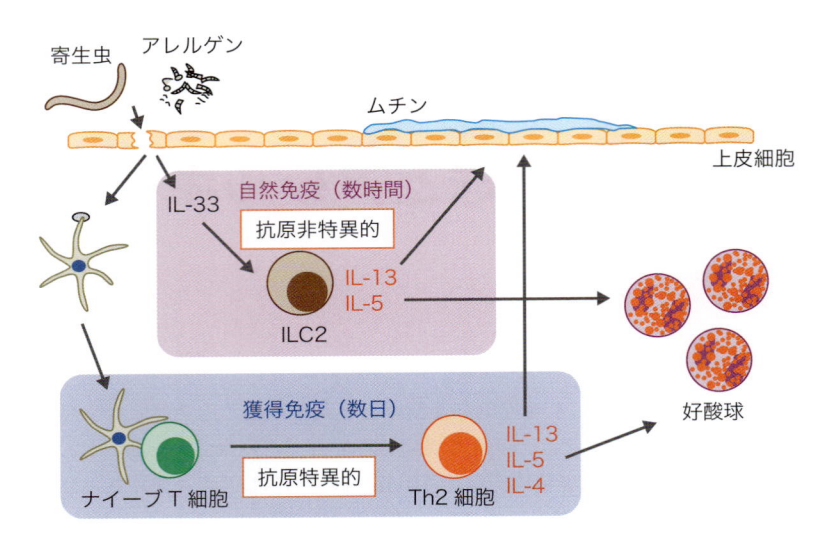

図1　新しい2型免疫応答の概念
2型免疫応答は，これまで知られているTh2細胞による抗原特異的免疫応答に加え，新規に見出されたILC2による抗原非特異的な免疫応答によって誘導される．

のリンパ球は，T細胞やB細胞のように抗原を認識する受容体をもたず，主に上皮細胞から産生されるサイトカインIL-25やIL-33によって活性化し，2型サイトカインを産生することで寄生虫感染防御反応などの2型免疫応答を誘導する．つまり，この細胞は抗原を認識して抗原特異的な2型免疫応答を誘導するTh2細胞とは異なり，周囲環境からもたらされるサイトカインに応答して抗原非特異的に2型免疫応答を誘導する自然免疫系のリンパ球である[1]．この新規のリンパ球は，ナチュラルヘルパー（natural helper：NH）細胞と名付けられ，後に，アレルギー研究に大きな影響を与えることとなる．NH細胞の報告に続いて，類似の細胞としてnuocyteやIh2（innate helper type 2）細胞が次々と報告された[2][3]．これらの細胞の発見によりTh2細胞に依存しない2型免疫応答の存在が明らかとなった（**図1**）．

　自然免疫を担うリンパ球として，1975年に発見された，細胞傷害性をもちinterferon（IFN）γを産生することでウイルス感染防御や抗腫瘍免疫応答を担うナチュラルキラー（natural killer：NK）細胞が知られていた[4][5]．また，リンパ組織の形成を担うリンパ球としてリンパ組織誘導細胞（lymphoid tissue inducer-like cell：LTi細胞）が知られていた[6]．LTi細胞は，胎生期に二次リンパ組織の原基を形成する役割をもつ

が，生後も腸管や皮膚にLTi細胞に似たリンパ球が存在し，この細胞はLTi様細胞とよばれていたが，その役割は生体においての二次リンパ組織の構造を維持すると考えられていた[7]．LTi様細胞は胎児LTi細胞と同様に免疫細胞系統マーカー（Lineage：Lin）陰性で転写因子RORγtを発現する．免疫応答におけるLTi様細胞の役割は不明であったが，2009年に胎児LTi細胞と成人LTi様細胞はともに，IL-17Aを産生することが明らかとなり，細菌感染，特にカンジダ感染防御に重要な役割をもつことが明らかとなった[8]．さらに，Lin-RORγt⁺細胞の約70％がNKマーカーであるNKp46（ヒトではNKp44）を発現し，この細胞はNK細胞に特徴的なIFNγの産生能がない代わりにIL-22を強く産生する[9]．このIL-22は，上皮細胞の生存，抗菌ペプチドの産生に重要な役割をもつことが示され，腸管上皮のバリア機能を維持する役割をもつことが明らかとなった．同時期に，2型サイトカインを産生するNH細胞が発見されたことから，自然免疫系を担うリンパ球にもヘルパーT細胞サブセットであるIFNγを産生するTh1細胞，IL-4, 5, 13を産生するTh2細胞，IL-17Aを産生するTh17細胞に対応するサブセットが存在することが考えられるようになり，自然リンパ球（innate lymphoid cell：ILC）という概念が提唱された．その後細胞傷害性をもたないIFNγ産生ILC

の存在が報告され[10]，NK細胞およびIFN γ産生ILC
をグループ1自然リンパ球（ILC1），NH細胞およびそ
の類似細胞をグループ2自然リンパ球（ILC2），LTi様
細胞とNKp46[+]RORγt[+]細胞をグループ3自然リンパ
球（ILC3）と分類され，ILCサブセットの存在が明ら
かとなった．この概念が提唱されたことにより新たな
免疫学の領域の幕開けとなった．

❶ グループ2自然リンパ球（ILC2）

　2001年に，IL-25依存的に2型免疫応答を誘導する
非T非B細胞の存在が報告されたが，その後，長らく
T，B細胞非依存的に2型免疫応答を誘導する細胞が見
出されてこなかった．しかし，2010年，腸間膜脂肪組
織にこれまで知られている免疫細胞系統マーカーを発
現しないc-kit，Sca-1陽性細胞が多く存在することが
見出された．このLin[-]c-kit[+]Sca-1[+]細胞がIL-25と
IL-33受容体を発現し，IL-25やIL-33に応答して
IL-5，IL-13を産生することが明らかとなり，NH細胞
と名付けられた[1]．NH細胞のサイトカイン産生能はT
細胞をはじめ他の免疫細胞よりも高く，T細胞やB細
胞を欠失するRag2欠損マウスにおいても寄生虫排除
が起こることに加え，T細胞，B細胞に加えNK細胞，
そしてILCを欠損するIL-2Rγ Rag2二重欠損マウスで
は寄生虫排除が起こらなくなること，さらにNH細胞
を移入することで寄生虫が排除されることから，NH
細胞の寄生虫排除における重要性が示された．NH細
胞の発見に続き，IL-25をマウスに投与することによ
りリンパ節に出現しIL-13を産生するLin[-]細胞が同定
され，その細胞はnuocyteと名付けられた[2]．また同
じ時期に，別のグループからIh2（innate helper type
2）細胞とよばれるIL-13を産生するLin[-]細胞が報告
された[3]．これらの細胞は，後にILC2として総称され
るようになったが，いずれもIL-25やIL-33に応答し，
IL-5，IL-13を産生することで寄生虫排除に働く点で
共通であるが，NH細胞，Ih2細胞は，定常状態におい
て主に非リンパ組織でその存在が確認できる一方で，
nuocyteはIL-25投与時，あるいは寄生虫感染時にお
いてのみリンパ節に出現する点で相違がある．定常状
態で存在するILC2をnatural ILC2（nILC2），炎症時
に出現するILC2をinflammatory ILC2（iILC2）と区

別されるようになり，nILC2はIL-33受容体を高発現
し，IL-25に比べIL-33に強く反応する一方で，iILC2
はIL-25受容体を高発現し，IL-25に強く反応する．こ
れらのILC2は，生体においてそれぞれ役割に違いがあ
るのかは今後の課題となっている．

　ILC2が発見されて2年後の2012年に，ILC2が喘息
病態における肺での主なIL-13の産生細胞であること
が示された[11]．これまでに卵白アルブミン（OVA）を
用いた喘息モデルマウスが喘息病態の解析によく使わ
れてきたが，近年，ヒトの喘息の主な原因であるダニ
の抽出液をマウスに投与することで喘息を誘導する喘
息モデルマウスが樹立され，このモデルがヒトによく
似た症状を呈することから喘息病態の解析に主に使わ
れるようになっている．ダニは抗原としてTh2細胞を
活性化させるが，ダニにはDerp1やDerf1といったシ
ステインプロテアーゼが含まれ，このプロテアーゼが
抗原非依存的にILC2に働きアレルギー症状を引き起こ
す原因であることがわかってきた．システインプロテ
アーゼは上皮細胞のネクローシスを誘導することで
IL-33の産生を強く誘導することが知られ，Derp1の
活性部位と非常にホモロジーの高いシステインプロテ
アーゼであるパパインを用いてもDerp1と同様にIL-33
を介したアレルギー性疾患の発症が誘導される．事実，
ダニ抽出液やパパインの投与によって誘導される喘息
モデルをIL-33欠損マウスに適用すると，喘息症状で
ある肺や気道における好酸球浸潤やムチンの産生がほ
ぼ完全に消失する．また，IL-13レポーターマウスに
パパイン誘導型喘息を誘導した際，ILC2が即座に
IL-13を産生することが確認でき，このモデルにおい
て主なIL-13の産生細胞がILC2であることを示してい
る（**図2**）．近年では，アレルギー病態におけるILC2
の役割を解析するために，遺伝子改変技術を用いて
ILC2を特異的に欠損させたマウスの作製が試みられて
いる．現状では，特異的にILC2のみを欠失させること
を実現できていないが，ILC2の分化に必須の転写因子
Ror αの変異マウス（Ror α [sg/sg]）由来の骨髄をIL-2Rγ
Rag2二重欠損マウスに移植したRor α [sg/sg] BMTマウ
スではILC2が顕著に減少する．このマウスではパパイ
ンの投与によって誘導される喘息病態が減弱すること
から，喘息病態におけるILC2の重要性が示唆され
た[12]．また，Ror αをIL-7受容体陽性細胞特異的に欠

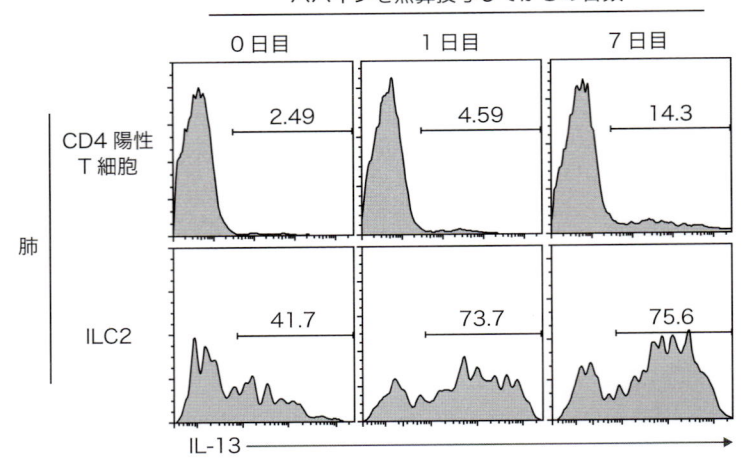

パパインを点鼻投与してからの日数

| 0日目 | 1日目 | 7日目 |

CD4陽性T細胞 — 2.49 / 4.59 / 14.3

ILC2 — 41.7 / 73.7 / 75.6

肺

IL-13 →

図2　喘息病態におけるIL-13産生細胞はILC2である
パパイン誘導型のアレルギー病態でのCD4T細胞とILC2におけるIL-13産生. パパインはプロテアーゼ活性によって2型免疫応答を誘導するため，このモデルではILC2が主なIL-13産生細胞である.

失させたRor α f/fIL-7R^{Cre} マウスでも同様にILC2の減少がみられ，このマウスを用いてもアレルギー病態におけるILC2の重要性が示されている. さらに，リコンビナントIL-33を点鼻投与することにより，ダニ抽出液やパパインと同様に好酸球性のアレルギー症状を誘導することができる. IL-33を投与したマウスの肺では，主にILC2が増殖，活性化していることから，ILC2がプロテアーゼによって誘導されるIL-33に応答し，アレルギー反応を引き起こす主な責任細胞であることが示された.

2 アレルゲンとしてのプロテアーゼ

アレルゲンとして知られているダニ，花粉，カビなどにはいずれも共通してプロテアーゼが含まれている. 精製したダニに含まれるプロテアーゼであるDerp1やDerf1をマウスに投与することで，ダニ抽出液を投与したときと同様にマウスに喘息様の症状を誘導することができる[13]. しかしながら，プロテアーゼ活性を不活化したDerp1やDerf1では喘息用の症状を誘導できなくなる. このことはプロテアーゼ活性がアレルギー反応を引き起こしていることを意味しているが，それはプロテアーゼ活性に依存してIL-33の放出が誘導されるからである. IL-33は，通常は核内に存在してい

るが，外的刺激によって細胞のネクローシスが誘導されることにより細胞外に放出される. したがって，IL-33は危機シグナルともよばれており，生体に異常が起こったときに周りにそのことを伝える役割をもつ. このことからアレルギー性疾患の発症は，多量のIL-33が細胞外に放出されることで引き起こされるILC2の過剰な活性化に起因していることになる.

IL-33タンパク質は，不活性化の状態で発現し核内に局在しているが，プロテアーゼによって切断されることによって活性をもつ. プロテアーゼによってクロマチン結合ドメインを切り離されたIL-33$_{95-270}$やIL-33$_{109-270}$は，全長のIL-33$_{1-270}$より30倍以上もILC2を活性化することが確認されている[14]. クロマチン結合ドメインを切り離す酵素として，好中球由来のエラスターゼやカテプシン，肥満細胞由来のプロテアーゼが同定されているが，近年，アレルゲンとなるプロテアーゼが直接IL-33を切断することで活性型IL-33を生成することが証明され，プロテアーゼが細胞のネクローシスによってIL-33を細胞外に放出するだけでなく，IL-33自体を活性化することが明らかとなった[15]. 一方で，アポトーシスを起こした細胞では，カスパーゼによってIL-1様ドメインが切られることにより不活化されることで，IL-33は機能を失うことが示されている. つまり，IL-33はまわりの環境に応じて

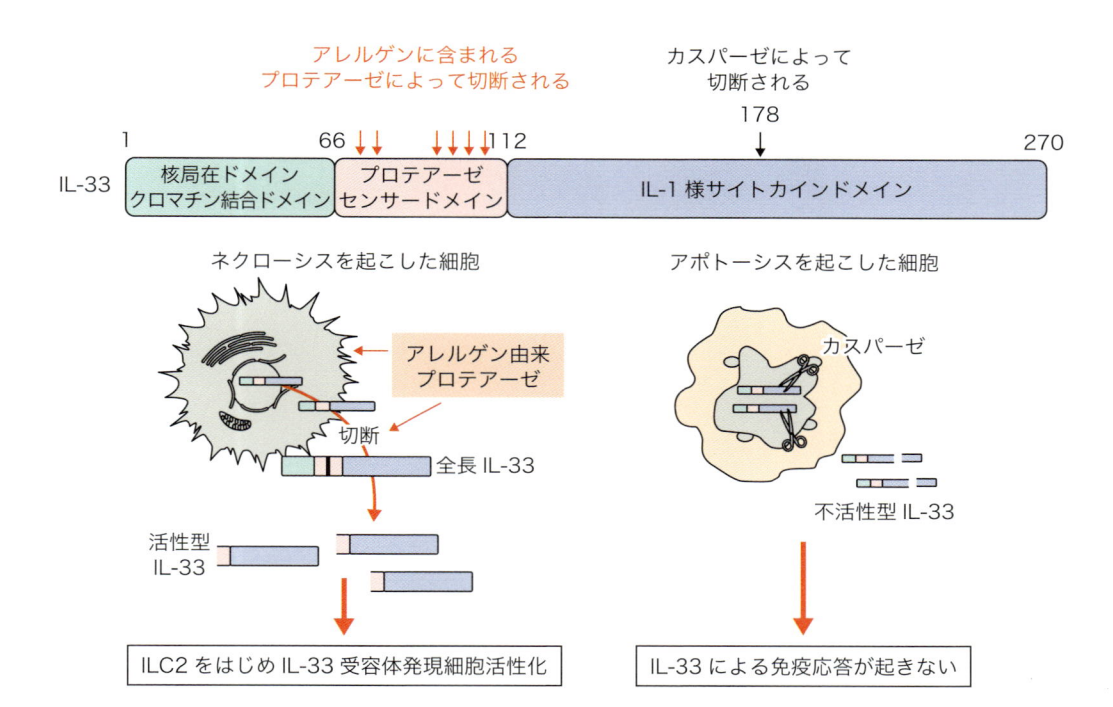

アレルゲンに含まれる
プロテアーゼによって切断される

カスパーゼによって
切断される
178

IL-33　核局在ドメイン　クロマチン結合ドメイン　プロテアーゼセンサードメイン　IL-1 様サイトカインドメイン

ネクローシスを起こした細胞

アレルゲン由来
プロテアーゼ

切断

全長 IL-33

活性型
IL-33

ILC2 をはじめ IL-33 受容体発現細胞活性化

アポトーシスを起こした細胞

カスパーゼ

不活性型 IL-33

IL-33 による免疫応答が起きない

図3　プロテアーゼによるIL-33 タンパク質の活性化
IL-33 はアレルゲン由来のプロテアーゼによりセンサードメインを切断されることにより活性型になり，一方で，アポトーシスによるカスパーゼによって切断されることにより不活化する．

自身の活性，さらにはILC2の機能も制御している（**図3**）．

3　ILC2 による抗原非特異的アレルギー反応

　アレルギー性疾患の原因となるダニ，カビ，花粉はT細胞が認識できる抗原が含まれており，T細胞を介した抗原特異的なアレルギー反応を引き起こす．これまでその機序こそが主な病態メカニズムであると考えられてきた．しかしながら，ILC2の発見により，抗原に特異的なアレルギー反応に加え，IL-33を介した抗原に非特異的なアレルギー反応が存在することが明らかとなった．また，ILC2の活性化が迅速に起こることからアレルギー性疾患の発症の起点となっていることが考えられている．近年，ILC2はTh2細胞分化を誘導することが示されたことから，ILC2は，アレルギー疾患の発症のみならず，増悪，慢性化にも寄与していることが考えられる[16]．このようなエビデンスが蓄積してきたことからも，アレルギー病態を理解するには，

ILC2による抗原に非特異的なアレルギー反応を加味しなければならない．

　アレルギー性疾患の原因は，ダニ，カビ，花粉にとどまらず，薬，寒冷，ストレス，大気汚染，運動，喫煙などが知られている．これらには特殊なケースを除きT細胞抗原が存在しないことから，T細胞以外の責任細胞の存在が考えられてきたが，いまだどの細胞がアレルギー反応を引き起こしているのか，そのメカニズムは不明な点が多く残されている．しかしながら，ILC2の存在を加味することで，これらの原因によって誘導されるアレルギー病態メカニズムを理解できる可能性が出てきた．ILC2は，IL-25やIL-33によって活性化するが，これまでの研究からこれらのサイトカインのみならず，IL-1β，IL-4，IL-9，TSLPなどさまざまなサイトカインによっても活性化が誘導されることがわかってきた．さらに，サイトカインのみならずシステイニルロイコトリエンやプロスタグランジンといった脂質，ニューロメディンU（NMU），カルシトニン遺伝子関連ペプチド（CGRP）や血管作動性腸管ペプチド（VIP）などといった神経ペプチド，性ホルモン

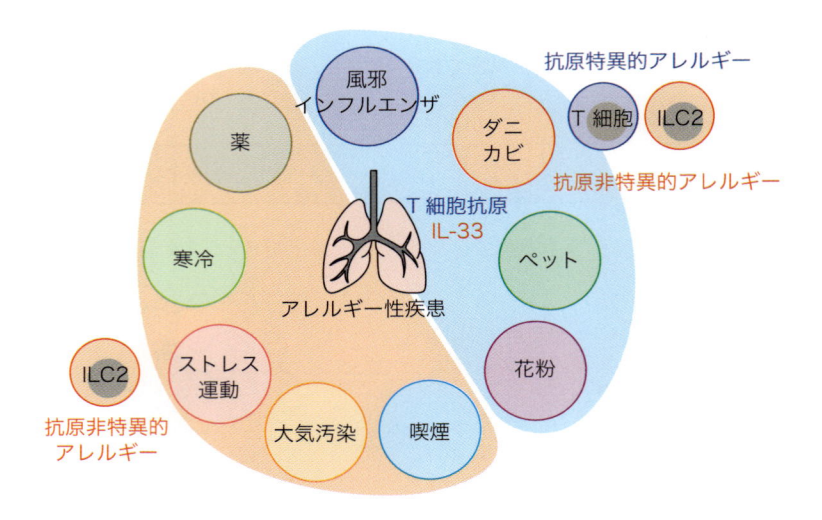

図4　さまざまな原因によるアレルギー性疾患とILC2
ILC2はカビ・ダニ・花粉などのT細胞抗原が存在するアレルギー因子によるアレルギー性疾患のみならず，T細胞抗原が存在しない薬やストレスなどによるアレルギー性疾患にも関与する可能性がある．

によっても活性化が制御されていることが明らかとなった[17]．このことは，ILC2は環境因子に応じて2型免疫応答を引き起こすことを意味している．

薬によるアレルギー疾患として，アスピリン喘息が知られているが，この病態の原因因子としてシステイニルロイコトリエン（CysLTs）が知られている．アスピリンや非ステロイド性抗炎症薬（NSAIDs）の服用によってプロスタグランジンの合成経路が阻害されることによりCysLTsの過剰生成が起こる．この病態にはT細胞抗原が関与しないことから，CysLTsに応答してアレルギー症状を引き起こすT細胞以外の免疫細胞の関与が考えられた．2013年に，ILC2がCysLTsの受容体であるcysltr1を発現することが見出され，CysLTsに応答して2型免疫応答を引き起こすことが明らかとなった[18]．このことからアスピリン喘息病態にILC2が深くかかわっていることが考えられている．また，大気汚染によって大気中に上昇するオゾンによって誘導される喘息病態にもILC2が関与することが明らかとなった．オゾンを吸引すると気道上皮細胞が損傷し，IL-33の放出が誘導され，ILC2を活性化することでアレルギー症状を誘発することから，大気汚染によって誘導される喘息病態にILC2が深くかかわっている[19]．さらに近年，神経ペプチドNMUによってILC2が活性化することが明らかとなった[20)～22)]．NMUはストレス

によっても誘導されることが知られていることから，ストレスによる喘息病態にNMU–ILC2の活性化経路が関与していることを示唆している．このように，これまで活性化に抗原を必要とするT細胞だけでは説明できなかったアレルギー病態が，ILC2の存在を加味することで理解されつつある（**図4**）．したがって，これまで無視されてきたILC2による抗原非特異的なアレルギー反応を踏まえ，アレルギー病態を再考することがアレルギー病態の理解さらには克服に必要不可欠であるといっても過言ではない．

おわりに

アレルギー疾患と一言でいってもその病態はさまざまな原因によって引き起こされ，病態メカニズムは複雑である．これまでアレルギー研究は，T細胞を中心に考えられてきたが，非アトピー型のアレルギー性疾患などT細胞では説明できなかった現象が存在することを知りながらそのまま残されてきたことからも，アレルギー病態を違う視点から見直す必要性が求められてきた．そのなかでILC2の発見により抗原に非特異的なアレルギー反応の存在が明らかとなり，これまでのアレルギーに対する固定概念を打ち砕かれることとなり，飛躍的にその病態の理解が進んだ．しかしながら，

T細胞によって引き起こされるアレルギー病態も存在することは紛れもない事実である．そのため，アレルギー性疾患には，T細胞による病態と，ILC2による病態の2つが存在するのではないかと考えられる．T細胞型，ILC2型とはっきり分かれるものなのか，それとも時期，状況に応じて，T細胞優位，ILC2優位のアレルギー反応が病態を形成しているのかは今後の解析が待たれるところである．

　これまでに難治性喘息の特徴であるステロイド抵抗性は，TSLPによるSTAT5の活性化によりILC2がステロイドに対する抵抗性を獲得することに起因することが示され，STAT5阻害剤による治療の可能性が提唱された[23]．また，IFNや制御性T細胞によるILC2の抑制機構が明らかとなり，ILC2を標的とした治療法の基盤となる研究が行われつつある[24]〜[26]．しかしながら，現状の治療標的はあくまでもT細胞を中心とした免疫応答であることから，ILC2を標的とする治療法の確立が急務となる．近年，アレルギー性疾患の治療において，IL-5，IL-13，IL-4/IL-13受容体などサイトカインやその受容体を標的とした生物学的製剤が登場し，その効果が期待されている．これらはTh2のみならずILC2をも標的としていることから，治療のストラテジーとして効果が十分に期待される．現在，臨床像の違いから分類されるフェノタイプに加え，遺伝子ならびに分子生物学的機序に基づいたエンドタイプによる分類に基づき治療方針を決める層別化医療が求められているが，アレルギー疾患をTh2細胞型，ILC2型あるいは混合型のタイプを診断することで層別化医療を実現できるのではないだろうか．

文献

1）Moro K, et al：Nature, 463：540-544, 2010
2）Neill DR, et al：Nature, 464：1367-1370, 2010
3）Price AE, et al：Proc Natl Acad Sci U S A, 107：11489-11494, 2010
4）Kiessling R, et al：Eur J Immunol, 5：112-117, 1975
5）Kiessling R, et al：Eur J Immunol, 5：117-121, 1975
6）Mebius RE, et al：Immunity, 7：493-504, 1997
7）Kim MY, et al：Blood, 109：1602-1610, 2007
8）Cupedo T, et al：Nat Immunol, 10：66-74, 2009
9）Sawa S, et al：Science, 330：665-669, 2010
10）Bernink JH, et al：Nat Immunol, 14：221-229, 2013
11）Halim TY, et al：Immunity, 36：451-463, 2012
12）Halim TY, et al：Immunity, 37：463-474, 2012
13）Kamijo S, et al：J Immunol, 190：4489-4499, 2013
14）Liew FY, et al：Nat Rev Immunol, 16：676-689, 2016
15）Cayrol C, et al：Nat Immunol, 19：375-385, 2018
16）Halim TY, et al：Immunity, 40：425-435, 2014
17）Kabata H, et al：Immunol Rev, 286：37-52, 2018
18）Doherty TA, et al：J Allergy Clin Immunol, 132：205-213, 2013
19）Yang Q, et al：J Allergy Clin Immunol, 137：571-578, 2016
20）Wallrapp A, et al：Nature, 549：351-356, 2017
21）Klose CSN, et al：Nature, 549：282-286, 2017
22）Cardoso V, et al：Nature, 549：277-281, 2017
23）Kabata H, et al：Nat Commun, 4：2675, 2013
24）Moro K, et al：Nat Immunol, 17：76-86, 2016
25）Duerr CU, et al：Nat Immunol, 17：65-75, 2016
26）Morita H, et al：Immunity, 43：175-186, 2015

＜筆頭著者プロフィール＞

本村泰隆：東京理科大学理工学部卒業．2010年に東京医科歯科大学生命情報科学教育部にて学位を取得（理学博士）．'13年まで東京理科大学生命科学研究科，総合研究機構においてポスドク研究員として在籍，その後，'13年から理化学研究所・特別研究員，'15年から理化学研究所・基礎科学特別研究員を経て，'18年から現職の大阪大学大学院医学系研究科感染症・免疫学講座生体防御学教室・准教授としてILC2を中心としたアレルギー病態を明らかにしようと研究を行っている．

Ⅱ．免疫細胞とサイトカインなど

6. 好塩基球によるユニークなアレルギー炎症調節機構

山西吉典，烏山　一

好塩基球は末梢血白血球の1％にも満たない顆粒球の一種である．その存在意義は長い間謎のままであったが，近年，研究ツールの飛躍的発展により好塩基球の生体内におけるユニークな役割が次々と明らかになった．興味深いことに，好塩基球はアレルギー炎症の誘発のみならず終焉にも重要であることが示され，現在，その詳細な分子メカニズムの解明が進んでいる．本稿では好塩基球によるアレルギー炎症調節機構の一端に触れることで，好塩基球の生体内での存在意義に迫りたい．

はじめに

　好塩基球は140年前ドイツのノーベル賞受賞者Paul Ehrlichにより「Basophile Granulozyten」の名ではじめて記載・同定された末梢血顆粒球の一種である[1]．ウサギでは例外的に好塩基球が多く存在するが，哺乳類一般においては末梢血白血球の1％未満しか存在しない．好塩基球は定常状態では末梢血中を循環しており，末梢組織に常在するマスト細胞とは局在部位が対照的である．一方，細胞質に塩基性顆粒を豊富に有する点で好塩基球とマスト細胞は形態学的特徴が類似している．また両者は高親和性IgE受容体（Fcε R I）を高発現している点でも大きな共通点をもち，機能的にもオーバーラップした特徴をもつ．各臓器・組織中のマスト細胞を合算すると総リンパ球に匹敵する数存在するともいわれており，このため生体内における絶対数が圧倒的に劣勢な好塩基球はその存在意義が疑問視され，過去には血中循環型のマスト細胞亜系と揶揄された不遇な経歴をもつ[2]~[4]．さらに有用な解析ツール（好塩基球細胞株，好塩基球欠損マウスなど）を元来欠いたことから，マスト細胞と比較し好塩基球の機能解明は遅々として進まず，生体内における好塩基球の存在意義は長らく謎のままであった．一方，魚類から哺乳類に至る脊椎動物全般において好塩基球は広く保存されており[5]，この生物学的事実は好塩基球が進化の過程で必須の役割を果たしてきたことを強く示唆している．また，古くからヒト病理組織標本でアレルギー炎症や寄生虫感染の病変局所に好塩基球の集積が観察されており，これら疾患と好塩基球の因果関係が示唆

[略語]
BSA：bovine serum albumin
IgE-CAI：IgE-mediated chronic allergic inflammation
mMCP：mouse mast cell protease
OVA：ovalbumin
TNP：2,4,6-trinitrophenol

Basophils play a unique role in the pathogenesis of allergic inflammation
Yoshinori Yamanishi/Hajime Karasuyama：Department of Immune Regulation, Graduate School of Medical and Dental Sciences, Tokyo Medical and Dental University (TMDU) （東京医科歯科大学大学院医歯学総合研究科免疫アレルギー学分野）

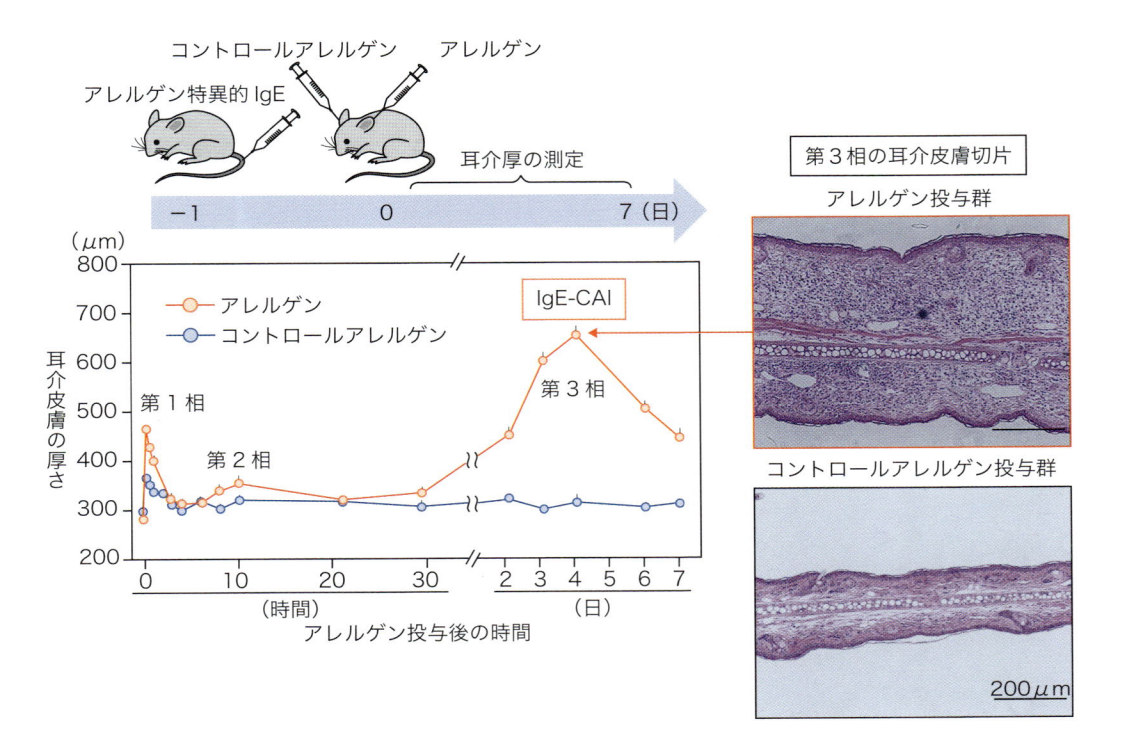

図1　IgE依存的慢性アレルギー炎症（IgE-CAI）

アレルゲン特異的IgEで受動感作したマウスの耳介にアレルゲンを皮内投与すると，第1相（30分以内），第2相（6〜10時間）に続き，強い第3相の耳介腫脹（IgE-CAI）が出現する．第3相の耳介皮膚病変では高度の好酸球細胞浸潤が観察される．文献11より引用．

されてきた．そのようななか1990年代，好塩基球はFcεRⅠの架橋刺激によって即座に大量のTh2型サイトカインIL-4を産生することが報告され[6][7]，Th2型免疫応答（アレルギー炎症，寄生虫感染防御など）に深く関与する存在として注目されるようになった．さらに近年，好塩基球解析ツールが次々と開発され，これらを契機にこれまで見逃されてきた生体内における好塩基球の重要な役割が一気に明らかとなり，現在では好塩基球はマスト細胞とは一線を画す機能細胞として認識されるようになった[8][9]．本稿では特に，最近明らかになった好塩基球のアレルギー炎症における誘導的・抑制的役割とその分子機構に焦点を当て，最近の知見を概説したい．

1 IgE 依存的慢性アレルギー炎症（IgE-mediated chronic allergic inflammation：IgE-CAI）

IgE-CAIはアレルゲン特異的IgEを静脈内投与し，翌日，アレルゲンを耳介に皮内投与することで誘導可能なマウス皮膚アレルギー炎症モデルである[10]．マウスにアレルゲンを投与すると，まず24時間以内に2相性の即時型耳介腫脹（30分以内に起こる第1相と6〜10時間後に起こる第2相）が生じる．その後さらに観察を続けると，アレルゲン投与後3〜4日目をピークとする高度の遅発型耳介腫脹（第3相）が出現する．第3相における皮膚病理組織は高度の好酸球浸潤像を呈し，この遅発型反応の誘導にはアレルゲン特異的IgEによる受動感作が必須なことから，これをIgE-CAIと命名した（**図1**）[10][11]．各種マウスを用いた実験から，興味深いことに即時型耳介腫脹（第1相，第2相）が

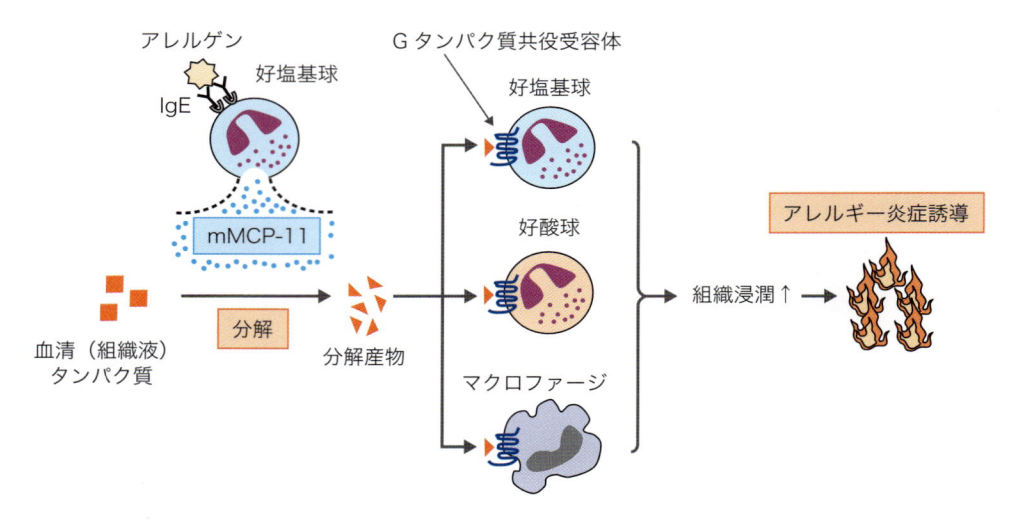

図2　好塩基球プロテアーゼmMCP-11によるアレルギー炎症の誘導
活性化好塩基球より放出されたmMCP-11は何らかの血清（組織液）タンパク質を分解し，その分解産物が好塩基球，好酸球，マクロファージ上のGタンパク質共役受容体に作用する．その結果，これら白血球の遊走活性が高まり組織への浸潤が促進されることでアレルギー炎症が誘導される．文献23より引用．

マスト細胞に依存するのに対し，IgE-CAI（第3相）はマスト細胞，T細胞のいずれにも依存しないことが判明した．このことから，IgE-CAIがアレルギー炎症誘導の主役とされる教科書的細胞（マスト細胞，T細胞）とは異なる，第3の細胞が大きく関与するアレルギー炎症であることがわかった．IgE-CAIの皮膚病変部位を解析すると，好塩基球の浸潤を認めたが浸潤細胞中のわずか1〜2%を占めるに過ぎなかった．しかしながら特筆すべきことに，好塩基球除去抗体（抗CD200R3抗体）あるいは誘導型好塩基球欠損マウス（$Mcpt8^{DTR}$マウス※）を用いてあらかじめマウスを好塩基球欠損状態にするとIgE-CAIは全く誘導されなくなった[12] [13]．したがって極少集団である好塩基球がIgE-CAIの原因細胞であることが判明した．好塩基球がいったいどのようにしてIgE-CAIを誘導するのか，

その分子メカニズムはこれまでほとんどわかっていなかったが，最近，好塩基球特有のプロテアーゼmMCP-11（mouse mast cell protease-11）が炎症性細胞浸潤を促進することで，IgE-CAIの誘導に大きくかかわることが明らかとなった（図2）[14]．また近年の研究で，好塩基球はIgE-CAIの誘導のみならず，IL-4を産生して炎症抑制型M2マクロファージの分化を誘導することで，いったん惹起されたIgE-CAIを終焉に導くことも可能であることが明らかとなった（図3）[13]．

2 好塩基球プロテアーゼmMCP-11によるIgE-CAIの誘導

好塩基球とマスト細胞はヒスタミンなどのケミカルメディエーターの他，各種プロテアーゼを塩基性顆粒内に貯蔵している．そして，IgEとアレルゲンの刺激によって脱顆粒するとこれらを細胞外に放出して炎症を誘導する．このようなプロテアーゼとして，近年，マウスにおいてmMCP（mouse mast cell protease）と総称されるセリンプロテアーゼファミリーがクローニングされた．mMCPファミリーは11種類のメンバーで構成され，それらは6つのキマーゼ群（mMCP-1，

> ### ※ $Mcpt8^{DTR}$マウス
> 好塩基球特異的$Mcpt8$遺伝子座にジフテリア毒素受容体（DTR）遺伝子を挿入した遺伝子改変マウスである．このマウスでは，好塩基球のみがジフテリア毒素受容体を発現するため，ジフテリア毒素を投与することで好塩基球を生体内から特異的に除去できる．一方，マウスは内因性のジフテリア毒素受容体を発現しないので，他の細胞は影響を受けない．したがってこのマウスでは，任意のタイミングで好塩基球欠損状態をつくり出すことが可能である．

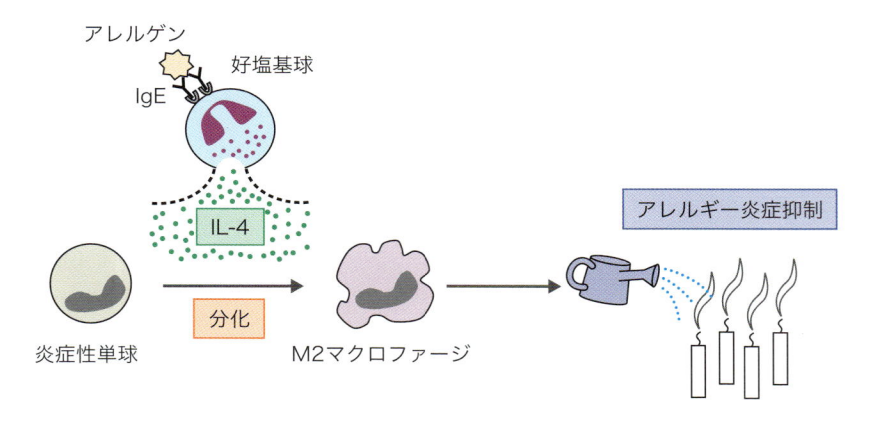

図3　好塩基球由来IL-4によるアレルギー炎症の抑制
活性化好塩基球より放出されたIL-4は炎症性単球のM2マクロファージへの分化を誘導し，M2マクロファージによってアレルギー炎症が抑制される．文献23より引用．

-2，-4，-5，-9，-10），4つのトリプターゼ群（mMCP-6, -7, -11, mTMT)[15)～17)]，グランザイムB様の構造をもつmMCP-8[18) 19)]に区別される．そのなかでmMCP-11は，最も近年同定されたプロテアーゼの1つである[20)]．当初，mMCPはマスト細胞株からクローニングされた経緯からその名が付けられたが，興味深いことに当研究グループは，その名称とは対照的にmMCP-11がマスト細胞よりむしろ好塩基球に強く発現していることを見出した[21)]．また，組換えmMCP-11タンパク質のマウス耳介への皮内投与により皮膚腫脹が惹起されることから，mMCP-11は皮膚炎症の誘導に寄与する可能性が示唆された[22)]．好塩基球における強い発現とその炎症誘導能から，mMCP-11が好塩基球関連皮膚アレルギー炎症において何らかの重要な役割を果たすプロテアーゼである可能性が示唆されたため，mMCP-11欠損マウスを独自に作製し，IgE-CAIに焦点を当てた解析を試みた[14)]．

　定常状態でのmMCP-11欠損マウスにおける好塩基球の絶対数は野生型マウスと同等であり，mMCP-11は好塩基球自体の分化・増殖には影響しない分子であると考えられた．また，骨髄由来好塩基球を作製しIgEとアレルゲンで刺激したところ，サイトカイン産生と脱顆粒の能力はmMCP-11欠損マウスと野生型マウスで同程度であった．特筆すべきことに，mMCP-11欠損マウスにIgE-CAIを誘導すると，遅発型耳介腫脹（第3相）が野生型マウスの半分程度にまで減弱した．

また，IgE-CAIの皮膚病変部位における炎症性細胞浸潤を解析した結果，好塩基球や好酸球，好中球，単球・マクロファージの浸潤数がmMCP-11欠損マウスで激減しており，好塩基球由来のmMCP-11はIgE-CAIの炎症性細胞浸潤を促進する分子であることが示された．*in vitro*において細胞遊走実験を行ったところ，mMCP-11の好塩基球，好酸球，マクロファージに対する遊走活性が見出された．さらに解析を進めた結果，その分子機構としてmMCP-11が何らかの血清（組織液）タンパク質を分解して，その分解産物が標的細胞のGタンパク質共役受容体に作用し細胞遊走が引き起こされることが明らかとなった．以上の結果から，好塩基球がmMCP-11を用いて炎症性細胞を炎症局所に浸潤させることでIgE-CAIを誘導するという，好塩基球によるユニークなアレルギー炎症誘導メカニズムが明らかとなった（**図2**）[14) 23)]．興味深いことに，mMCP-11は好塩基球自身に対する遊走活性をもつ．このことは局所において好塩基球がmMCP-11を駆使して新しい好塩基球を次々におびき寄せるという一種の炎症増幅サイクルが存在することを示しており，「なぜ，少ない好塩基球が絶大なアレルギー炎症を引き起こせるのか？」という命題を考えるうえで示唆的な知見といえる．

❸ M2マクロファージの分化誘導を介した好塩基球由来IL-4によるIgE-CAIの抑制

血中を循環する単球は末梢組織に浸潤してマクロファージへと分化する．そしてマクロファージにはM1（炎症惹起型），M2（炎症抑制型）という2つの分化活性型タイプが存在し[24]，M2マクロファージの分化にはIL-4などのTh2型サイトカインの作用が重要であることが知られている[25]．当研究グループはIgE-CAIの皮膚病変を解析したところ，おもしろいことにM2マクロファージが多数存在していることを見出した．さらに詳しく調べた結果，皮膚病変におけるM2マクロファージは皮膚に浸潤する炎症性単球が分化したもので，この分化には好塩基球の産生するIL-4が重要であることを突き止めた[13]．炎症性単球は一般的に炎症を悪化させる細胞と認識されているが，末梢組織への単球浸潤能が欠如するCCR2欠損マウスを用いてIgE-CAIを誘導すると，野生型マウスと比較し皮膚病変への炎症性単球の浸潤が激減する一方，予想に反して皮膚腫脹が増悪した．このとき，CCR2欠損マウスに野生型マウス由来の単球を移入すると皮膚への炎症性単球の浸潤が可能となり，この炎症性単球はM2マクロファージに分化して過剰な皮膚腫脹が緩和された．一方，IL-4受容体欠損マウス由来の単球をCCR2欠損マウスに移入した場合には，炎症性単球が皮膚病変に浸潤するもののM2マクロファージへの分化は観察されず，かつ，皮膚腫脹の緩和も認めなかった．一方，IgE-CAI皮膚病変における各種細胞をソーティングにより選別し，IL-4の発現レベルを比較したところ，好塩基球が皮膚病変におけるほぼ唯一のIL-4産生源であることが判明した．以上の結果から，好塩基球由来のIL-4が皮膚組織に浸潤した炎症性単球を炎症抑制型M2マクロファージに変換してアレルギー炎症を終焉させるユニークなメカニズムが明らかとなった（図3)[13]．すなわち，好塩基球はIgE-CAIを序盤で誘発するだけではなく，中盤からはIL-4を駆使しM2マクロファージを分化誘導することでネガティブフィードバック的にIgE-CAIを抑制する働きをもつ，まさにアレルギーの火付けと火消しの二面的機能を兼ね備えた細胞なのである[26]．

❹ IgE-CAIの誘導にはアレルゲンの凝集体形成が重要である

IgE-CAIは通常，ハプテン2,4,6-trinitrophenol（TNP）に対する特異的IgE（anti-TNP IgE）で受動感作したマウスの耳介に，キャリアタンパク質である卵白アルブミン（OVA）にTNPを複数付加したアレルゲン（TNP-OVA）を皮内投与することによって惹起される[10]．アレルゲン中のIgE結合部位（エピトープ）はTNPであるため，当初IgE-CAIの誘導にはキャリアタンパク質の種類や性質は影響しないことが考えられた．しかしながら興味深いことに，キャリアタンパク質にOVAの代わりにウシ血清アルブミン（BSA）を用いたアレルゲン（TNP-BSA）でIgE-CAIの誘導を試みると，皮膚腫脹や炎症性細胞浸潤などのIgE-CAI反応が著しく減弱することが見出された（図4A，B)[27]．そこで，キャリアタンパク質のどのような性質・性状がIgE-CAIの誘導に重要なのかを検証した．anti-TNP IgEで感作した骨髄由来好塩基球をTNP-OVAあるいはTNP-BSAで刺激し，脱顆粒とサイトカイン産生の程度を定量したところアレルゲンの違いによる差を認めず，両アレルゲンの*in vitro*における好塩基球活性化能は同程度であった．興味深いことに，native-PAGEによりTNP-OVAとTNP-BSAの分子サイズを比較したところ，IgE-CAIを惹起可能なTNP-OVAにのみ，ゲル最上部に停滞する巨大な凝集体が存在することが見出された（図4C）．キャリアタンパク質の凝集体形成がIgE-CAIの惹起に重要である可能性が考えられたため，熱処理によって凝集体を人為的に形成させる操作をTNP-BSAに施し，これをアレルゲンとして用いてIgE-CAIの惹起を試みた．その結果，重要なことに，凝集体形成の程度に依存してIgE-CAIが顕著に惹起されるようになった．さらに，TNPを付加した他のキャリアタンパク質として，ウシサイログロブリン（TNP-BTG），ウシガンマグロブリン（TNP-BGG），ヒト血清アルブミン（TNP-HSA）をアレルゲンとして用いてIgE-CAIの惹起を試みたところ，凝集体の存在するTNP-BTG，TNP-BGGでIgE-CAIが顕著に惹起され，凝集体をもたないTNP-HSAではほとんど惹起できなかった．加えて，TNP-OVAから凝集体成分を除去してIgE-CAIを誘導したところ，IgE-CAI反応

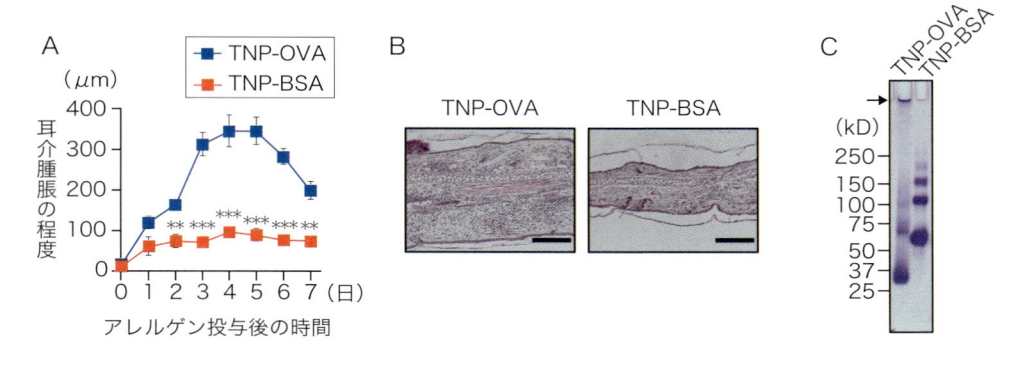

図4　アレルゲンの凝集体形成はIgE-CAIの誘導に重要である

anti-TNP IgEで受動感作したマウスにアレルゲンとしてTNP-OVAあるいはTNP-BSAを用いてIgE-CAIを誘導した．TNP-BSAを用いた場合ではIgE-CAIの程度が著しく弱い．**A）**耳介皮膚腫脹を経時的に測定した．**B）**アレルゲン投与後3日目における耳介組織のHE染色像．スケールバー：200 μm．**C）**TNP-OVAとTNP-BSAをnative-PAGE法で泳動し，泳動後のゲルをクマシーブルー染色した．矢印はゲル最上部に留まる凝集体を示す．文献27より引用．

が顕著に減弱した．以上のことから，アレルゲンにおけるキャリアタンパク質の凝集体形成がIgE-CAIの惹起に重要であることが強く示唆された[27]．アレルギー反応は感作相と惹起相の2相に大別される．一般に生体内における物質のアレルゲン性は，感作相におけるアレルゲン特異的IgEの誘導産生能に規定されると考えられている[28][29]．したがって，感作相においていったんアレルゲン特異的IgEが産生された後の惹起相では，アレルゲンの種類・性状の如何によらず，アレルゲンによってアレルギー反応は同等に引き起こされることが予想される．本研究ではこの定説が常には当てはまらないこと，すなわち，惹起相においてもアレルゲンの種類・性状の違い，特に凝集体の有無が好塩基球特異的アレルギー炎症IgE-CAIの誘導に大きく影響することをはじめて明らかにした．

おわりに

近年，好塩基球解析ツールの飛躍的発展によって，好塩基球がアレルギー炎症の誘導と抑制において重要な役割を果たしていることが明らかとなった．また，その分子メカニズムについても精力的に研究が進められ，その詳細が明らかになりつつある．生体内において好塩基球がマスト細胞とは異なる病態生理的機能をもつユニークかつ重要な細胞であることが判明したが，現時点においてはマウスを利用した解析が主体となっている．したがってマウス疾患モデルの解析で得られた知見がいかにヒト疾患に反映されるかを見極めることが今後の課題になるだろう．ヒトとマウスにおける好塩基球の研究が今まで以上に発展・結実しアレルギー疾患克服の一助となることを期待して，本稿を結びたい．

文献

1）Crivellato E, et al：Br J Haematol, 123：19–21, 2003
2）Galli SJ：Curr Opin Hematol, 7：32–39, 2000
3）Stone KD, et al：J Allergy Clin Immunol, 125：S73–S80, 2010
4）Falcone FH, et al：Blood, 96：4028–4038, 2000
5）Voehringer D：Nat Rev Immunol, 13：362–375, 2013
6）Piccinni MP, et al：Proc Natl Acad Sci U S A, 88：8656–8660, 1991
7）Seder RA, et al：Proc Natl Acad Sci U S A, 88：2835–2839, 1991
8）Karasuyama H, et al：Annu Rev Immunol, 29：45–69, 2011
9）Karasuyama H, et al：J Allergy Clin Immunol, 142：370–380, 2018
10）Mukai K, et al：Immunity, 23：191–202, 2005
11）Sato E, et al：J Allergy Clin Immunol, 111：143–148, 2003
12）Obata K, et al：Blood, 110：913–920, 2007
13）Egawa M, et al：Immunity, 38：570–580, 2013
14）Iki M, et al：Blood, 128：2909–2918, 2016
15）Caughey GH：Immunol Rev, 217：141–154, 2007
16）Miller HR & Pemberton AD：Immunology, 105：375–

390, 2002

17) Hunt JE, et al：J Biol Chem, 272：29158–29166, 1997

18) Poorafshar M, et al：Eur J Immunol, 30：2660–2668, 2000

19) Tsutsui H, et al：J Biol Chem, 292：1061–1067, 2017

20) Wong GW, et al：J Biol Chem, 279：2438–2452, 2004

21) Ugajin T, et al：J Leukoc Biol, 86：1417–1425, 2009

22) Yamagishi H, et al：Biochem Biophys Res Commun, 415：709–713, 2011

23) Yamanishi Y, et al：Immunol Rev, 278：237–245, 2017

24) Gordon S：Nat Rev Immunol, 3：23–35, 2003

25) Van Dyken SJ & Locksley RM：Annu Rev Immunol, 31：317–343, 2013

26) Yamanishi Y & Karasuyama H：Semin Immunopathol, 38：615–622, 2016

27) Nagao T, et al：Int Immunol, 31：41–49, 2019

28) Kimber I, et al：Environ Health Perspect, 111：227–231, 2003

29) Kimber I, et al：Toxicol Lett, 140–141：297–302, 2003

＜筆頭著者プロフィール＞
山西吉典：2001年東北大学医学部卒業．仙台市立病院にて内科研修の後，内科レジデントとして勤務．'08年東京大学大学院医学系研究科博士課程修了（北村俊雄教授）．日本学術振興会特別研究員および海外特別研究員（米国ワシントン大学留学）を経て，'14年より東京医科歯科大学大学院医歯学総合研究科免疫アレルギー学分野（烏山一教授）講師，'17年同准教授．マイナー集団である好塩基球が生体内で果たす重要な役割と，その意外性に興味をもち，基礎研究で得られた新知見を臨床に結びつけたいと考えている．

Ⅱ. 免疫細胞とサイトカインなど

7. 好酸球性炎症とアレルギー
—プログラム細胞死とシャルコー・ライデン結晶の形成の関連

植木重治，宮部　結，廣川　誠

アレルギーは免疫の過剰反応であり，多くの場合「好酸球性炎症」を伴う．その本態は生体にとって望まれない好酸球の集積に加え，過剰な細胞活性化と傷害性の強い顆粒タンパク質の放出にある．このような局所において，好酸球は細胞外トラップや顆粒を放出する能動的な細胞死をきたすことで，炎症増幅や粘液のクリアランス障害，シャルコー・ライデン結晶の形成などに関与していることがわかってきた．アレルギー性炎症の病態を理解するうえで，好酸球の運命決定機構を理解することが重要であり，将来的に難治病態に対する新規治療にもつながると考えられる．

はじめに：好酸球をとりまく視点

好酸球（eoninophil：エオシン好性細胞）の名前は，酸性エオシンで顆粒が赤く染色されることに由来している．1879年に簡便で再現性のよい染色法を確立したエールリッヒによってはじめて記載され，これが学問的な好酸球研究の出発点になっている[1].

多くのアレルギー疾患の炎症部位で，他の細胞に比べて好酸球は著しく局所に集積する．1970年頃まで，好酸球はヒスタミンなどの中和酵素を含有し，Ⅰ型ア

[略語]
CLC：Charcot–Leyden crystal
EETosis：eosinophil extracellular trap cell death
ETosis：extracellular trap cell death
ETs：extracellular traps
NETs：neutrophil extracellular traps

レルギー反応の遅発相で増加することから，アレルギー性炎症を抑制する火消し役と考えられていた．その後，好酸球を特徴づける顆粒タンパク質の強力な細胞障害作用が明らかとなり，むしろ好酸球は炎症反応を促進・惹起する火つけ役として注目された．好酸球は寄生虫感染やアレルギー疾患といったTh2タイプの免疫反応における「エフェクター細胞」として認知されるようになり，顆粒タンパク質や活性酸素を産生し，慢性炎症やリモデリング形成において主要な役割を担っている．

ただし，かつて「火消し役」論が主流だったように，好酸球は単なる炎症細胞というわけではない．定常状態でも好酸球は血中の100倍ほどが皮膚，肺，腸管などの組織に存在するとされ，その生理的な役割は十分わかっていない．2000年に喘息における好酸球の役割を疑問視する臨床研究が発表され議論を引き起こした

Eosinophilic inflammation and allergy—The relationship between Charcot–Leyden crystal formation and programed cell death
Shigeharu Ueki/Yui Miyabe/Makoto Hirokawa：Department of General Internal Medicine and Clinical Laboratory Medicine, Akita University Graduate School of Medicine（秋田大学大学院医学系研究科総合診療・検査診断学講座）

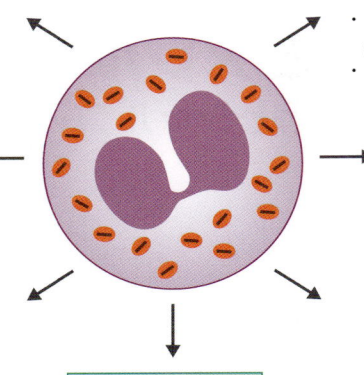

自然免疫・生体防御

・寄生虫の感染防御
・抗ウイルス活性（RNase 活性）
・Toll 様受容体の発現
・真菌成分による活性化
・DNA・ヒストンによる抗微生物活性

組織障害

・活性酸素群の産生
・顆粒タンパク質（MBP，ECP，EDN，EPO）の放出
・グランザイムなどによる抗腫瘍活性
・組織因子の産生や血小板との結合
・alarmins の産生

炎症反応の促進

・好中球・マスト細胞・好塩基球・マクロファージ・血小板など他の炎症細胞の活性化
・オートクラインな好酸球の活性化
・システイニルロイコトリエンなどの炎症性メディエーターの産生
・シャルコー・ライデン結晶の形成

脂質糖代謝・栄養関連

・脂肪組織におけるエネルギー代謝を調節
・インスリン感受性の調節
・レチノイドや PPAR リガンドによる機能発現
・アディポサイトカイン・脂肪酸受容体による機能発現

免疫調節

・抗原提示能
・リンパ球の分化制御
・M1/M2 マクロファージ分化調節
・形質細胞の維持
・樹状細胞の機能調節

炎症反応の沈静化

・アリルサルファターゼやヒスタミナーゼの含有
・IL-10, TGF-β, プロスタグランジン E2 産生
・炎症収束性メディエーターの生成

組織再構築

・上皮細胞・内皮細胞・平滑筋細胞・線維芽細胞・神経細胞・筋細胞などの増殖や活性化
・乳腺や子宮の修復

図1　好酸球の作用を理解するための視点
これまでに報告されている好酸球の機能や役割の概要を示す．

が[2]，以来，多面的な役割を発揮する免疫細胞という理解がなされるようになった[3]．近年の研究成果は，サイトカイン・増殖因子，脂質メディエーターの産生細胞として，他の細胞をコントロールしていることを裏付けている．いずれにせよ，より広い視点から見れば好酸球は生体の恒常性維持に寄与しているということで，「役割」とは，どのようなコンテクスト（文脈）で語られているのかが決め手になることを忘れてはならない．好酸球機能を理解するための主な視点を**図1**に示す．

1 好酸球の組織集積

　骨髄における好酸球の分化は，IL-5，IL-3，GM-CSF といったサイトカインによって誘導され，成熟すると血管内へ移行する．流血中の好酸球の半減期は，定常状態で1日ほどだが，活動性の炎症があると1時間ほどで組織に集積する．IL-5 は，好酸球にかなり選択的な作用を有するサイトカインで，IL-5 トラン

スジェニックマウスは著明な好酸球増多を呈し，ヒトでも IL-5 産生過剰状態によって好酸球増多症候群を呈する．分化だけでなく生存延長作用を有するほか，低濃度でもプライミング（刺激に対する反応性や細胞機能を亢進させる）作用により，好酸球の接着や脱顆粒などさまざまな機能を正に調節している．IL-5 の主要な産生細胞として，抗原提示を必要とする獲得免疫系では Th2 リンパ球，上皮障害などで発動する自然免疫機構においては type 2 innate lymphoid cell（ILC2）とよばれるリンパ球様細胞が重要である（第1章-II-5参照）．現在，IL-5 をターゲットとした分子標的治療が開発され，難治性喘息や好酸球性多発血管炎性肉芽腫症の治療に利用されており，著明に末梢血好酸球を減少させ，発作頻度の抑制や経口ステロイド減量効果を有している（第2章-I-4参照）．

　好酸球の組織遊走過程では，血管内皮へのインテグリンを介した接着，細胞間隙の通過，組織への遊走反応が連動して起こる（**図2**）．好酸球の遊走には，細胞表面受容体のケモカイン受容体 CCR3 が重要であり，

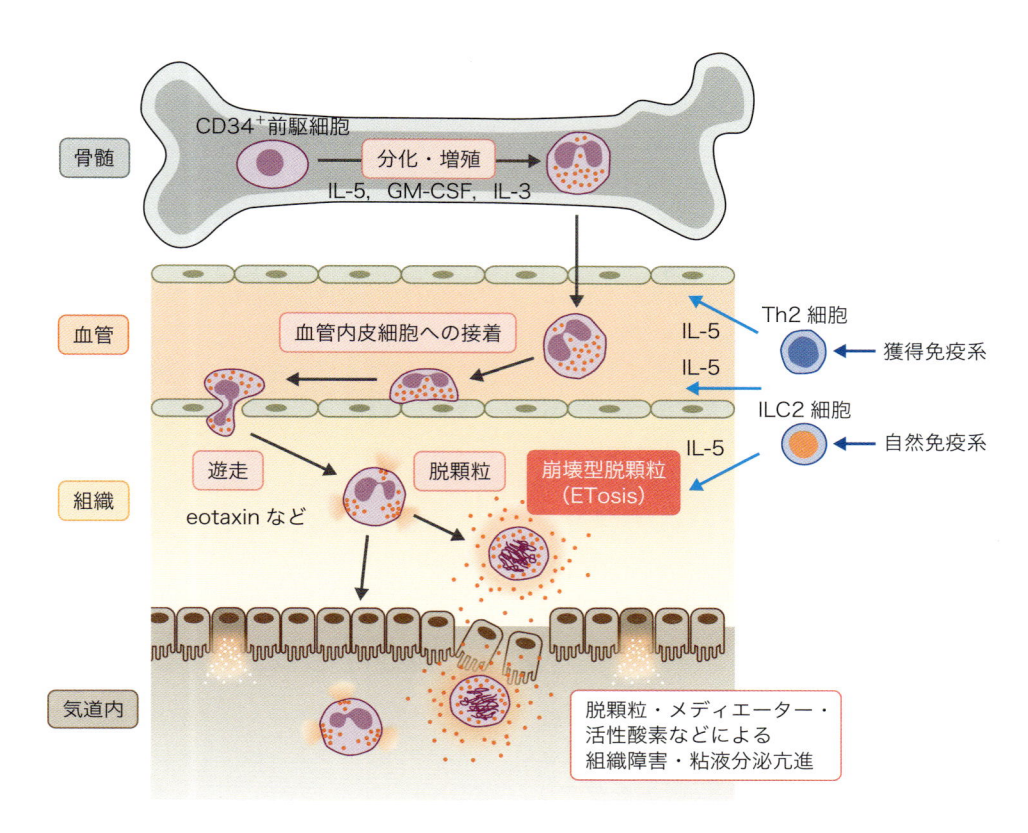

図2　好酸球の組織集積と活性化
　好酸球は骨髄で産生され，血中から組織に移行する．局所に集積して活性化すると活性酸素の産生や脱顆粒によって炎症を惹起する．

選択的な好酸球集積に寄与している．CCR3のリガンドとして，eotaxin-1（CCL11）やRANTES（CCL5）が知られているが，IL-13に誘導されるeotaxin-3（CCL26）の重要性が明らかになってきている[4]．その他，種々の脂質メディエーターも遊走活性を有するが，なかでもプロスタグランジンD2は好酸球に強い遊走活性を示す．その受容体であるCRTH2は，好酸球やTh2リンパ球，好塩基球，ILC2などアレルギーに関連する細胞に選択的に発現することから，治療ターゲットとしても注目されている．基本的に組織の好酸球は流血中から供給されるが，近年，組織に常在するフェノタイプの好酸球の存在を示す報告や[5]，一部は組織で分化しているという研究結果もある．

２ 好酸球の活性化と脱顆粒

　好酸球は好中球と比較すると貪食能が弱く，エフェクター細胞としての機能のなかで最も重要なのが顆粒内容の放出（脱顆粒）である．成熟した好酸球は200個ほど，脂質二重膜で覆われた直径約0.7〜1μmの顆粒を有している[6]．顆粒は強い細胞障害性をもつ4種類の特異的なタンパク質（※1参照）を有しており，カチオン性・塩基性をもち好酸球の染色性を決定している．この他にも顆粒には，数十種類ともいわれるサ

> **※1　好酸球顆粒タンパク質**
> MBP（major basic protein）は顆粒の中心部に局在し，多くのアルギニン残基によって強い塩基性を有する．細胞膜の透過性を亢進させることで細胞を障害するほか，血小板やマスト細胞の活性化にも作用する．eosinophil peroxidase（EPO/EPX）はhaloperoxidaseであり，ハロゲン化物（塩化物や臭化物など）をH_2O_2と共働して酸化し，次亜塩素酸などを産生することで細菌や寄生虫の殺傷に寄与する．ECP（eosinophil cationic protein），EDN（eosinophil-derived neurotoxin）はRNase活性と細胞障害性を有しウイルスなどに対する生体防御に寄与するほか，EDNはalarminとしても働く．

イトカインや酵素が貯蔵されている．

よく知られた脱顆粒誘導因子として，高濃度のIL-5，血小板活性化因子（PAF）や補体成分（C5aなど），固相化された免疫グロブリン（IgA，IgG）などがある．脱顆粒反応は接着分子（特にβ２インテグリン）に大きく依存している．流血中では脱顆粒がほとんど起こらないが，これはトリガーとなる因子の濃度が組織より低いことだけでなく，足場となるインテグリンとの結合がないことも重要と考えられる．

他の有核細胞と同様に，好酸球は新たなタンパク質合成と小胞体-ゴルジ体を介した分泌経路も有している．しかし，組織好酸球の寿命は短く（長くて１週間程度），迅速に組織に移動できることから，あらかじめ準備されているタンパク質を放出する方が効率的である．好酸球が顆粒タンパク質を放出するしくみは詳細に検討されており，削り取り脱顆粒（piecemeal degranulation），エクソサイトーシス（exocytosis），細胞崩壊（cytolysis）に分類される[7]．削り取り脱顆粒では，顆粒に融合する小胞に選択的にタンパク質を取り込んで，細胞膜まで輸送している．これは免疫調節細胞としての好酸球を説明するうえで重要な機構と考えられる．エクソサイトーシスは開口分泌ともよばれ，個々の顆粒が細胞膜と融合することで顆粒内容物が非選択的に放出される．エクソサイトーシスは，より活性化された状態と考えられているが，生体内で観察されることは稀である．細胞崩壊は，崩壊型脱顆粒（lytic degranulation）などともよばれ，文字通り細胞死の結果として起こる脱顆粒である（後述）．

③ 炎症部位における好酸球の崩壊型脱顆粒

成熟した好酸球はそれ以上分裂・増殖することはなく，ターンオーバーからみても消費される性格の細胞といえる．組織に移行しない好酸球は網内系で処理されるが，組織の好酸球は粘膜から気道や消化管内腔に遊出するか，組織で一生を終える．しかし，病理学的にアレルギーや寄生虫感染の炎症組織でアポトーシスをきたす好酸球は稀で，マクロファージに貪食された形跡もあまり認められない．一方で，崩壊をきたして細胞外に顆粒そのものが遊離した好酸球像は，古くは

1800年代からくり返し観察されてきた[8]．

好酸球の崩壊型脱顆粒の本態は長年の謎だったが，近年の研究から単なるネクローシスではなく，過剰な活性化によって起こるプログラム細胞死であることが明らかになってきた．好中球で報告されている細胞外トラップ死（NETosis[※2]）とほぼ同様の事象であり，迅速に核膜・細胞膜が崩壊して線維状のクロマチン（細胞外トラップ）が放出されることから，好酸球ではEETosisとよんでいる[10]．EETosisの過程では，顆粒の崩壊がほとんど起こらないため，顆粒はそのままの形態と内容を保って細胞外に放出される．興味深いことに，少なくとも一部の顆粒は，細胞外での二次刺激でも顆粒内容が放出され，クラスター爆弾のように働きうる[11]．

④ 細胞外トラップとアレルギーの病態

EETosisにおける最大の特徴はその最終的な形態にあり，アポトーシスと異なり全長２メートルといわれるDNAが断片化されずネット状に放出される．EETosisを起こした細胞はfind-meシグナルをほとんど出さずに迅速に崩壊するため，顆粒や細胞外トラップは貪食から逃れて組織に残存する．細胞外に放出されたヒストンやDNAは免疫を賦活化し，組織障害，凝固反応の促進など多彩な活性を有する．細胞外トラップは抗微生物活性を有し，本来の役割は病原体に付着して，その拡散や移動を防ぐための自然免疫機構である．

しかし，好酸球が望まれない部位で過剰なEETosisをきたすことは種々のアレルギー疾患の病態に関与している[12]．例えば好酸球性副鼻腔炎や好酸球性中耳炎

※2　NETs/NETosis

好中球は菌体成分などによって活性化されると，核膜・細胞膜が崩壊して網目状のクロマチン線維を放出する．これはneutrophil extracellular traps（NETs，好中球細胞外トラップ）とよばれ，その粘性によって周囲の病原体を捕捉するだけでなく，NETsの構成成分である顆粒タンパク質やヒストンなどによって殺菌にも働く自然免疫機構である．アポトーシスやネクローシスと異なるプログラム細胞死としてNETosis（neutrophil extracellular trap cell death）という用語が用いられる．同様の細胞外トラップを形成する細胞死は他の免疫細胞にも認められることから，総称してETosis（extracellular trap cell death）とよぶ[9]．

表　シャルコー・ライデン結晶の観察される疾患

疾患群	疾患	CLCの存在部位
寄生虫などの感染症	肝膿瘍，アメーバ赤痢，吸虫症（肝蛭，横川吸虫，ウエステルマン肺吸虫），線虫症（糞線虫，顎口虫），回虫（ヒト回虫，イヌ回虫，ブタ回虫，アニサキス），虫垂炎	粘液，組織，気道分泌物，胸水
血液疾患	急性骨髄性白血病，特発性好酸球増多症，慢性好酸球性白血病，肥満細胞腫	骨髄，血液（血栓），組織（脾臓，肝臓，皮膚腫瘤），便
アレルギー・炎症性疾患	喘息，アレルギー性鼻炎，好酸球性中耳炎，好酸球性副鼻腔炎，アレルギー性副鼻腔真菌症，アレルギー性気管支肺アスペルギルス症・真菌症，慢性好酸球性肺炎，セリアック病，好酸球性消化管疾患，木村氏病（軟部好酸球性肉芽腫症），好酸球性膀胱炎，好酸球性多発血管炎性肉芽腫症，尋常性天疱瘡，潰瘍性大腸炎，好酸球性胆嚢炎，（好酸球性）関節炎，線維素性唾液管炎，急性心膜心筋炎	粘液（喀痰，気管支肺胞洗浄液，鼻汁，副鼻腔貯留液，中耳貯留液），腹水，滑液，唾液腺管排出物，尿，便，胆汁，組織（気管支，皮膚，胃，小腸，大腸，膀胱，心筋，皮下組織）
腫瘍，その他	前立腺がん，胃がん，悪性黒色腫，嚢胞性奇形腫，気胸，閉塞性黄疸	病変組織とその周囲，胸水，胆汁

は再発率が高く，難治性であることが多いが，これらの疾患では，ニカワ状と表現される粘稠度の高い粘液（好酸球性ムチン）が副鼻腔や中耳に貯留する．この好酸球性ムチンは，好酸球の細胞外トラップを大量に含有することによって高い粘性が形成され，分泌物のクリアランスを阻害している[13] [14]．好酸球の細胞外トラップは，好中球のそれと比較して安定で太い構造をとっており，高い粘性の原因になっている[15]．同様に，アレルギー性気管支肺アスペルギルス症の気道内に粘液栓が形成されるが，粘液栓には大量の好酸球由来の細胞外トラップが存在している[16]．管腔内の好酸球増多，脱顆粒とEETosisは重症喘息でも問題になり[17]，これらのコントロールは今後の治療ターゲットになると考えられる．なお，ミトコンドリアDNAからなる好酸球細胞外トラップを主張する研究グループもあるが，その意義は疑問が呈されている[12] [18] [19]．

5 シャルコー・ライデン結晶の形成とEETosis

　シャルコー・ライデン結晶（Charcot-Leyden crystal：CLC）は，両錐型六角形の特徴的な結晶である．顕微鏡の発達により，1853年，シャルコーらによって白血病死患者の脾臓や心臓にはじめて発見され，後にライデンが喘息患者の痰にも見出したことからこの名がある[20]．CLCは好酸球性炎症を示唆する古典的な病理所見として知られており，多くの疾患の組織や分泌液中で認められる（**表**）．

　当初，CLCを形成するタンパク質は，リゾホスホリパーゼ活性と糖結合性タンパク質の性質をもつとされ，CLCタンパク質（Charcot-Leyden crystal protein）や好酸球リゾホスホリパーゼとよばれていた．しかしその後，アミノ酸配列，3D構造，遺伝子解析などによって既知のホスホリパーゼとの関連は認められず，S型レクチンであるガレクチンスーパーファミリーとの相同性が見出され，CLCタンパク質はgalectin-10であることが判明した．galectin-10はマウス好酸球では認められず，霊長類の好酸球が有している．ヒトでは好塩基球や制御性T細胞も発現がみられるが，好酸球に大量に含まれており，好酸球のタンパク質のうち実に7〜10％を占める[21]．

　CLCは好酸球性炎症と関連して出現するが，CLCが形成されるメカニズムはよくわかっていなかった．そこでわれわれは，EETosisがCLC形成に関与していることを想定し，好酸球性炎症疾患の組織を電子顕微鏡などで詳細に検討した．すると，病理形態学的にCLCはEETosisに伴って出現することがほとんどで，好酸球性副鼻腔炎のポリープでは，疾患の重症度が高いほど多く観察された[22]．

　*in vitro*で末梢血から分離した好酸球にEETosisを誘導したところ，細胞質に偏在したgalectin-10の分布が大きく変化し，刺激後30分程度で一部の細胞に結晶が認められる．顕微鏡でタイムラプスをとって詳細に検討すると，細胞膜が崩壊する前に細胞質内で結晶化

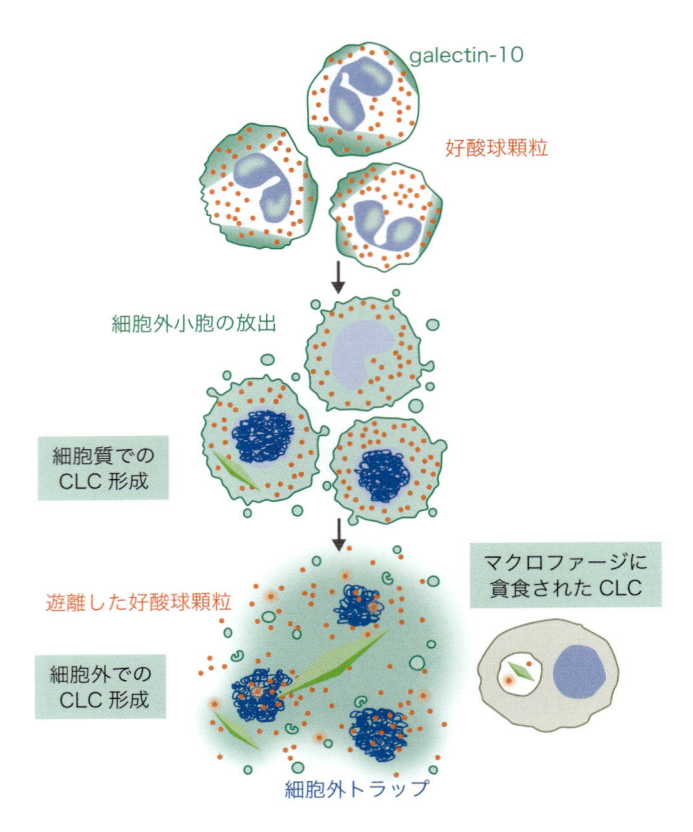

galectin-10
好酸球顆粒
細胞外小胞の放出
細胞質での
CLC 形成
遊離した好酸球顆粒
細胞外での
CLC 形成
マクロファージに
貪食された CLC
細胞外トラップ

図3　シャルコー・ライデン結晶の形成機構
好酸球が大量に有する galectin-10 は細胞質に偏在しているが，EETosis の過程で細胞内分布が変化し細胞質内で結晶化するほか，細胞崩壊によって遊離した galectin-10 も結晶を形成する．結晶の一部はマクロファージに貪食され，インフラマソームを活性化する．このほか炎症部位では，galectin-10 陽性の細胞外小胞（extracellular vesicles），遊離顆粒（free granules），好酸球細胞外トラップ（EETs）が観察される．

しており，結晶は出現後1〜2分で長軸方向に伸びながら完成していく様子が捉えられた．また，細胞どうしが近接した状態でEETosisを誘導すると，周囲のgalectin-10濃度の上昇により細胞外でもCLCが形成された[22]．組織で形成されたCLCについては，しばしばマクロファージに取り込まれている様子が確認できる．CLCはマクロファージのNLRP3インフラマソームを活性化し，炎症性サイトカインの産生につながる[23]．これらのことから，CLCはEETosisによって形成され，さらに局所の炎症を増幅することが示唆される（**図3**）．一方で，病理学的に認めるCLCは，EETosisの存在を示唆する所見といえるかもしれない．

おわりに

ヒト好酸球のプロテオーム解析では，7,000以上同定されたタンパク質のうち，トップ10のうち7つを顆粒タンパク質，galectin-10，ヒストンが占める[24]．つまり，好酸球が組織で崩壊する場合には，これらのタンパク質に加え核酸が大量に放出されることになる．とりわけ「強い」好酸球性炎症が特徴的な疾患群〔例えば好酸球性喘息，アレルギー性気管支肺真菌症，好酸球性副鼻腔炎（欧米の鼻ポリープを伴う慢性副鼻腔炎），好酸球性中耳炎，好酸球性消化管疾患，好酸球性多発血管炎性肉芽腫症など〕ではEETosisの関連が深いと考えている．難治性であり，しばしば全身性ステロイドのような副作用の多い治療を余儀なくされるこれらの疾患の治療に，EETosisの理解とコントロールが寄与するのではないだろうか．

文献

1）Kay AB：Clin Exp Allergy, 45：575–582, 2015
2）Leckie MJ, et al：Lancet, 356：2144–2148, 2000
3）Weller PF & Spencer LA：Nat Rev Immunol, 17：746–760, 2017
4）Yamada T, et al：Front Immunol, 10：74, 2019
5）Mesnil C, et al：J Clin Invest, 126：3279–3295, 2016
6）Melo RCN & Weller PF：J Leukoc Biol, 104：85–93, 2018
7）Spencer LA, et al：Front Immunol, 5：496, 2014

8) Ueki S, et al：Curr Allergy Asthma Rep, 16：54, 2016

9) Wartha F & Henriques-Normark B：Sci Signal, 1：pe25, 2008

10) Ueki S, et al：Blood, 121：2074-2083, 2013

11) Neves JS, et al：Proc Natl Acad Sci U S A, 105：18478-18483, 2008

12) Mukherjee M, et al：Front Immunol, 9：2763, 2018

13) Ueki S, et al：Curr Allergy Asthma Rep, 17：33, 2017

14) Ohta N, et al：Allergol Int, 67：414-416, 2018

15) Ueki S, et al：J Allergy Clin Immunol, 137：258-267, 2016

16) Omokawa A, et al：Allergol Int, 67：280-282, 2018

17) Mukherjee M, et al：J Allergy Clin Immunol, 141：1269-1279, 2018

18) Brinkmann V：J Innate Immun, 10：414-421, 2018

19) Persson C & Ueki S：J Allergy Clin Immunol, 141：1164, 2018

20) Su J：Molecules, 23：doi:10.3390/molecules23112931, 2018

21) Acharya KR & Ackerman SJ：J Biol Chem, 289：17406-17415, 2014

22) Ueki S, et al：Blood, 132：2183-2187, 2018

23) Rodríguez-Alcázar JF, et al：J Immunol, 202：550-558, 2019

24) Wilkerson EM, et al：J Proteome Res, 15：1524-1533, 2016

<筆頭著者プロフィール>

植木重治：1999年秋田大学医学部卒業，秋田大学臨床検査医学講座（現：総合診療・検査診断学講座），帝京大学内科学講座呼吸器・アレルギー学等勤務．2010〜'12年，'17年にHarvard Medical School/Beth Israel Deaconess Medical Center留学（Peter Weller教授）．ゆるキャラ化した好酸球（好酸球くん/Eosman）のグッズを製作中．

1章　アレルギーのメカニズム研究

Ⅱ. 免疫細胞とサイトカインなど

8. 脂質メディエーターとアレルギー

武富芳隆，村上　誠

近年，質量分析技術の革新や，脂質メディエーターの生合成にかかわる代謝酵素または受容体の遺伝子改変モデルを用いた解析，これらを分子標的とした選択的薬物の開発などにより，想定を超える数の脂質メディエーターが組織固有に生体応答を制御することが明らかとなってきた．アレルギー性疾患は外界に対する防御反応が過剰になることによって発症するが，組織内微小環境にて必要時に微量産生される脂質メディエーターは，外界と接する上皮細胞の恒常性の維持や2型免疫系の調節を通じて，アレルギー性疾患の調節に多様にかかわる．

はじめに

われわれは体表バリアと免疫系の防御システムを常に動かすことで外界と対峙している．異物や病原微生物が何らかの要因により上皮バリアを越え体内に侵入すると，生体は主に2型免疫系（2型自然免疫およびTh2獲得免疫）を発動させることによってこれを排除するが，この過剰な活性化が全身にわたるアレルギー性疾患の発症を招く．

脂質の量的・質的な異常はさまざまな疾患と連関する．とりわけ，脂質性シグナル分子である脂質メディエーターは組織内微小環境にて固有のリン脂質代謝経路を通じて多様に産生され，近傍の標的細胞上の脂質受容体を介してさまざまな生体機能調節にかかわる．本稿では，各種脂質メディエーターの機能がよく解析されている肺におけるアレルギー性疾患（喘息）を中心に，脂質メディエーターによるアレルギー制御につ

いて概説する．

1 アラキドン酸由来の脂質メディエーター（エイコサノイド）

脂質メディエーター生合成の律速酵素であるホスホリパーゼA_2（PLA_2）によりリン脂質から切り出されたアラキドン酸は，5-リポキシゲナーゼ（5-LOX）と5-LOX活性化因子（FLAP）の協調作用により中間体であるロイコトリエン（LT）A_4に変換された後，細胞が固有に発現する2種のLT合成酵素（LTC_4SおよびLTA_4H）によりLTC_4およびLTB_4に代謝される（**図**）．LTC_4は細胞外で順次ペプチダーゼによりLTD_4，LTE_4へと代謝される．$LTC_4/D_4/E_4$は分子内にシステイン（Cys）をもつことから，システイニルロイコトリエン（cys-LTs）と総称される．一方，アラキドン酸はシクロオキシゲナーゼ（常在型COX-1および誘導型

Emerging roles of lipid mediators in allergy
Yoshitaka Taketomi[1][2] /Makoto Murakami[1][2] : Department of Biochemistry and Molecular Biology (Division of Cellular Signaling), Graduate School of Medicine, The University of Tokyo[1] /Laboratory of Microenvironmental Metabolic Health Science, Center for Disease Biology and Integrative Medicine, Graduate School of Medicine, The University of Tokyo[2] （東京大学大学院医学系研究科分子細胞生物学専攻生化学・分子細胞生物学講座細胞情報学分野[1] / 東京大学大学院医学系研究科疾患生命工学センター健康環境医工学部門[2]）

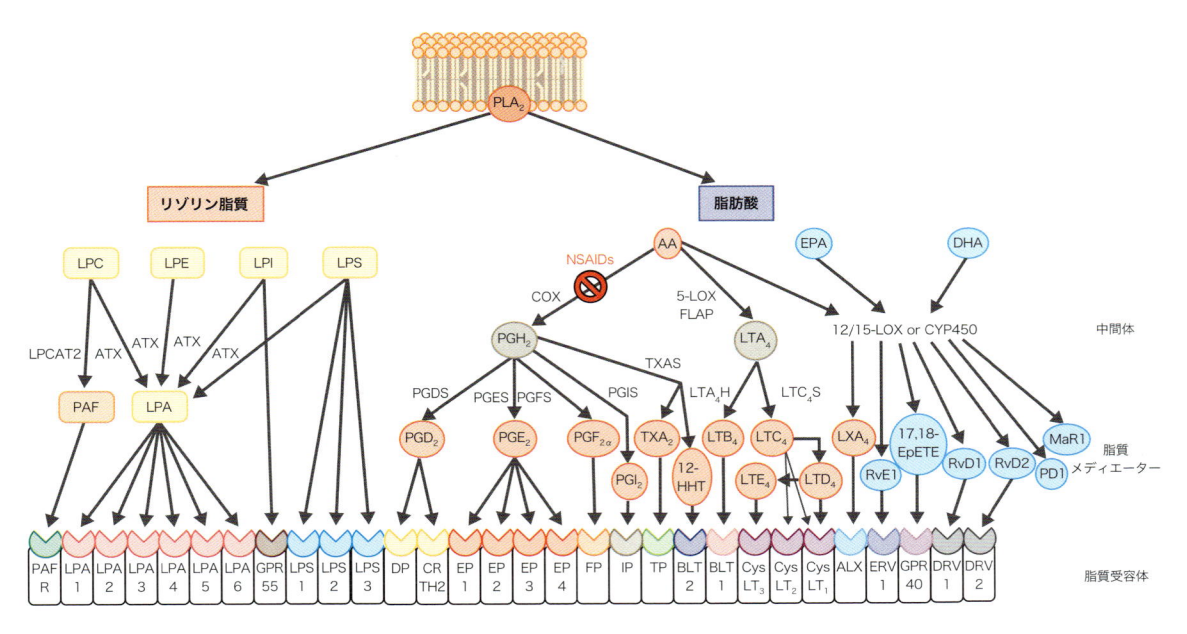

図　脂質メディエーターの生合成経路

COX-2）の作用を受け中間体であるプロスタグランジ
ン（PG）H_2に変換され，各種最終合成酵素（PGDS，
PGES，PGFS，PGIS，TXAS）によって各種プロスタ
ノイド（PGD_2，PGE_2，$PGF_{2\alpha}$，PGI_2，TXA_2）に代謝
される（**図**）.

1）cys-LTs

　3種類のcys-LTs（LTC_4/D_4/E_4）はいずれも2型免
疫の亢進や喘息応答にかかわり，喘息病態はcys-LTs
の合成系（5-LOX，FLAP，LTC_4S）や受容体
（$CysLT_{1\sim3}$）の欠損または阻害により改善する[1]. 3種
のcys-LTsのうち，LTC_4は主に$CysLT_2$，LTD_4は

[略語]

15-d-PGJ₂：15-deoxy-Δ^{12-14} PGJ_2
　（15-デオキシΔ^{12-14}プロスタグランジンJ_2）

AERD：aspirin-exacerbated respiratory
　disease（アスピリン喘息）

ATX：autotaxin（オートタキシン）

COX：cyclooxygenase（シクロオキシゲナーゼ）

DHA：docosahexaenoic acid
　（ドコサヘキサエン酸）

EPA：eicosapentaenoic acid
　（エイコサペンタエン酸）

FLAP：5-lipoxygenase activating protein
　（5-リポキシゲナーゼ活性化因子）

H-PGDS：hemapopoietic prostaglandin D
　synthase（造血器型PGD合成酵素）

ILC：innate lymphoid cell（自然リンパ球）

LOX：lipoxygenase（リポキシゲナーゼ）

L-PGDS：lipocalin-type prostaglandin D
　synthase（リポカリン型PGD合成酵素）

LT：leukotriene（ロイコトリエン）

LX：lipoxin（リポキシン）

MaR：maresin（マレシン）

mPGES-1：microsomal prostaglandin E
　synthase（PGE合成酵素）

NAE：N-acylethanolamine
　（N-アシルエタノールアミン）

NK cells：natural killer cells
　（ナチュラルキラー細胞）

NSAIDs：non-steroidal anti-inflammatory
　drugs（非ステロイド性抗炎症薬）

PAF：platelet-activating factor
　（血小板活性化因子）

PD：protectin D（プロテクチンD）

PG：prostaglandin（プロスタグランジン）

PLA₂：phospholipase A_2（ホスホリパーゼA_2）

Rv：resolvin（レゾルビン）

SPM：specialized pro-resolving lipid
　mediators（抗炎症性脂質メディエーター）

$CysLT_1$，LTE_4 は $CysLT_3$/GPR99 に作用する．このうち，$CysLT_1$ に対する拮抗薬はアレルギー喘息治療の第一選択薬として汎用されている．元来，cys-LTs はマスト細胞や好酸球から産生される主要な気管支収縮物質（SRS-A）として知られていたように，気管支平滑筋を強力かつ持続的に収縮させる．さらに，cys-LTs は血管透過性を亢進し，炎症組織への免疫細胞の浸潤や血漿成分の漏出を惹起する（気道浮腫）．これらの生理活性は cys-LTs のなかでも LTE_4 が最も強い．2 型自然免疫に重要である 2 型自然リンパ球（ILC2）は $CysLT_1$ を高発現しており，LTD_4 により増殖と活性化が促進される[1]．ダニ抗原などにより樹状細胞表面の C 型レクチン受容体（Dectin-2）が活性化されると cys-LTs が産生され，$CysLT_1$ を介して Th2 免疫を誘導する[2]．$CysLT_2$ もまた IL-33 依存的な 2 型免疫の誘導にかかわる[3]．LTE_4 は LTD_4 や PGD_2（後述）の作用を増強し[4]，ヒト肺組織中の LTE_4 の濃度は喘息の重症度と相関する．

2）LTB_4，12-HHT

喘息患者の喀痰や肺中には高濃度の LTB_4 が検出される．LTB 受容体には LTB_4 に高親和性の BLT1 と低親和性の BLT2 がある．LTB_4 は喘息の増悪にかかわり，LTA_4H や BLT1 の欠損により喘息病態が改善する[5]．LTB_4 は BLT1 を介してヘルパー T 細胞や樹状細胞などの走化性を促進するとともに，Th2 免疫を促進する．また BLT1 は創傷部位の好中球の遊走やクラスター形成に重要である．一方，BLT2 に対する高親和性の内因性リガンドは LTB_4 ではなく，血小板においてトロンボキサン合成酵素 TXAS の作用により TXA_2 とともに産生される 12-HHT である．12-HHT は Th2 細胞の IL-13 産生を抑え，喘息の抑制に働く[6]．

3）PGD_2

上述の LT 類と同様，ヒト肺組織中の PGD_2 の濃度は喘息の重症度と相関する．PGD_2 はアレルギー病態の促進と抑制の二面性に作用しうる．PGD_2 は，主に組織内局所環境細胞に発現しているリポカリン型 PGD 合成酵素（L-PGDS），または主に免疫細胞に発現している造血器型 PGD 合成酵素（H-PGDS）の作用により産生される．この 2 種の PGDS とアレルギーの関連については，L-PGDS は病態の促進，H-PGDS は抑制にかかわることを示す報告が多い[7]．例えば，PGD_2 の気管

内投与または L-PGDS の過剰発現により好酸球性炎症が増悪する．一方，H-PGDS の欠損は肺への好中球の浸潤を亢進するほか，抗原依存的なマスト細胞の活性化を増強し，アレルギー性炎症を増悪する．両 PGDS の違いとして，L-PGDS が持続的に PGD_2 を産生するのに対し，H-PGDS は一過的に大量の PGD_2 を産生する．この H-PGDS 由来の PGD_2 は非酵素的に 15-デオキシ $\Delta^{12-14} PGJ_2$（15d-PGJ_2）へと変換される．15d-PGJ_2 は核内受容体 PPAR γ の内因性リガンドとして作用し，炎症を抑える[8]．したがって，PGD_2 の抗炎症作用の少なくとも一部は，間接的に 15d-PGJ_2 の作用を見ているものと思われる．

PGD_2 は 2 種の PGD 受容体（DP1，DP2/CRTH2）に作用する．喘息においてはどちらの受容体も全身性欠損または阻害により病態が改善することから，おおむね喘息の増悪にかかわるものと考えられる[9][10]．両受容体はさまざまな免疫細胞に発現していることに加え，DP1 は内皮または上皮細胞など，CRTH2 は気管支平滑筋細胞などにも発現している．DP1 は気管支上皮細胞の Th2 細胞遊走ケモカインの産生を促進するとともに，マスト細胞の成熟を促し機能を高める[7]．一方，DP1 には免疫応答を抑制する作用もあり，例えば樹状細胞上の DP1 は樹状細胞の遊走を抑制することで Th2 免疫を抑えるとともに，制御性 T 細胞の増殖活性化を促進し，喘息に抑制的に作用する[11]．CRTH2 は好酸球，T リンパ球の遊走や好中球の集積を促進するとともに，ILC2 や Th2 細胞の活性化を促すことにより，2 型免疫を誘導する[12]．CRTH2 拮抗薬は喘息患者を対象とした臨床試験において著効を示し，新しい喘息治療薬として期待されている[10]．

4）PGE_2

非ステロイド性抗炎症薬（NSAIDs）の内服によりアスピリン喘息（AERD）を起こすことがある．この原因として，①NSAIDs の COX 活性阻害によりアラキドン酸代謝系が 5-LOX 経路の方へ傾き（シャンティング効果），LT 産生が過剰となる，②抗アレルギー性の PG が減少する，の 2 つのメカニズムが想定される．実際，COX-1 または COX-2 の欠損により PG 類の産生が一括的に遮断されると喘息が増悪する[13]．COX の下流で抗アレルギー性に働く主要な PG は PGE_2 である．組織中の PGE_2 は主に PGE 合成酵素（mPGES-1）によ

り産生され，4種のPGE受容体（EP1〜4）に作用する．mPGES–1欠損マウスでは肺局所における過剰なLTC$_4$産生を引き金として，IL–33産生の増加とそれに続く2型免疫の亢進やマスト細胞の過剰活性化が生じる[14]．さらに，mPGES–1欠損マウスは血小板と好中球の相互作用による過剰なcys–LTsの産生により，ヒトにおけるAERDと類似した喘息を引き起こす[15]．このAERDの病態はLTC$_4$SやCysLT$_2$の欠損によるcys–LTsの産生または受容体シグナルの遮断，あるいはマスト細胞依存的な気道収縮を抑制するEP2の作動薬の投与により改善する[3][16]．EP3は気管支上皮細胞のケモカイン産生を抑えることで喘息を抑制する[17]．mPGES–1およびEP3欠損によりマスト細胞の抗原依存的な活性化が亢進することも喘息悪化の一因となる[7][17]．EP4はPGE$_2$による気管支拡張作用を仲介する[16]．加えて，EP2/EP4経路はILC2の機能を抑制する．

5）PGF$_{2\alpha}$

PGF$_{2\alpha}$はPGF受容体（FP）に作用する．PGF$_{2\alpha}$の喘息への関与は定かではないが，肺線維症と密接に連関する．すなわち，PGF$_{2\alpha}$は線維化を誘導するサイトカインであるTGF–β1とは無関係に線維芽細胞の増殖やコラーゲンの産生を促進し，肺線維症を増悪する[18]．

6）PGI$_2$

PGI$_2$はPGI受容体（IP）に作用し，喘息の促進と抑制の両方にかかわる．IPの欠損マウスでは，肺中のナチュラルキラー（NK）細胞が増加するとともに，好酸球の集積を抑制するIFN–γの産生が亢進し，喘息が軽減する[19]．このことは，IPシグナルによりTh2応答に拮抗するTh1応答が亢進することで，結果的にTh2応答の低下ならびに喘息の改善が生じることを意味している．一方，IP作動薬の投与によりILC2のTh2サイトカイン産生やTh2細胞の肺への浸潤が抑制され，気道炎症が改善する[20]．

7）TXA$_2$

TXA$_2$はTXA$_2$受容体（TP）に作用し，喘息の増悪にかかわる．プロスタノイドのうちTXA$_2$は最も強い気管支平滑筋収縮作用をもつ[16]．樹状細胞から産生されるTXA$_2$はナイーブT細胞のTPを活性化して樹状細胞とT細胞の相互作用を抑制する[21]．mPGES–1欠損による喘息の増悪は，血小板と好中球の相互作用を強

めるTPの欠損により改善する[15]．

アラキドン酸由来の脂質メディエーターの作用について**表1**に示す．

2 抗炎症性脂質メディエーター（specialized pro-resolving lipid mediator：SPM）

炎症部位には，上述のエイコサノイドに加えて，SPMと総称される抗炎症性脂質メディエーターが存在する．SPMの多くは，12/15–LOXまたはチトクロムP450ファミリーの作用を通じて生合成され，白血球の遊走・活性化の抑制や炎症の収束，組織修復などにかかわる[22]．このなかにはアラキドン酸（ω6高度不飽和脂肪酸）から生合成されるリポキシン類（LXA$_4$，LXB$_4$）や，ω3高度不飽和脂肪酸であるエイコサペンタエン酸（EPA），ドコサペンタエン酸，ドコサヘキサエン酸（DHA）由来のレゾルビン類（RvE1〜3，RvT1〜4，RvD1〜6），DHA由来のプロテクチン類（PD1/NPD1，PDX）やマレシン類（MaR1，MaR2）などが含まれる（**図**）．これらのSPMをマウスに投与すると，喘息病態が改善する[23]〜[25]．

1）アラキドン酸由来のSPM：LXA$_4$，LXB$_4$

LXA$_4$は上皮細胞と好中球などの免疫細胞の相互作用により産生され，ホルミルペプチド受容体（FPR2/ALX）に作用するとともに，LTD$_4$と競合してCysLT$_1$に結合することによりLTD$_4$の機能を抑制する．LXA$_4$は好中球の遊走・活性化やILC2のIL–13産生を抑制し，NK細胞依存的なアポトーシス誘導作用によって好中球や好酸球などの肺組織への集積を抑える[26]．また，LXA$_4$は気道上皮の再上皮化を促す．LXB$_4$はLXA$_4$の異性体であり，LXA$_4$と同様の生理活性をもつ．

2）EPA由来のSPM：RvE1，RvE3，17,18–HpETE，12–OH–17,18–HpETE

疫学調査や動物実験において，ω3脂肪酸を豊富に含む魚油の長期的な摂取により喘息や皮膚炎などの諸症状が改善することが知られているが，このω3脂肪酸の抗アレルギー作用の少なくとも一部はRv類などのSPMの産生の増加に起因する．RvE1の抗炎症作用はRvE1受容体（ERV1/CMKLR1）を介するか，あるいはLTB$_4$と競合的にBLT1に結合し，その機能を抑制す

表1 アラキドン酸由来の脂質メディエーターの作用

脂質メディエーター	受容体	生理活性	喘息	文献
cys-LTs LTC$_4$ LTD$_4$ LTE$_4$	CysLT$_2$ CysLT$_1$ CysLT$_3$/GPR99	気管支平滑筋の収縮 血管透過性の亢進 IL-33依存的な2型自然免疫の亢進（LTC$_4$） ILC2およびTh2細胞の増殖活性化（LTD$_4$） LTD$_4$およびPGD$_2$シグナルの増強（LTE$_4$）	増悪	1～4
LTB$_4$	BLT1	白血球の遊走の促進 Th2免疫の亢進	増悪	5
12-HHT	BLT2	Th2細胞の活性化の抑制	抑制	6
PGD$_2$	DP1	Th2遊走ケモカイン産生の亢進 マスト細胞成熟の促進	増悪	7, 9
		樹状細胞の遊走の抑制	抑制	11
	DP2/CRTH2	好酸球，Tリンパ球の遊走の促進 ILC2の増殖活性化 マクロファージ依存的な好中球の生存延長	増悪	10, 12
	PPARγ	NF-κBシグナリングの抑制	抑制	8
PGE$_2$	EP2	マスト細胞依存的な気管支収縮の抑制 ILC2の増殖活性化の抑制	抑制	16, 17
	EP3	気管支上皮細胞のケモカイン産生の抑制 マスト細胞の抗原依存的な活性化の抑制	抑制	18
	EP4	気管支拡張 ILC2の増殖活性化の抑制	抑制	16, 18
PGI$_2$	IP	NK細胞の分化増殖の調節	増悪	20
		Th2細胞の肺集積の抑制 ILC2の増殖活性化の抑制	抑制	19
TXA$_2$	TP	血小板と好中球の相互作用の促進 樹状細胞とT細胞の相互作用の促進 気管支平滑筋の収縮	増悪	15, 16, 21

ることに起因する．RvE1は好中球の炎症や気管支平滑筋の収縮を誘導するIL-17Aの産生を抑制するとともに，IFN-γおよびLXA$_4$の産生を増強し，アレルギー性気道炎症を収束させる[24]．ERV1は炎症性のM1マクロファージに特に高く発現しており，炎症性サイトカインの発現を抑えるとともに，IL-10産生型の抗炎症性のM2マクロファージへの形質転換を促す．また，好酸球から産生されるRvE3は好中球の遊走を抑制する．

植物性の食用油に含まれる代表的なω3脂肪酸であるα-リノレン酸は，腸管内で腸内細菌によりEPAに変換され，さらに酸化修飾を受けエポキシド体の17,18-EpETEへと代謝される[27]．高α-リノレン酸を摂取したマウスは食物性アレルギーが起こりにくく，その作用の少なくとも一部は17,18-EpETEの産生に

起因すると考えられる．実際，17,18-EpETEの投与によって食物アレルギーの病状が緩和される[27]．17,18-EpETEは脂肪酸受容体GPR40を介して好中球の遊走を抑える．肺において，17,18-EpETEはPPAR-γの内因性リガンドとして作用するとともに，p38 MAPKキナーゼの活性化を抑制することによって，抗炎症作用を示す[28]．また，17,18-EpETEはさらに12-OH-17,18-EpETEに代謝され，気管支上皮細胞のエオタキシン産生を抑え，好酸球性の気道炎症を抑制する[29]．

一方，17,18-EpETEには即時型アレルギーを増悪する側面もある．マスト細胞内において，17,18-EpETEは酸化リン脂質からPLA$_2$の一種であるPAF-AH2により直接切り出され，マスト細胞の抗原依存的な活性化を増強する[30]．マスト細胞の活性化は元来，体表面か

表2　抗炎症性脂質メディエーター類の作用

脂質メディエーター	受容体	生理活性	喘息	文献
LXA$_4$	FPR2/ALX	好中球の遊走・活性化の抑制 NK細胞依存的なアポトーシス誘導（好中球・好酸球） ILC2の活性化の抑制 気道上皮の再上皮化の促進 CysLT$_1$シグナルの抑制	抑制	26
RvE1	ERV1/CMKLR1	サイトカイン（IL-17A, IFN-γ）産生の抑制 M2マクロファージへの形質転換 SPM（LXA$_4$）産生の増強 LTB$_4$シグナルの抑制	抑制	24
17,18-EpETE	PPARγ GPR40	p38 MAPKの活性化の抑制 好中球の遊走の抑制	抑制	28
12-OH-17,18-EpETE		気管支上皮細胞のエオタキシン産生の抑制	抑制	29
RvD1	DRV1/GPR32 ALX	NF-κBの活性化とサイトカイン産生の抑制 miR-466I発現の抑制 好中球機能の抑制（RvD1） マクロファージの貪食の亢進（RvD1） B細胞のIgE産生の抑制（RvD1）	抑制	31, 32
RvD2	DRV2/GPR18			
PD1		免疫細胞の遊走・接着の抑制 炎症性サイトカインの産生の抑制 マクロファージの貪食およびリンパ移行の亢進	抑制	33
MaR1		制御性T細胞の誘導の促進 ILC2の活性化の抑制	抑制	34

ら侵入した異物を排除するための防御応答であり，この意味からすると17,18-EpETEによるマスト細胞活性化の増強は生体防御を高めていると解釈できる．

3）DHA由来のSPM：RvD1，PD1，MaR

　重症喘息患者の肺組織では健常者と比べ，LXA$_4$やDHAおよびその代謝物であるPD1などが減少する．RvD1はレゾルビンD1受容体（DRV1/GPR32）またはALXに，RvD2はDRV2/GPR18に作用する．ALXやDRV1，2は核内受容体NF-κBの活性化とサイトカイン産生の抑制，炎症にかかわるmiR-466IなどのmicroRNAの発現調節などにかかわる[31]．DRV1とALXをともに発現している好中球の機能は，RvD1により効率よく機能が抑制される．RvD1はマクロファージの貪食能を高め，またはB細胞のIgE産生を抑制する[32]．

　PD1は好中球や好酸球，マクロファージなどから産生され，これらの免疫細胞の遊走・接着および炎症性サイトカイン産生を抑制するとともに，マクロファージの貪食能およびリンパ節への移行を促進することによって気道炎症を収束させる[33]．

　MaR1は主に炎症部位のマクロファージから12-LOX

依存的に産生される．MaR1は上記のSPMの作用に加え，制御性T細胞の誘導を促進することにより，ILC2のTh2サイトカイン産生を抑制し，喘息を抑える[34]．

　抗炎症性脂質メディエーター類の作用について**表2**に示す．

3 リゾリン脂質メディエーター

　グリセロリン脂質がPLA$_2$またはPLA$_1$により分解されると，上述の脂肪酸由来メディエーターとともにリゾリン脂質（LPA，LPC，LPE，LPG，LPI，lysoPS）を生じる（**図**）．リゾリン脂質もまた強力な脂質メディエーターであり，そのままの構造で脂質受容体（GPR55，LPS$_{1\sim3}$など）に作用するか，リゾホスホリパーゼD反応を触媒するオートタキシン（ATX）によってLPAへと変換され，6種類のLPA受容体（LPA$_{1\sim6}$）を介して生理活性を発揮する．また，アルキル型LPC（sn-1位の脂肪酸がエーテル結合しているもの）はLPCアシル基転移酵素LPCAT2の作用を受けて血小板活性化因子（PAF）へと変換され，PAF受容体（PAFR）に作用する（**図**）．

表3 リゾリン脂質の作用

脂質メディエーター	受容体	生理活性	喘息	文献
PAF	PAFR	気管支平滑筋の収縮 血管透過性の亢進 好酸球・好中球の遊走の促進 即時型アレルギーの増強	増悪	35
LPA	LPA$_2$	樹状細胞の活性化の抑制 気管支上皮細胞のタイトジャンクションの強化	抑制	38
LPC		CD1d拘束性NKT細胞の活性化 IL–33依存的な2型免疫の亢進	増悪	

1）PAF

PAFは気道収縮と気道浮腫を強力に誘発するとともに，好酸球や好中球の肺への集積を促進し，喘息を増悪する．PAFの投与またはPAFRの過剰発現により気道過敏性が生じ，PAFRの欠損により喘息病態は改善する[35]．これに加え，PAFは即時型アレルギーの増悪因子である．アナフィラキシーを発症した患者の血清中には高濃度のPAFが検出される．抗原と抗IgG抗体（IgG$_1$）の免疫複合体は，Fcγ受容体（FcγRⅤ）を介して好中球を活性化させる．PAFはこのIgG依存的なアナフィラキシーの主要なメディエーターであり，PAFRの欠損や阻害剤により即時型アレルギーは改善する．

2）LPA

肺において，抗原曝露によりATXの発現が増加し，それに伴いLPAが増加する．ATX阻害剤の投与により肺中の抗原依存的なTh2サイトカインの産生量が部分的に減少する[36]．*in vitro*において，LPAはマスト細胞の活性化や上皮細胞のサイトカイン・ケモカイン産生，平滑筋の収縮などを亢進する．これらの知見はLPAが喘息の増悪にかかわることを示唆するものであるが，現在までに喘息の増悪にかかわるLPA受容体は報告されていない．肺疾患との関連が強く示唆される報告としては唯一，LPA$_1$の欠損や阻害によって肺線維症が軽減する[37]．すなわち，LPAはLPA$_1$を介して線維芽細胞の遊走や血管透過性，気管支上皮細胞のアポトーシスを促進し，肺線維症を増悪する方向に作用する．反対に，LPA$_2$は喘息の抑制にかかわる．LPA$_2$欠損により喘息病態は増悪し，LPA$_2$作動薬の投与により改善する[38]．LPA$_2$は樹状細胞の活性化を抑制するとともに，気管支上皮細胞のタイトジャンクションによるバリア機能を高める．

3）LPC

LPCは作用する受容体が同定されておらず，本来脂質メディエーターとよぶべきではないが，アレルギーの増悪にかかわることが指摘されている．例えば，LPCはCD1d拘束性に脂質抗原を認識するNKT細胞を活性化させ，喘息を増悪する．ハチ刺症において，ハチ毒PLA$_2$は組織中に大量のLPCを産生し，IL–33依存的に2型免疫を誘導する[39]．過剰量のリゾリン脂質は界面活性化作用により細胞膜を不安定化し，容易に細胞溶解を起こすことから，これによって上皮細胞が傷害を受け，IL–33の分泌が生じるものと考えられる．また，LPCはATXによりLPAへと変換された後に作用している可能性も否定できず，LPC自体が機能しているかについては注意が必要である．

リゾリン脂質の作用について**表3**に示す．

4 カンナビノイド性脂質メディエーター

N–アシルエタノールアミン（NAE）は長鎖脂肪酸とエタノールアミンが縮合した構造をもつ脂質メディエーターの一群である．NAEはリン脂質の一種であるホスファチジルエタノールアミン（PE）のアミノ基がアシル化された*N*–アシル–PE（NAPE）の生成を経て，複数の経路によって生合成される．NAEのうち，アラキドン酸をもつアラキドノイルエタノールアミド（アナンダミド）はカンナビノイド受容体やバニロイド受容体（TRPV1）の内因性リガンドとして作用する．アナンダミドはTRPV1を介して気管支平滑筋の収縮を引き金として生じる咳嗽を促進する．一方，長鎖脂肪酸にパルミチン酸をもつパルミトイルエタノールアミド（PEA）やオレイン酸をもつオレオイルエタノール

アミド（OEA）はカンナビノイド受容体には作用しないが，PPARαの内因性リガンドとして作用する．PEAを抗原感作期にマウスに投与すると，気道のアレルギー炎症が軽減する．また皮膚アレルギーとの関連について，PEAやOEAの投与によりアトピー性皮膚炎が改善すること，その受容体であるPPARαは表皮角化細胞の分化を亢進して増殖を抑え，バリア機能を維持し，創傷治癒を促進することにより，アトピー性皮膚炎を抑制することが報告されている[40]．

おわりに

　以上，脂質メディエーターのアレルギー性疾患へのかかわりについて，遺伝子改変マウスを用いた研究やヒト臨床研究により得られた知見を中心に，これまで明らかとなっている報告を整理した．脂質メディエーターは外界と接する組織の恒常性と，その変容により発動する免疫系を巧みに調節しているのである．本稿では，誌面の都合上，よく研究されている肺のアレルギー性疾患に主に焦点を絞ったが，皮膚や腸，眼や鼻などのアレルギーにも脂質メディエーターは組織固有の役割をもつ．さらなる研究が進み，脂質代謝によるアレルギー制御に関する全体像が理解され，それを基盤に脂質を応用する戦略が健康の増進や疾病の予防治療に役立つことが期待される．

文献

1) Doherty TA, et al：J Allergy Clin Immunol, 132：205-213, 2013
2) Barrett NA, et al：J Exp Med, 208：593-604, 2011
3) Liu T, et al：J Immunol, 200：915-927, 2018
4) Salimi M, et al：J Allergy Clin Immunol, 140：1090-1100.e11, 2017
5) Tager AM, et al：Nat Immunol, 4：982-990, 2003
6) Matsunaga Y, et al：FASEB J, 27：3306-3314, 2013
7) Taketomi Y, et al：Nat Immunol, 14：554-563, 2013
8) Rajakariar R, et al：Proc Natl Acad Sci U S A, 104：20979-20984, 2007
9) Matsuoka T, et al：Science, 287：2013-2017, 2000
10) Saunders R, et al：Sci Transl Med, 11：doi:10.1126/scitranslmed.aao6451, 2019
11) Hammad H, et al：J Exp Med, 204：357-367, 2007
12) Wojno ED, et al：Mucosal Immunol, 8：1313-1323, 2015
13) Gavett SH, et al：J Clin Invest, 104：721-732, 1999
14) Liu T, et al：J Immunol, 195：3537-3545, 2015
15) Liu T, et al：Proc Natl Acad Sci U S A, 109：12692-12697, 2012
16) Säfholm J, et al：J Allergy Clin Immunol, 136：1232-1239.e1, 2015
17) Kunikata T, et al：Nat Immunol, 6：524-531, 2005
18) Oga T, et al：Nat Med, 15：1426-1430, 2009
19) Simons B, et al：J Immunol, 198：461-471, 2017
20) Jaffar Z, et al：J Immunol, 179：6193-6203, 2007
21) Kabashima K, et al：Nat Immunol, 4：694-701, 2003
22) Isobe Y, et al：Sci Rep, 8：7954, 2018
23) Levy BD, et al：Nat Med, 8：1018-1023, 2002
24) Haworth O, et al：Nat Immunol, 9：873-879, 2008
25) Schwab JM, et al：Nature, 447：869-874, 2007
26) Barnig C, et al：Sci Transl Med, 5：174ra26, 2013
27) Kunisawa J, et al：Sci Rep, 5：9750, 2015
28) Morin C, et al：Am J Respir Cell Mol Biol, 43：564-575, 2010
29) Mochimaru T, et al：Allergy, 73：369-378, 2018
30) Shimanaka Y, et al：Nat Med, 23：1287-1297, 2017
31) Li Y, et al：Immunity, 39：885-898, 2013
32) Rogerio AP, et al：J Immunol, 189：1983-1991, 2012
33) Miyata J, et al：J Allergy Clin Immunol, 131：353-360.e1, 2013
34) Krishnamoorthy N, et al：J Immunol, 194：863-867, 2015
35) Patel PS & Kearney JF：J Immunol, 199：1184-1195, 2017
36) Park GY, et al：Am J Respir Crit Care Med, 188：928-940, 2013
37) Tager AM, et al：Nat Med, 14：45-54, 2008
38) Emo J, et al：J Immunol, 188：3784-3790, 2012
39) Palm NW, et al：Immunity, 39：976-985, 2013
40) Hatano Y, et al：J Allergy Clin Immunol, 125：160-169.e1-5, 2010

＜筆頭著者プロフィール＞
武富芳隆：1999年昭和大学薬学部卒業，2003年昭和大学大学院薬学研究科博士課程単位取得退学，'07年薬学博士取得（工藤一郎教授），'03～'09年同学遺伝子組換え実験室・助教，'09～'14年東京都医学総合研究所・主任研究員，'14～'16年同・主席研究員．'16～'17年東京大学大学院医学系研究科・助教，'18年より同・講師（村上誠教授）．脂質による生体応答制御に関する研究に従事．

Ⅱ．免疫細胞とサイトカインなど

9. アレルギーにおけるIL-33，TSLP，IL-25の役割

大野建州，沼田貴史，中江　進

皮膚や肺，消化管などの上皮細胞は外界からの抗原に対するバリアとして働く．上皮細胞のバリアの破綻（抗原による刺激や細胞破壊）の際，上皮細胞から放出あるいは分泌されるIL-33，TSLPやIL-25などのサイトカインが上皮近傍の自然免疫細胞あるいは上皮細胞自身に作用して炎症を誘導し，侵入した抗原の排除にかかわるほか，組織の修復にもかかわると考えられている．IL-33，TSLPやIL-25は共通して2型免疫応答を誘導し，寄生虫などに対する宿主防御にかかわるほか，それらの過剰な作用は2型免疫応答依存的なアレルギー疾患の発症や病態形成にも深くかかわることが示唆されている．本稿では喘息や皮膚炎などのアレルギー疾患におけるIL-33，TSLP，IL-25の役割について最近の知見を概説する．

はじめに

ヒトはウイルス，細菌，カビなどの病原体やダニや花粉由来のさまざまな外来抗原に曝露されており，外界と直接接する皮膚や肺などの上皮細胞はそれらに対するバリアとして機能し，宿主防御に重要な役割を果たしている．その際，自然免疫系や獲得免疫系の活性化だけでなく，制御性T細胞による免疫寛容の誘導といったさまざまな免疫応答が誘導される．このような免疫応答の誘導メカニズムの1つとして，上皮細胞から産生されるサイトカイン（IL-33，TSLP，IL-25など）の作用が起点となっていることが近年明らかになってきた．これらサイトカインは自然免疫細胞や獲得免疫細胞を直接活性化するだけでなく，それら細胞の相互作用を介した免疫応答にかかわることによって，外来抗原排除のための炎症を誘導する．これらサイトカインの共通な生理作用として，さまざまな細胞から2型（Th2型）サイトカインの産生を誘導し，その結果として2型免疫応答の誘導にかかわることがあげられる．一方で，これらサイトカインの過剰産生や制御異常は，2型免疫応答の過剰な活性化を引き起こし，アレルギー疾患などの発症や病態形成にかかわるとされ

[略語]
AD：atopic dermatitis
DAMPs：damage-associated-molecular patterns
DNCB：dinitrochlorobenzene
GWAS：genome-wide association study
HDM：house dust mite
IL：interleukin
TSLP：thymic stromal lymphopoietin

Roles of IL-25, IL-33 and TSLP in allergic diseases
Tatsukuni Ohno[1] /Takafumi Numata[2][3] /Susumu Nakae[3] : Oral Health Science Center, Tokyo Dental College[1] /Department of Dermatology, Tokyo Medical University[2] /Laboratory of Systems Biology, Center for Experimental Medicine and Systems Biology, The Institute of Medical Science, The University of Tokyo[3]（東京歯科大学口腔科学研究センター[1] /東京医科大学皮膚科分野[2] /東京大学医科学研究所システム疾患モデル研究センターシステムズバイオロジー研究分野[3]）

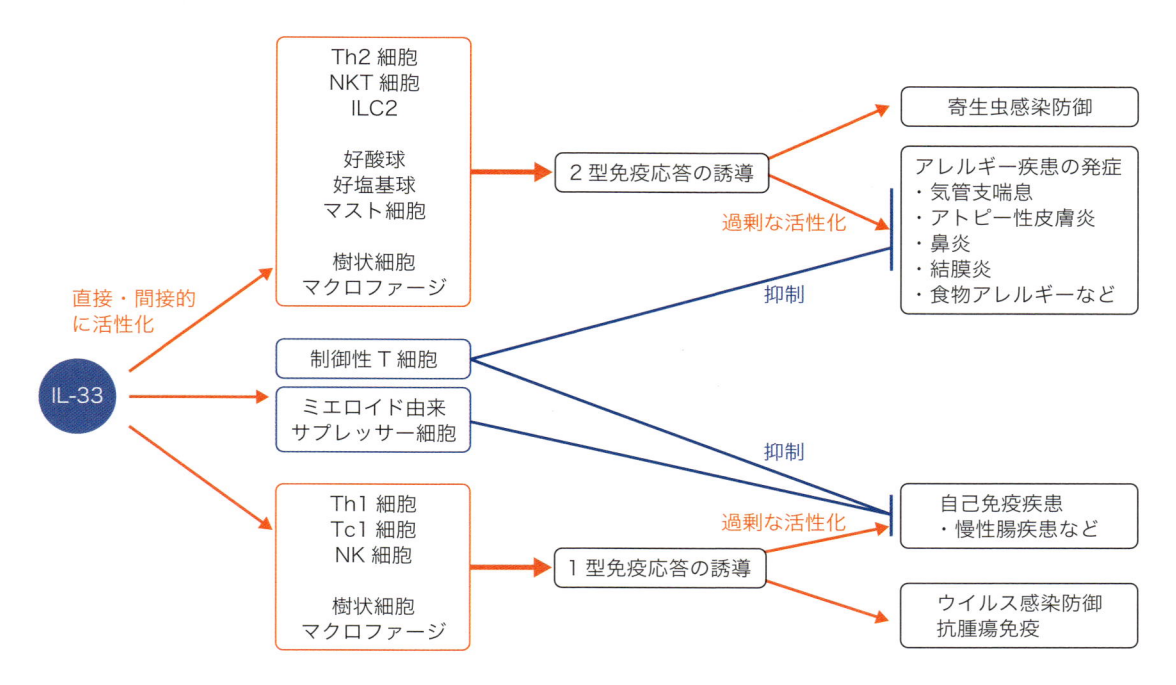

図1　IL-33の生理作用の概要

ている[1].実際にヒトではIL-33やTSLPの遺伝子多型とある種のアレルギー疾患の罹患率に関連が示されており,また,これらサイトカインの過剰発現がアレルギー疾患患者の組織などの検体で報告されている.本稿ではアレルギー疾患のうち,喘息や皮膚炎におけるIL-33,TSLP,IL-25の役割を解説する.

1 IL-33

　IL-33は,IL-1やIL-18とアミノ酸配列で相同性をもつIL-1ファミリーサイトカインとして同定された[2].IL-33の発現は肺,脳,腸管,眼,関節,皮膚,腹腔および脂肪組織など多様な組織において認められる.IL-33の産生細胞として,上皮細胞,内皮細胞,線維芽細胞,脂肪細胞,肝細胞,平滑筋,アストロサイトおよびオリゴデンドロサイトなどの組織細胞や樹状細胞,マクロファージ,単球,マスト細胞などの免疫細胞があげられる[3].多くの細胞においてIL-33は核内に恒常的に発現しており,核内IL-33は,細胞に物理的傷害が加わりネクローシスが誘導されると,傷害関連分子パターン(damage-associated-molecular patterns:DAMPs)として細胞内容物とともに細胞外へ

放出される.IL-33のほかに,代表的なDAMPsとしてIL-1α,HMGB1やS100タンパク質などがあげられ,DAMPsはさまざまな免疫細胞を活性化し炎症を誘導する(**図1**).また,IL-33の発現は炎症性サイトカイン,TLRリガンド,Fc受容体架橋などさまざまな刺激に伴って増強される.

　IL-33は核ドメイン,活性化ドメインおよびIL-1様サイトカインドメインから構成される.IL-33の核ドメインには核移行シグナルおよびクロマチン結合モチーフが含まれており,通常IL-33の多くは核内に局在している.IL-33の核ドメインを赤色蛍光タンパク質に置換したIl33[tm1/+]マウスの細胞ではIL-33の核内局在が抑制される.一方,Il33[tm1/+]マウスの血中IL-33濃度の上昇に伴って,好酸球の浸潤を主徴とする炎症が多臓器に認められることが示されている[4].また,核ドメインを欠くIL-33は全長型IL-33と比較して,ネクローシスに伴う細胞外への放出が増強されることがin vitroで示されている.これらからIL-33の細胞外への放出はIL-33の核内におけるクロマチンへの結合によって負に制御されていることが示唆されている[5].

　IL-33はIL-1受容体ファミリーであるST2(IL-1RL1)と結合し,その後IL-1AcP(IL-1R3)ととも

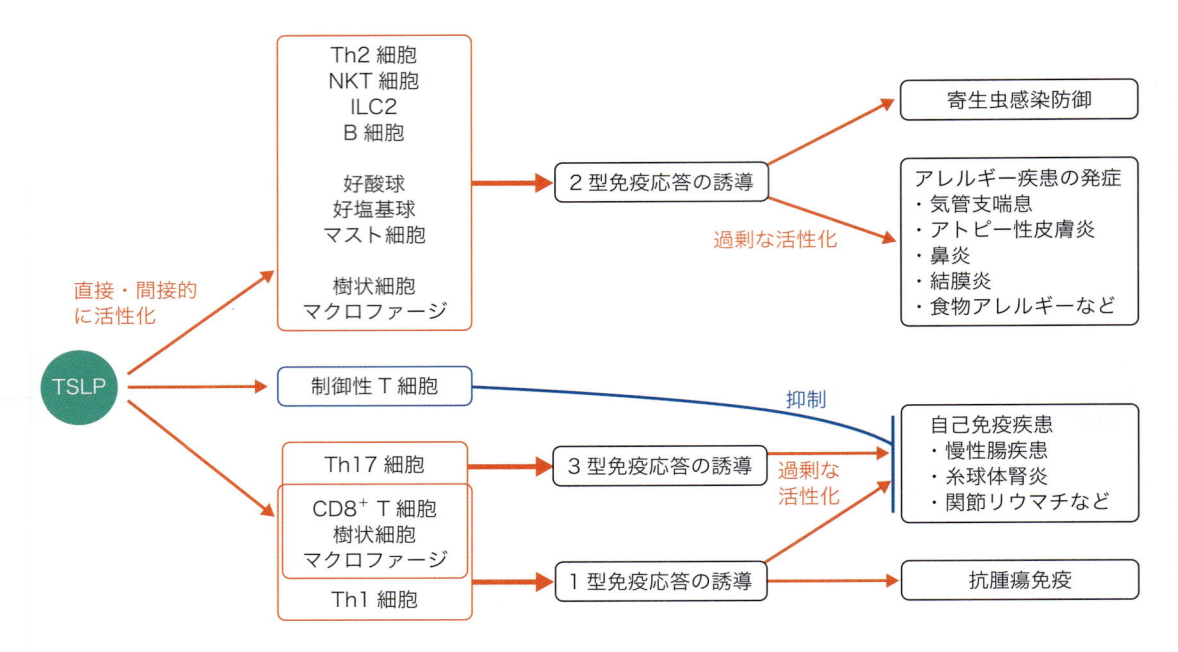

図2　TSLPの生理作用の概要

に複合体を形成し細胞内へシグナルが伝達される[6]．IL–33は上皮細胞や内皮細胞の機能や分化にかかわるほか，さまざまな免疫細胞を活性化する（**図1**）．IL–33をマウスの腹腔内に投与すると，血中，肺や腸管における2型サイトカインの発現上昇や好酸球の増加，および血中IgE値の上昇を誘導することが報告されており[2]，そのようなIL–33による2型免疫応答は獲得免疫細胞が存在しないマウスでも誘導される[6]．獲得免疫系非依存的なIL–33による2型免疫応答は，ILC2や好塩基球によって担われていることが明らかにされている[7]．発見当初，IL–33は2型免疫応答を誘導するサイトカインとして考えられていたが，自己免疫疾患の発症，抗腫瘍免疫応答，細菌感染における自然免疫応答などの増強に関与することが明らかになってきた（**図1**）．一方で，制御性T細胞の増殖やミエロイド由来サプレッサー細胞の分化を誘導し免疫応答を負に制御することも知られている（**図1**）．

2 TSLP

TSLPは胸腺由来ストローマ細胞株培養液中から，プレB細胞の増殖および分化誘導因子として同定されたIL–7ファミリーサイトカインである．TSLPの発現は胸腺で高く認められ，肺，骨髄，脾臓やリンパ節でも認められる．TSLPの発現細胞としてストローマ細胞，上皮細胞，線維芽細胞などの組織細胞に加え，樹状細胞およびマスト細胞が知られている．TSLP受容体（IL–7R α 鎖とTSLPRのヘテロダイマー）は，樹状細胞，CD4[+]/CD8[+] T細胞，B細胞，マスト細胞，好塩基球，好酸球，ILC2およびNKT細胞などの免疫細胞で発現している（**図2**）[8]．TSLPを投与したマウスや過剰発現させたマウスでは，2型サイトカインの発現上昇や好酸球の増加，および血中IgE値の上昇を伴う気道炎症や皮膚炎が誘導されることが報告され，そのTSLPによる2型免疫応答はT細胞を介して誘導されることが知られている．TSLPは，CD4[+] T細胞に直接作用して，IL–4の産生を誘導し，そのIL–4を介してTh2細胞への分化にかかわるとされる[1][9]．また，主に上皮細胞から産生されたTSLPは，組織の樹状細胞を活性化し，組織からリンパ節への遊走を促進し，樹状細胞の抗原提示能力を高める（MHCクラスIIに加え，CD40，CD80，CD86やOX40Lなどの正の共刺激分子の発現を増強する）ほか，特にTSLPによって誘導されたOX40LがTh2細胞への分化に重要であることが報告されている．さらに，TSLPはマスト細胞や好塩基球，ILC2から2型サイトカイン産生を誘導し，好

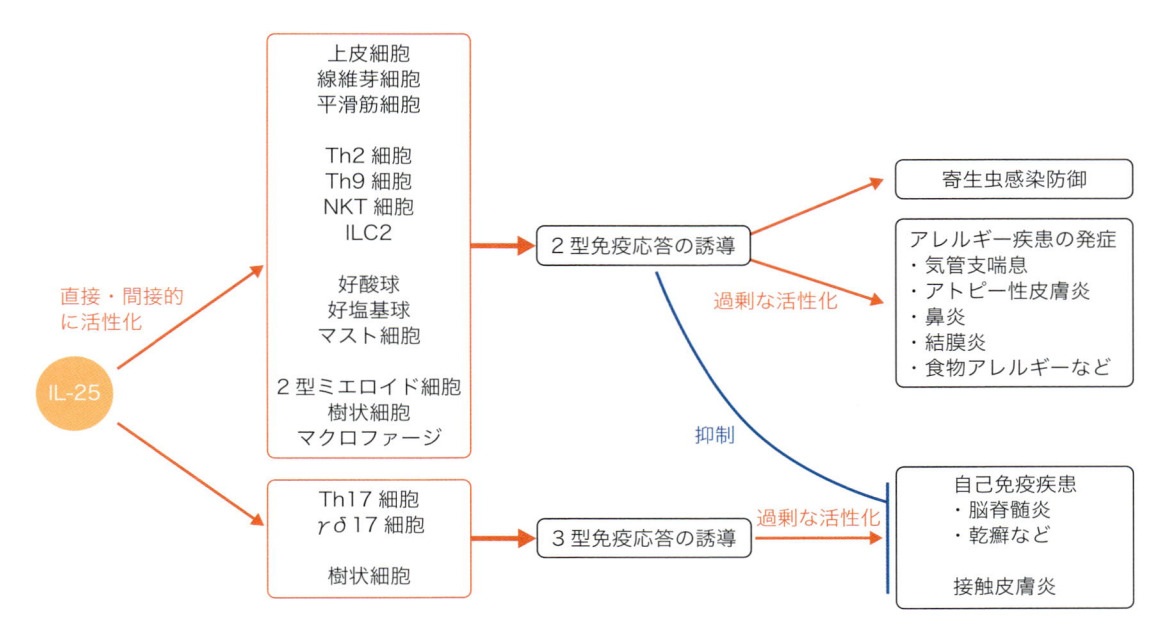

図3　IL-25 の生理作用の概要

酸球からのIL-6，CXCL1，CXCL8やCCL2などの炎症性サイトカインやケモカイン産生を誘導する[1]．上述したようにTSLPはTh2細胞の誘導や顆粒球の活性化を介して2型免疫応答を誘導し，抗寄生虫応答やアレルギー疾患の発症にかかわる一方で，関節リウマチなどの自己免疫疾患の病態形成や抗腫瘍免疫応答へも関与していることが報告されている（**図2**）．

3 IL-25

　IL-25（IL-17E）はIL-17ファミリーに属するサイトカインで，その発現は肺，腎臓，腸管，子宮，中枢神経系などさまざまな組織で認められる．IL-25産生細胞には，上皮細胞や内皮細胞，Tuft細胞などの組織細胞やTh2細胞，cecal patch由来CD4[+]およびCD8[+]T細胞，マスト細胞，マクロファージ，好塩基球，好酸球などの免疫細胞があげられる[10) 11]．IL-25受容体（IL-17受容体ファミリーに属するIL-17RAとIL-17RBのヘテロ二量体）は，平滑筋細胞，線維芽細胞や上皮細胞などの組織細胞のほか，Th2細胞，Th9細胞，NKT細胞，好酸球，マクロファージ，樹状細胞，2型ミエロイド細胞（2TM）やILC2などの免疫細胞に発現している（**図3**）[10]．マウスへIL-25の腹腔内ある

いは経鼻投与を行うと，組織における2型サイトカインの発現や血中IgE値の上昇，肺や小腸への好酸球の浸潤や粘液産生，気道過敏性の亢進，肺の血管増生や平滑筋肥厚が誘導される[12) ～15]．このIL-25による2型免疫応答はIL-5とIL-13の誘導に依存しており，獲得免疫細胞が存在しないマウスにおいても誘導される．獲得免疫系非依存的なIL-25による2型免疫応答は，ILC2によって担われていると考えられている[7]．

　IL-25は2型免疫応答の誘導および活性化を介して，1型免疫応答を抑制するだけでなく，2型免疫応答の誘導および活性化に依存しない1型免疫応答の抑制作用ももつ．例えば，LPSあるいはペプチドグリカン（PGN）刺激による単球からのIL-12やTNFの産生を直接抑制する[16]．急性大腸炎に対するマウスモデルであるPGN誘導性大腸炎では，1型免疫応答の過剰な活性化が観察される．IL-25を腹腔内投与したマウスではPGN誘導性大腸炎が抑制される[16]．そのIL-25による大腸炎抑制効果は，IL-25によって誘導された2型サイトカイン（IL-13）の影響ではなく，IL-13非依存的なIL-25による1型免疫応答抑制作用が示唆されている[16]．多発性硬化症に対するマウスモデルである実験的自己免疫性脳髄炎（EAE）はIL-17A依存的な3型免疫応答の過剰な活性化によって発症する自己免疫疾

患の1つである．このモデルにおいて，IL-25はIL-13の産生を増強し，このIL-13がTh17細胞の分化を抑制することにより，EAEの発症を抑制することが知られている[17]．乾癬に対するマウスモデルであるイミキモド誘導性皮膚炎も3型免疫応答依存的に発症することが知られている．イミキモドはTLR7を介して皮膚樹状細胞からIL-23の産生を誘導し，このIL-23が$\gamma\delta$T細胞からIL-17A産生を誘導する．IL-17AはケラチノサイトからIL-25の発現を誘導し，このIL-25はケラチノサイトの過剰な活性化と増殖を誘導することにより，乾癬の増悪にかかわることが報告されている[18]．化学物質などの接触によって起きるアレルギー性接触皮膚炎に対するマウスモデル（フルオレセインチオシアネート誘導性およびジニトロフルオロベンゼン誘導性接触型過敏症）も3型免疫応答依存的に発症する．化学物質の刺激によってケラチノサイトやマスト細胞から産生されたIL-25が真皮樹状細胞からIL-1βの産生を誘導し，このIL-1βが皮膚内に浸潤してきたTh17細胞を活性化することによって皮膚炎の悪化にかかわることが報告されている[19]．したがって，IL-25は，2型免疫応答を誘導するサイトカインとして作用するだけでなく，1型および3型免疫応答の抑制，あるいは，3型免疫応答の増強にかかわることが示されている（**図3**）．

④ 喘息とIL-33，TSLPおよびIL-25

上述したような2型サイトカイン誘導因子としてIL-33，TSLPおよびIL-25は喘息の発症や病態の形成にかかわっていると考えられている．近年，アレルギー疾患を含む多数の疾患を対象に，遺伝学的に関連する領域を同定する目的で，一塩基多型（SNP）を対象とした解析やゲノムワイド関連解析（genome-wide association study：GWAS）が広く行われている．喘息患者を対象としたGWASでは，喘息の発症とST2およびIL-33遺伝子やプロモーター領域，TSLP遺伝子の変異との関連が指摘されている[20]．また，喘息患者から採取した検体（平滑筋細胞や上皮細胞，血清，喀痰および肺胞洗浄液）では健常人と比較して，IL-33，TSLPおよびIL-25 mRNAの発現やそれらサイトカイン濃度が高値であることが示されている[1]．喘息の増

悪要因の1つとしてウイルス感染があげられるが，ライノウイルスに感染した喘息患者では肺胞洗浄液中の好酸球数の増加とともに鼻汁中IL-33濃度が増大する[21]．

抗原特異的な喘息に対するマウスモデルとして，ニワトリ卵白アルブミン（OVA）誘導性あるいはダニ（house dust mite：HDM）抽出物誘導性気道炎症が汎用されている．OVAによる気道炎症は，感作時にアジュバントとしてalumの有無によって気道炎症の誘導メカニズムが異なることが知られている．一例として，alumを使用した場合はIgE非依存的，使用しない場合はIgE依存的な気道炎症とされる[22]．IL-33欠損マウスではOVA（alumあり）およびHDM誘導性気道炎症の病態が抑制されるが，IgE産生やTh2細胞の分化は野生型マウスと同等に誘導される[23]．マウスにIL-33を吸入させると気道炎症を誘発できるが，そのIL-33による気道炎症はT細胞を欠損するマウスでも誘導されることから[23][24]，IL-33は感作相における獲得免疫の誘導よりも炎症惹起相における局所の炎症誘導にかかわると考えられている（**図4**）．

TSLPR欠損マウスやTSLP阻害剤（抗TSLPR阻害抗体やTSLPR-Ig）を投与したマウスではOVA（alumあり）誘導性気道炎症モデルでみられる2型免疫応答（粘液産生や杯細胞の過形成および肺胞洗浄液中の好酸球浸潤や2型サイトカイン産生およびOVA特異的IgE産生など）が抑制される．マウスにTSLPを吸入させると気道炎症を誘発できるが，そのTSLPによる気道炎症はT細胞を欠損するマウスでは誘導されないことから，TSLPは感作相における獲得免疫の誘導（樹状細胞の活性化を介したTh2細胞の分化および活性化）に深くかかわると考えられている[8][9]．一方で，TSLPR欠損マウスではHDM誘導性気道炎症や鼻炎の症状は野生型マウスと同程度に認められ，このモデルではTSLPは発症および病態の形成に必須ではないことが示されている[25][26]．

IL-25RはIL-17RAとIL-17RBのヘテロ二量体で構成されるが，IL-17RAはIL-17A，IL-17C，IL-17Fに対する受容体構成鎖でもあり，また，IL-17RBはIL-17Bに対する受容体構成鎖でもある．IL-17RAやIL-17RBの作用を阻害したマウス（阻害抗体を投与したマウスや遺伝子欠損マウス）を用いて，OVAおよび

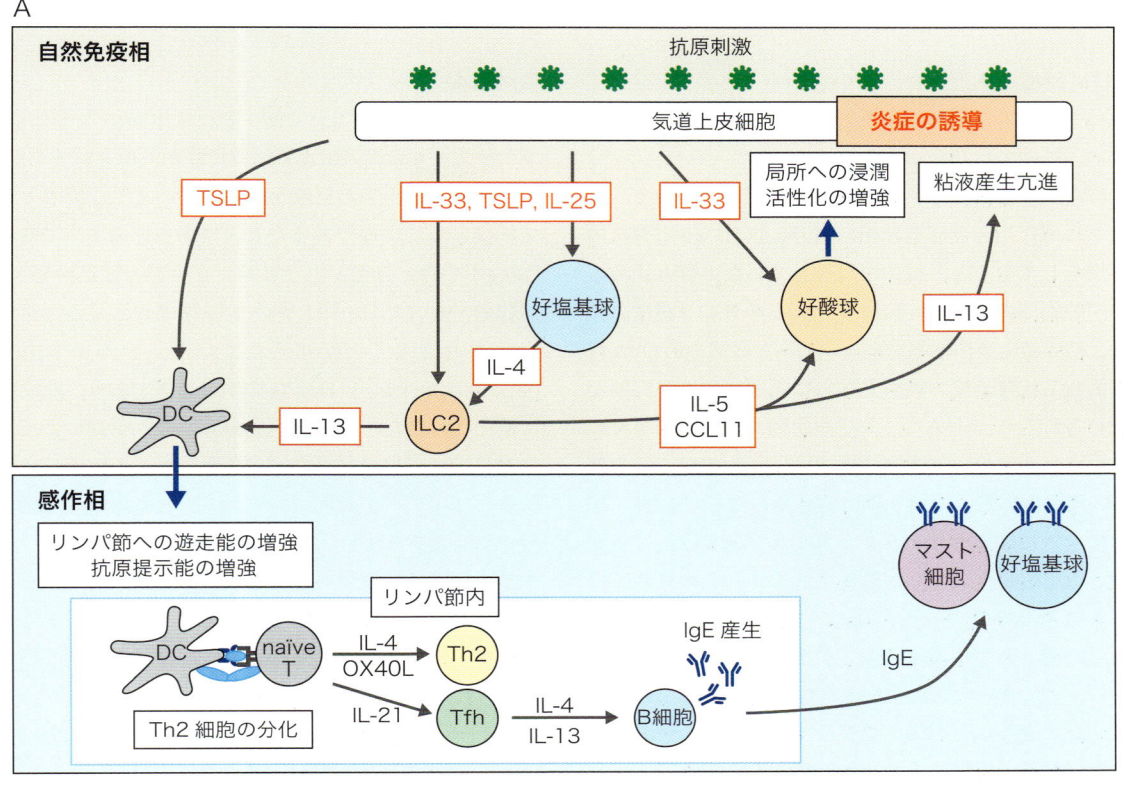

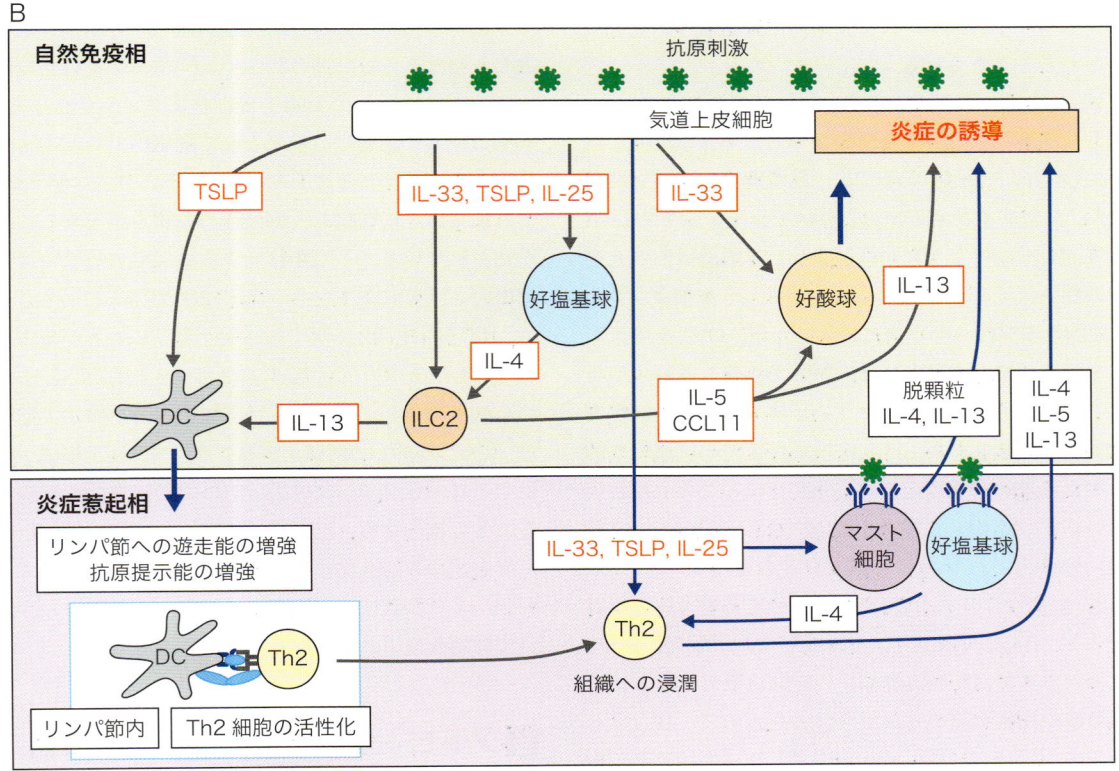

図4 IL-33, TSLP, IL-25と喘息

A）抗原感作時における自然免疫応答と獲得免疫応答．B）炎症惹起相における自然免疫応答と獲得免疫応答．

HDM誘導性気道炎症などの評価もなされているが，IL-25とその他のリガンドとの作用の区別がつかないため，ここでは紹介を控える．

OVA（alumあり）誘導性喘息モデルにおいて，マウスに感作相と炎症惹起相の両方に抗IL-25阻害抗体を投与しておくと，抗体を投与していない群と比較して，肺洗浄液中の好酸球数，IL-5やIL-13濃度の減少，粘液産生や杯細胞過形成の抑制，血清中のOVA特異的IgE抗体濃度の減少とともに気道過敏性の抑制が認められる[27]．一方で，炎症惹起相にのみ抗体を投与したマウスでは，気道過敏性は抑制されるが，その他の2型免疫応答の抑制効果は認められない[27]．IL-25をマウスに経鼻投与すると，肺での2型免疫応答の増強と気道過敏性の亢進が認められるが，このIL-25による気道過敏性の亢進効果は，IL-13欠損マウスやIL-4・IL-5・IL-9・IL-13欠損マウスでも認められる[27]．したがって，IL-25は，OVA（alumあり）誘導性喘息モデルにおいて，2型サイトカインの誘導を介して好酸球の浸潤などの2型免疫応答を誘導し，一方で，2型サイトカイン非依存的に気道過敏性の亢進にかかわると考えられる．

IL-25欠損マウスではOVA（alumありおよびalumなし）誘導性気道炎症モデルでみられる2型免疫応答（粘液産生，杯細胞の過形成，肺洗浄液中の好酸球浸潤，2型サイトカインおよびケモカイン産生やOVA特異的IgE産生など）が抑制され，気道過敏性の亢進も抑制される[28]．OVAで感作したIL-25欠損マウスのT細胞を未感作のマウスに移入した後，OVAを吸入して炎症を誘導した場合には，OVAで感作した野生型マウスのT細胞を未感作のマウスに移入した群と同程度に炎症が起きるため，IL-25は感作相での抗原特異的なTh2細胞の分化などには必須ではないことが示されている．一方で，正常なT細胞（OVA特異的Th2細胞）を移入したRag2欠損マウスおよびIL-25欠損Rag2欠損マウスにOVAを吸入させて気道炎症を誘導すると，Rag2欠損マウスと比較してIL-25欠損Rag2欠損マウスでは肺胞洗浄液中の好酸球数の低下と気道過敏性の抑制が認められる[28]．したがって，IL-33と同様に，IL-25はOVA（alumあり）誘導性喘息モデルにおいて，感作相における獲得免疫の誘導よりも炎症惹起相における局所の炎症誘導にかかわると考えられ

る（図4）．

抗原非特異的な喘息に対するマウスモデルとして，プロテアーゼの吸入による気道炎症が汎用されている．ヒョウヒダニ由来の抗原が喘息発症の主要な因子として指摘されている．ヒョウヒダニの抗原の1つであるDer p1やDer f1はシステインプロテアーゼであり，未感作のマウスにDer p1やDer f1を吸入させると気道炎症が起きることが知られている．パパイヤ由来papainはDer p1やDer f1のホモログであり，産業的に使用されたことがあり，papainの吸入曝露によって従業員内に喘息様気道炎症が多発したことが過去に報告されている[29]．Der p1やDer f1と同様に，未感作のマウスであっても，papainを吸入させると獲得免疫系非依存的に好酸球の浸潤を主徴とする気道炎症を誘導できる．Der p1やDer f1，papainのプロテアーゼ活性を失活させた場合には気道炎症は誘導されないため，これらシステインプロテアーゼの抗原性ではなく，プロテアーゼ活性が気道炎症の誘導に必要である[6]．papainによる気道炎症は，獲得免疫細胞が存在しないマウスでも誘導されるのに対し，ILC2や好塩基球を除去したマウスでは抑制される．papainは，そのプロテアーゼ活性により，気道上皮細胞にダメージを与え，細胞の破壊を誘導し，結果として細胞内のDAMPsの放出をもたらす．そのDAMPsのうち，IL-33がILC2や好塩基球を活性化し，好酸球の浸潤を誘導することが知られている[6][7]（図4）．さらに，喘息患者では末梢血および肺胞洗浄液中のILC2数が増加していることや，ILC2のIL-33に対する感受性が高いことが報告されている[30]〜[32]．一方で，IL-33はマスト細胞からIL-2の産生を誘導し，このIL-2が肺胞内の制御性T細胞（抗原非特異的）の増殖を誘導する．制御性T細胞が産生するIL-10が，IL-33によるILC2の活性化を抑制することも報告された[33]．したがって，IL-33は，ILC2や好塩基球の活性化を介した炎症増強作用と，マスト細胞による制御性T細胞の増殖および活性化を介した炎症抑制作用の二面性をもつと考えられる．

5 アトピー性皮膚炎とIL-33，TSLP，IL-25

アトピー性皮膚炎（atopic dermatitis：AD）は，瘙

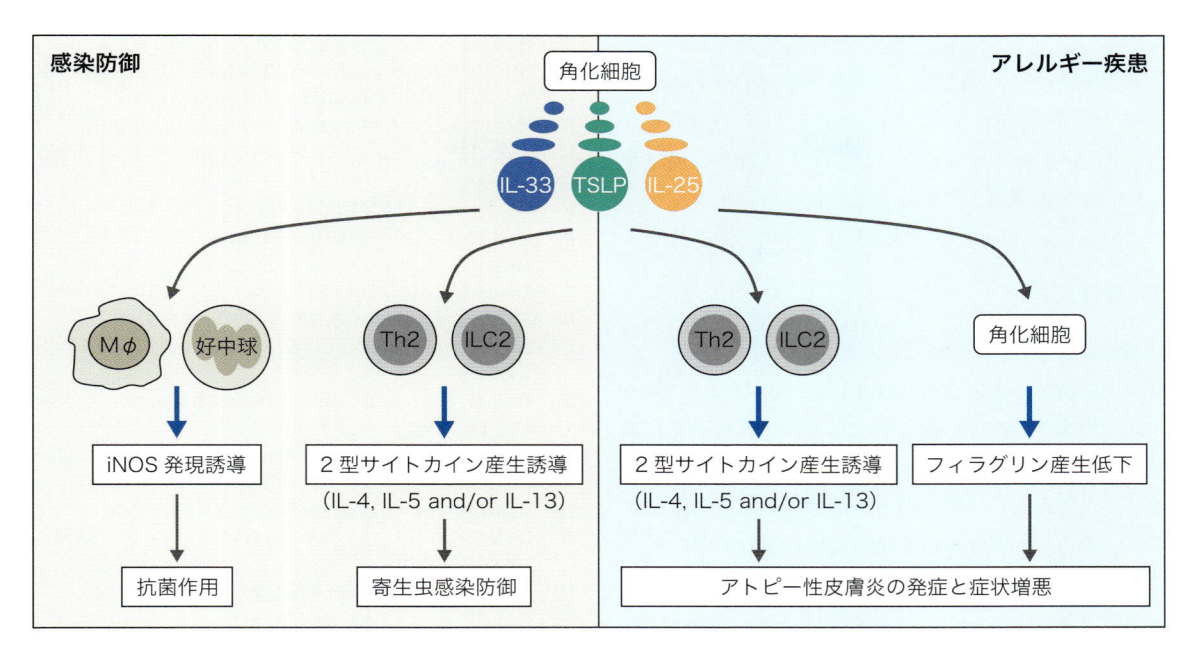

図5　IL-33，TSLP，IL-25とアトピー性皮膚炎

痒を伴い，特徴的な皮疹と分布を呈し，慢性反復性の経過をたどる慢性炎症性皮膚疾患である[34]．皮膚バリア機能障害，自然免疫や獲得免疫応答の異常，および病原生物に対する免疫防御の欠陥など複合的な要因が病態形成に関与する．ADを対象としたGWASではIL-33受容体鎖のST2（IL1RL1），TSLPやTSLP受容体鎖のTSLPRに関連する遺伝子領域でのSNPが報告されている[35]．

皮膚バリア機能の低下は外来抗原（アレルゲン）の皮内への侵入を引き起こし，アレルゲンに対する過剰な免疫応答の引き金となる．角質層の形成に必要なフィラグリンの遺伝子変異や発現量の低下はバリア機能障害を引き起こし，ADの発症の要因の1つとして考えられている[34]．フィラグリン遺伝子に変異（一塩基欠損）をもち，フィラグリンの発現量が減少しているflaky tailマウスでは週齢を重ねるごとに皮膚でのIL-33の発現が亢進する[36]．AD患者では主にIL-33，TSLPとIL-25はケラチノサイトから産生され，これらサイトカインはケラチノサイトにおけるフィラグリンの発現を抑制しバリア機能の低下を導くことによりADの増悪にかかわると考えられている[37]（**図5**）．

AD患者の病変部皮膚では黄色ブドウ球菌が増殖し

やすいことが知られており，夏季には掻破に伴い伝染性膿痂疹を合併することがある．AD患者の皮膚における黄色ブドウ球菌感染部位では，マクロファージのIL-33産生とケラチノサイトのTSLP産生が増強していることが知られている[38)39]．マクロファージからのIL-33はマクロファージ自身の一酸化窒素合成酵素（iNOS）の産生を誘導し[38]，TSLPは好中球の活性化を誘導することにより抗菌作用を示す一方で[39]，過剰なIL-33やTSLP産生はADの増悪にかかわると考えられている．また，AD患者では，単純ヘルペスウイルス（HSV）によるカポジ水痘様発疹症を合併することが知られているが，IL-33がHSV感染に対し抑制的に作用するのに対し[40]，IL-25はHSV感染を増強することが知られている[41]．しかしながら，HSVに対する感染防御におけるIL-33，TSLP，IL-25とADの病態形成におけるそれらサイトカインの影響についてはよくわかっていない．

ADに対するマウスモデルとして，2,4-ジニトロクロロベンゼン（dinitrochlorobenzene：DNCB）やビタミンD_3アナログ（MC903；カルシポトリオール）を連続塗布するAD様皮膚炎が利用されている．DNCBによるAD様皮膚炎では，抗IL-33ポリクローナル抗

体投与によってAD様皮膚炎の改善がみられる[42]．また，MC903によるAD様皮膚炎が，野生型マウスに比べて，IL-33欠損マウス，ST2欠損マウス，TSLP欠損マウス，TSLPR欠損マウス，およびIL-17RB欠損マウスにおいて抑制されていることが報告されている[43]．

おわりに

本邦では2016年に喘息治療薬として抗IL-5モノクローナル抗体であるmepolizumabが使用され，2018年に新規AD治療薬としてIL-4とIL-13の共通受容体（IL-4Rα）に対するモノクローナル抗体（dupilumab）が使われており，重症患者への治療効果が認められている．また，dupilumabを用いた重症喘息患者に対する臨床試験や，mepolizumabや抗IL-13モノクローナル抗体（lebrikizumab）を用いた中等症〜重症のAD患者に対する臨床試験も行われており，さらなる治療開発が行われている[44]〜[46]．中等症の喘息患者を対象とした発作誘発試験では抗TSLPモノクローナル抗体を用いた患者群においてプラセボ対象群と比較して，気道過敏性の改善が認められた[47]．また，抗TSLPモノクローナル抗体（tezepelumab）を用いた，AD患者に対する無作為化二重盲検プラセボ対照比較試験では，統計学的有意差はないものの実薬群がプラセボ群に比べて皮膚炎の改善傾向がみられた[48]．以上のことから，IL-4，IL-5やIL-13の上流に位置すると考えられているIL-33，TSLPとIL-25が，今後，喘息やADに対する治療の新規ターゲットとして重要な役割を担う可能性が示唆されており，さらなる研究成果が期待されている．

文献

1) Han H, et al：Immunol Rev, 278：116-130, 2017
2) Schmitz J, et al：Immunity, 23：479-490, 2005
3) Martin NT & Martin MU：Nat Immunol, 17：122-131, 2016
4) Bessa J, et al：J Autoimmun, 55：33-41, 2014
5) Travers J, et al：Nat Commun, 9：3244, 2018
6) Nakae S, et al：Allergol Int, 62：13-20, 2013
7) Kabata H, et al：Immunol Rev, 286：37-52, 2018
8) Ziegler SF & Artis D：Nat Immunol, 11：289-293, 2010
9) Ziegler SF：J Allergy Clin Immunol, 130：845-852, 2012
10) Iwakura Y, et al：Immunity, 34：149-162, 2011
11) von Moltke J, et al：Nature, 529：221-225, 2016
12) Fort MM, et al：Immunity, 15：985-995, 2001
13) Hurst SD, et al：J Immunol, 169：443-453, 2002
14) Sharkhuu T, et al：Clin Exp Allergy, 36：1575-1583, 2006
15) Yao XJ, et al：Clin Exp Allergy, 44：765-777, 2014
16) Caruso R, et al：Gastroenterology, 136：2270-2279, 2009
17) Kleinschek MA, et al：J Exp Med, 204：161-170, 2007
18) Xu M, et al：Immunity, 48：787-798.e4, 2018
19) Suto H, et al：J Allergy Clin Immunol, 142：1500-1509.e10, 2018
20) Wjst M, et al：Curr Opin Allergy Clin Immunol, 13：112-118, 2013
21) Jackson DJ, et al：Am J Respir Crit Care Med, 190：1373-1382, 2014
22) Oboki K, et al：Allergol Int, 57：121-134, 2008
23) Oboki K, et al：Proc Natl Acad Sci U S A, 107：18581-18586, 2010
24) Kondo Y, et al：Int Immunol, 20：791-800, 2008
25) Chu DK, et al：J Allergy Clin Immunol, 131：187-200. e1, 2013
26) Nakanishi W, et al：Biochem Biophys Rep, 7：119-123, 2016
27) Ballantyne SJ, et al：J Allergy Clin Immunol, 120：1324-1331, 2007
28) Suzukawa M, et al：J Immunol, 189：3641-3652, 2012
29) Milne J & Brand S：Br J Ind Med, 32：302-307, 1975
30) Bartemes KR, et al：J Allergy Clin Immunol, 134：671-678.e4, 2014
31) Christianson CA, et al：J Allergy Clin Immunol, 136：59-68.e14, 2015
32) Jia Y, et al：Am J Respir Cell Mol Biol, 55：675-683, 2016
33) Morita H, et al：Immunity, 43：175-186, 2015
34) 加藤則人，他：日本皮膚科学会雑誌，126：121-155, 2016
35) Tamari M & Hirota T：J Dermatol, 41：213-220, 2014
36) Savinko T, et al：J Invest Dermatol, 132：1392-1400, 2012
37) Nomura T & Kabashima K：J Allergy Clin Immunol, 138：1548-1555, 2016
38) Li C, et al：PLoS Pathog, 10：e1003918, 2014
39) West EE, et al：Sci Immunol, 1：doi:10.1126/sciimmunol.aaf8471, 2016
40) Aoki R, et al：J Invest Dermatol, 136：1290-1292, 2016
41) Kim BE, et al：J Invest Dermatol, 133：2678-2685, 2013
42) Peng G, et al：Inflammation, 41：154-163, 2018
43) Li C, et al：Cell Death Dis, 8：e2735, 2017
44) Simpson EL, et al：J Am Acad Dermatol, 78：863-871. e11, 2018
45) Castro M, et al：N Engl J Med, 378：2486-2496, 2018
46) Wenzel S, et al：Lancet, 388：31-44, 2016
47) Gauvreau GM, et al：N Engl J Med, 370：2102-2110,

2014

48) Simpson EL, et al : J Am Acad Dermatol, 80 : 1013-
1021, 2019

<筆頭著者プロフィール>
大野建州：2006年，東京歯科大学大学院歯学研究科博士
課程修了．博士課程在学時に'04年より理研RCAIアレル
ギー遺伝子研究ユニット（斎藤博久ユニットリーダー）で
マスト細胞とIL-33の研究をはじめる．国立成育医療セン
ター研究所免疫アレルギー研究部研究員（斎藤博久部長），
東京医科歯科大学分子免疫学分野助教（東みゆき教授）を
経て，'19年より東京歯科大学口腔科学研究センター助教．
現在は，主に共刺激分子，口腔免疫の研究を行っている．

Ⅲ. 新たな視点

1. アレルギー疾患への臨床応用をめざした表皮バリア統合データ解析

小幡祥子，川崎　洋，天谷雅行

表皮バリアと経皮感作のアレルギー疾患発症・増悪における重要性が明らかになり，バリアを標的とした治療・予防法の確立が切望されている．表皮バリアは免疫系や細菌叢等の他因子との密接な相互作用の中で病態にかかわり，患者ごとに複雑で多様なバリア状態を導く．表皮バリアをデータに基づき多角的に評価し，臨床情報や他の疾患関連因子とのネットワーク因果解析を通じて表皮バリアの臨床的意義を理解する統合解析が，表皮バリアがかかわる複雑な病態を読み解き，研究知見の臨床応用推進につながる可能性がある．

はじめに

2006年に皮膚の角層バリアを構成するフィラグリン（filaggrin：FLG）遺伝子変異とアトピー性皮膚炎の関連が疫学的に示された[1]のを機に，アトピー性皮膚炎およびアレルギーマーチ[※1]における主要な発症因子として皮膚のバリア機能異常が注目されるようになった．2008年には，食物抗原の経口摂取は免疫寛容を促進し，経皮的抗原曝露は抗原感作を引き起こすという，dual-allergen-exposure hypothesisの概念が発表[2]

され，これまでの消化管における感作が食物アレルギー発症の主体であるとされていた概念を一新した．本邦においては加水分解コムギが配合された石鹸を使用した2,000人以上の消費者が小麦アレルギーを発症する事例が生じ，食物アレルギー発症における経皮感作の重要性を証明する実例となった[3]．

これまでに表皮バリア異常が皮膚炎発症およびさまざまなアレルギー形成のトリガーとなるメカニズムが研究され，表皮バリア破綻には表皮バリア遺伝子異常に加え，免疫学的多様性，皮膚微生物群，外部環境要因など，患者個々で異なる多種多様な疾患要素が複雑

[略語]
FLG：filaggrin（フィラグリン）
LC：Langerhans cell（ランゲルハンス細胞）
SG：stratum granulosum（顆粒層）
TEWL：transepidermal water loss（経皮水分蒸散量）
TJ：tight junction（タイトジャンクション）

> **※1　アレルギーマーチ**
> アトピー素因をもつ患者は，乳幼児期のアトピー性皮膚炎からはじまり，食物アレルギー，気管支喘息，アレルギー性鼻炎などのアレルギー疾患を次々発症する特徴的な経過をたどることがあり，これをアレルギーマーチとよぶ．

Integrated data analysis of epidermal barrier for allergic disease
Shoko Obata[1]/Hiroshi Kawasaki[1][2][3]/Masayuki Amagai[1][3]：Department of Dermatology, Keio University School of Medicine[1]/Disease Biology Group, Medical Sciences Innovation Hub Program, RIKEN[2]/Laboratory for Skin Homeostasis, RIKEN Center for Integrative Medical Sciences[3]（慶應義塾大学医学部皮膚科[1]／理化学研究所医科学イノベーションハブ推進プログラム疾患機序研究グループ[2]／理化学研究所生命医科学研究センター皮膚恒常性研究チーム[3]）

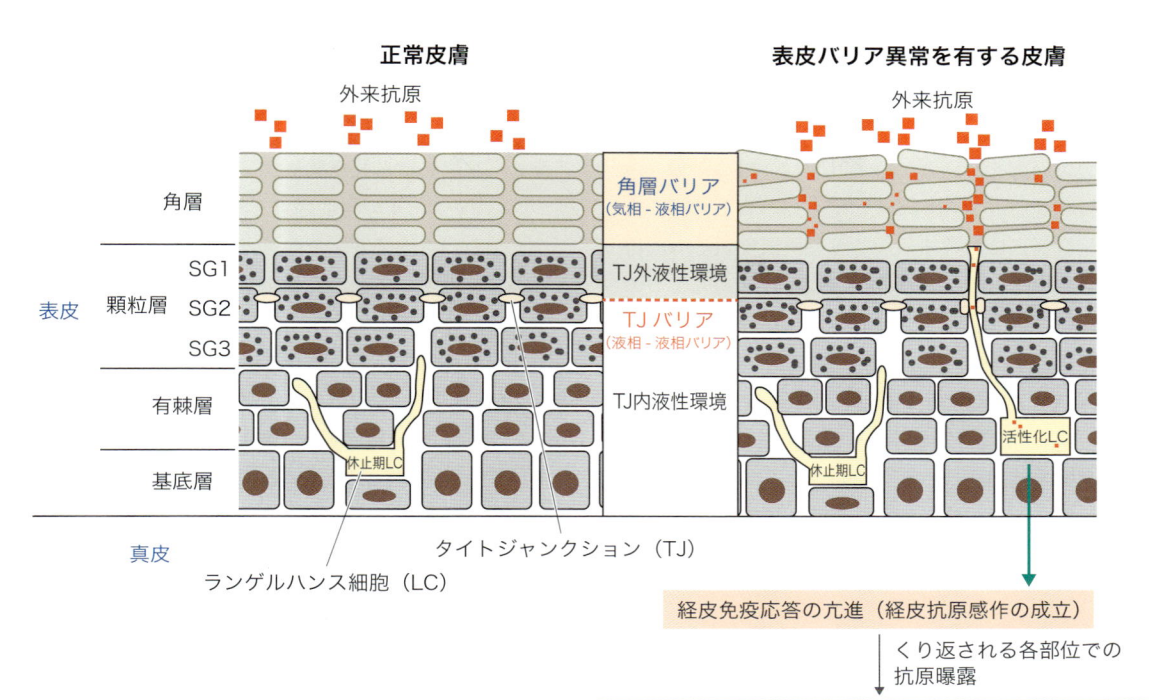

図1 表皮バリア構造とバリア破綻時の経皮抗原感作機構
皮膚には，角層バリアとタイトジャンクション（TJ）バリアが存在する．2つのバリアの内側にランゲルハンス細胞（LC）が存在する．表皮バリア異常を有する皮膚では，外来抗原が表皮内へ侵入しLC等の樹状細胞による抗原の取り込みが亢進する．抗原を取り込んだ樹状細胞による所属リンパ節での抗原提示を経てTh2優位の免疫応答が起こり，くり返す各部位での抗原曝露により最終的にアトピー性皮膚炎の発症やアレルギーマーチの進展につながると考えられている．

に相互作用していることがわかってきた．本稿では，表皮バリアとアレルギーに関する過去の知見をまとめ，表皮バリアを理解しアレルギー疾患病態への臨床応用をめざすための私たちの試みを紹介する．

1 表皮バリアとアレルギー疾患

1）表皮バリア（図1）

　皮膚は，生体と外界を隔て体内の恒常性を保つバリアとして機能する．われわれの皮膚は表皮・真皮・皮下組織の3つに大きく分けられるが，バリアの中心的役割を担うのは最外層に位置する表皮である．表皮はケラチノサイト（表皮細胞）により構成される重層上皮組織である．表皮細胞は，最下層の基底細胞層から有棘細胞，顆粒細胞へと分化しながら上行し，やがて

脱核して最外層の角層を形成した後，脱落していく．有棘細胞が顆粒細胞へ分化する際には，プロフィラグリンが内包されるケラトヒアリン顆粒や，カリクレインやセラミド，抗菌ペプチドなどを含む層板顆粒（ラメラ体）が形成される．顆粒層（stratum granulosum：SG）は3層からなり，基底層側からSG3，SG2，SG1とよばれ，SG3細胞がSG2細胞へ分化する際にタイトジャンクション（TJ）という細胞間結合が形成される[4]．SG1細胞はTJを消失し，脱核後に角層を形成する．成熟した角質細胞は周辺帯とよばれる厚い細胞膜で囲まれ，細胞間は層板顆粒から放出されたセラミドやコレステロールなどの脂質で形成される．角質細胞間はコルネオデスモゾームという細胞間結合で結合し，LEKTIというプロテアーゼ阻害剤やpHにより厳密に制御されながら分解され角層の剥離が起こる．

角層バリアは外界の空気環境と体内の液性環境を隔て，体内の細胞を乾燥や外力による障害から守るとともに，さまざまな抗菌ペプチドを含むことで皮膚表面の細菌叢を制御している．TJバリアは，TJの外側（角層とSG1細胞層）と内側（SG2細胞以下の顆粒層，有棘層，基底層）における異なる細胞外液性環境の維持に寄与していると考えられる．表皮ではこれら2つの要素が互いに補完し合うことで強固なバリアを形づくっている[4]．

2）表皮バリア異常とアレルギー疾患

2006年に尋常性魚鱗癬という皮膚の落屑とドライスキン，掌蹠の皮膚紋理の増強を特徴とする皮膚疾患の原因遺伝子であり，角層の主要な構成要素であるフィラグリンが，アトピー性皮膚炎の主要な発症因子として報告された[5][6]．その後の疫学的調査により，アトピー性皮膚炎を有する気管支喘息，アレルギー性鼻炎，食物アレルギーなどのアレルギー性疾患の発症（いわゆるアレルギーマーチ[※1]）にもフィラグリン変異が関連することが示唆された[1]．さらにフィラグリンの遺伝子変異がアトピー性気管支喘息の発症と有意な相関を示した一方で，アトピー性皮膚炎を有さずに単独発症する気管支喘息との間には関連を認めなかった[7]．フィラグリンの発現は皮膚や口腔粘膜内の角層上皮に限局し，気道や消化管上皮では発現していない[8]．そこで，フィラグリン変異による皮膚バリア機能の破綻が表皮内への外来抗原の侵入を許すことで経皮抗原感作が起こり，感作されたTh2細胞は気道上皮などの体の他部位へ移動後，経気道，経鼻的に抗原曝露が起こると喘息，アレルギー性鼻炎などの全身性アレルギー疾患を発症するという仮説が注目された[9]（**図1**）．

フィラグリン以外にも，フィラグリンに構造や発現が類似するフィラグリン2，TJの主要構成要素であるCLDN1や，LEKTIをコードするSPINK5，epidermal differentiation complexの一部を構成するSPRR3，周辺帯の形成にかかわるTGM1およびTGM5，コルネオデスモゾームの構成にかかわるDSG1およびCDSN，層板顆粒の分泌機構に関与するTMEM79など，さまざまな表皮バリアにかかわる遺伝子多型が，アトピー性皮膚炎およびアレルギー感作のリスクとして報告されている[10]．

2 スキンケアによるアトピー性皮膚炎・アレルギー疾患予防の試み

表皮バリア異常と経皮感作がアトピー性皮膚炎およびアレルギーマーチの発症起点と考えられるようになったことから，生後早期からのスキンケアによるバリア保護がアレルギー疾患の発症予防につながると期待されている．これまでに，生後早期より保湿剤を定期外用するランダム化比較対照試験が英米[11]とわが国[12]それぞれで独立して実施され，ともに保湿剤の定期外用によりアトピー性皮膚炎の発症が抑制されたと報告している．さらにわが国の試験では，研究に参加した乳児の生後1週間以内に計測された皮膚バリアパラメータ（TEWL[※2]，角層内水分量，pH）を用いたpost-hoc解析が実施された[13]．その結果，前額部のTEWL高値群（＝表皮バリア異常群）では生後32週時点でのアトピー性皮膚炎の累積発症率が有意に高く，保湿剤外用によるアトピー性皮膚炎発症予防効果を認めたのに対し，TEWL低値群（＝表皮バリア正常群）では保湿剤外用による予防効果はほとんど認められなかった．また，アイルランドで行われた新生児を対象とした大規模コホート研究では，生後2日目の前額部TEWL値の上昇が，フィラグリン変異の有無にかかわらず，1歳時のアトピー性皮膚炎発症および2歳時の食物アレルギー発症の予測因子となったと報告されている[14][15]．これらの知見は，出生直後の表皮バリア異常がアトピー性皮膚炎やアレルギーマーチへの進展を導き，保湿剤外用による表皮バリア保護により予防できる可能性を示唆する．

3 表皮バリアを標的とした臨床応用への課題

このように表皮バリア異常はアレルギー疾患病態に密接に関与していると考えられ，バリア異常を標的と

※2　TEWL（transepidermal water loss：経皮水分蒸散量）

経皮的な水分透過性を評価し計測する指標．表皮バリアを評価する手法として世界的に最も汎用されている．専用機器での計測が必要で，計測前の環境馴化が必要な点が，臨床現場で使用する際の課題と思われる．

した治療法・予防法の確立が切望されている．そのためには臨床から抽出された問題点を，動物モデルや培養系を用いた基礎実験により解明することが重要である．現在，表皮バリア異常からアレルギー発症やアトピー性皮膚炎様皮膚炎が生じるメカニズムの解明をめざした臨床・基礎医学研究がさかんに実施されているが，臨床応用に至るまでには克服すべき課題が複数ある．私たちの研究知見を含む過去の研究結果を取り上げつつ考察したい．

1）表皮バリアと他の疾患関連因子間の相互作用を理解する重要性

アトピー性皮膚炎，およびアレルギー発症におけるフィラグリンおよび角層バリアの意義の解明をめざし，私たちはフィラグリン完全欠損（$Flg^{-/-}$）マウスを作製し，観察した．その結果，$Flg^{-/-}$マウスは角層が物理的刺激に対して脆弱で尋常性魚鱗癬に類似した所見を呈し，タンパク質抗原のくり返し塗布により経皮免疫応答の亢進が観察されたものの，特殊病原体除去環境下で長期間飼育しても皮膚炎を発症しなかった[16]．実際ヒトにおいても，フィラグリン変異を有すればみなアトピー性皮膚炎を発症するわけではなく，患者の大半がフィラグリン変異をもつわけでもない[1]．重要なことに北海道からの報告では，アトピー性皮膚炎患者で健常者に比して有意にフィラグリン変異がみられた[17]．一方，石垣島の小児を対象にしたコホートスタディでは，フィラグリン変異の有無と疾患発症の間に有意差はみられなかった[18]．北海道は季節による温度差や，暖房器具による室外と室内の湿度の差があるが，石垣島は通年，温暖高湿度の気候が保たれ，室外と室内の環境差も少ないことから，外的環境の違いによりフィラグリン変異の及ぼす影響が異なる可能性が示唆されている．

これらの知見は，前述のアレルギーマーチがフィラグリン変異などの表皮バリア障害を起点に生じるという仮説を支持する一方で，アトピー性皮膚炎やアレルギー疾患発症病態においては表皮バリア機能異常に加え，他の遺伝的，免疫学的背景，くり返される経皮的な環境抗原曝露，生活環境，外的環境など，さまざまな要因が密接にかかわり合っていることを示唆する．

例えば皮膚に表皮バリア異常が生じると，物理的に外来抗原や微生物の経皮的曝露を導くとともに，表皮細胞における炎症性物質の放出につながり，自然免疫の活性化，獲得免疫細胞の動員などによる初期炎症を起こす．その一方で，IL-4，IL-13等のTh2系サイトカインは，それ自体が角化細胞に作用し，フィラグリンやケラチン，セラミドなどの発現を低下させバリア障害を悪化させることが報告されている[19]．アレルギー性炎症の遺伝的リスク因子として自然免疫系のシグナルパスウェイ，T細胞の分化や活性化にかかわるものが報告され[20]，バリア障害が皮膚炎形成のトリガーとして作用するのみならず，皮膚の微細な炎症・免疫異常がバリア障害を悪化させる可能性があることを示唆する．

また，近年は皮膚の常在細菌叢が，皮膚免疫・バリアの恒常性を保つために重要な役割を果たし，アトピー性皮膚炎およびアレルギー発症に重要な役割を担うと考えられている[21]．皮膚に定着する細菌それ自体が毒素やプロテアーゼを産生することで皮膚バリアを破壊し炎症を惹起する機序が考えられる一方で，皮膚が乾燥し表皮バリア障害が生じると皮膚表面のpHはアルカリ性に傾き，dysbiosisなどの微生物叢の構成異常につながることが知られている[22]．そして同じ菌が定着していてもその菌が宿主に与える影響というのは，皮膚の微小環境・バリア状態の違いに左右される可能性が示唆されている．

2）ネットワーク型因果解析の重要性（図2）

このように，表皮バリアは免疫系や細菌叢等の他因子との密接な相互作用のなかで悪循環を生み，皮膚炎の増悪・アレルギー発症につながると考えられる．この場合，先の$Flg^{-/-}$マウスやフィラグリンのみに着目した臨床研究に代表される従来型の一対一因果モデルでは病態を十分に説明することは難しい．皮膚バリアと各因子間の相互作用を読み解き病態を理解するためには，要因間の相互作用を考慮したネットワーク型の因果モデルを用いる必要がある．モデルの構築には各因子の状態を適切に反映する"ありのままの（介入を受けない）"多変数データを取得することが重要である．

3）表皮バリア評価の重要性

表皮バリアを含めたネットワーク型因果解析を実施するには，表皮バリア状態・機能を正しく評価するパラメータが必須である．現在の表皮バリア機能は，ヒト，モデル動物を問わず，TEWLと角層内水分量を専

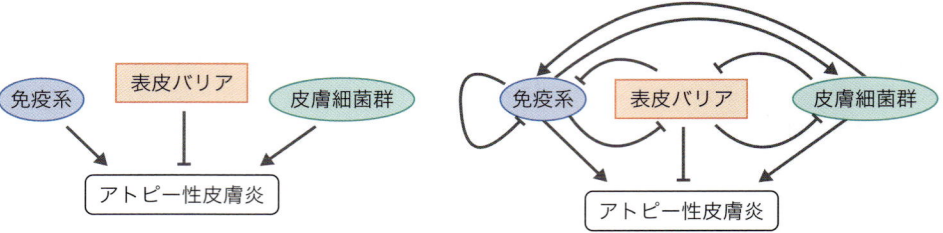

一対一因果モデル

要因間の相互作用を考慮した
ネットワーク型因果モデル

図2　ネットワーク型因果解析モデル
従来の臨床・基礎医学研究で用いられることの多い一対一因果モデルでは，それぞれの因子が疾患に及ぼす影響は別々のスタディでデザインして調べる．このモデルの場合，単一因子の影響が強い疾患の病態解析に対しては有用であるが，アレルギー疾患における表皮バリア異常のような複数の因子（免疫系や細菌群，外部環境等）と複雑な相互作用を示す病態の場合は，各因子の因果関係を正しく理解することができない．この場合は要因間の相互作用を考慮したネットワーク型の因果モデルを用いて解析することが有用である．

用機器で測定することにより評価されることがほとんどである．しかしTEWLと角層内水分量の計測データは必ずしも相関するものではなく，またこれらの指標のみで表皮のバリア状態を十分に評価できるかどうかは不明である．実際，われわれは$Flg^{-/-}$マウスを作製し，$Flg^{-/-}$角層の物理的脆弱性と外来物質の角層透過性の異常を報告したが，このときのTEWLと角層内水分量は，$Flg^{-/-}$マウスと野生型マウス間で差を認めなかった[16]．また筆者らはこれまでに$Flg^{-/-}$マウス[15]，TMEM79変異マウス[23]，SASPase欠損マウス[24] のような各表皮バリア異常マウスのバリア機能を比較したところ，それぞれ角層内水分量測定，テープストリッピングによる角層表皮脆弱性評価という異なる評価項目でバリア異常の差異を観察した．これらの結果は，一口に表皮バリア異常といってもその実態は多様な病態を含み，それを正確に理解するために複数の視点からバリア機能を統合的に理解することが重要であることを示唆する．

4 表皮バリアを理解し臨床応用につなげるための統合型データ解析

そこで私たちは，表皮バリアを多角的に評価し，臨床情報や他の疾患関連因子とのネットワーク因果解析を通じて表皮バリアの臨床的意義を理解する統合解析

を進めている（**図3**）．表皮バリアを多角的視点から数値パラメータに落とし，パターン解析をすることで患者個々人に特徴的で，その時々に応じたバリア状態が視覚化・層別化できる．そして各パラメータ間のネットワーク解析を実施し，連動して動くパラメータに着目することで，日常の場で実施が困難な計測を簡易な評価手法で代用することが可能となる．近年は皮膚表面画像の解析技術やウェアラブル機器を用いた皮膚パラメータの計測技術が発展してきており，これらを上手く取り入れることで，表皮バリアの理解は大きく進展すると期待される．

要因間の相互作用を考慮したネットワーク型の因果モデルは，表皮バリアが導く疾患病態の理解をもたらす仮説の構築につながり，臨床データから導き出された特徴，問題点は適切なマウスモデルにリバーストランスレーション（※3参照）することで，詳細かつ精緻な解析につなげる．このようなプロセスから見出された新たな創薬ターゲットや治療法は，患者の多様性を意識し対象を考慮したうえでのトランスレーショナ

※3　リバーストランスレーショナル研究
基礎研究で得られた知見（診断法・新規薬剤等）を臨床研究に応用する"トランスレーショナル研究"に対し，臨床現場から導かれた解決すべき課題を基礎研究により解決しようとする研究．最終的に基礎研究結果は臨床現場にフィードバックされ，さらなる臨床研究等に応用される．

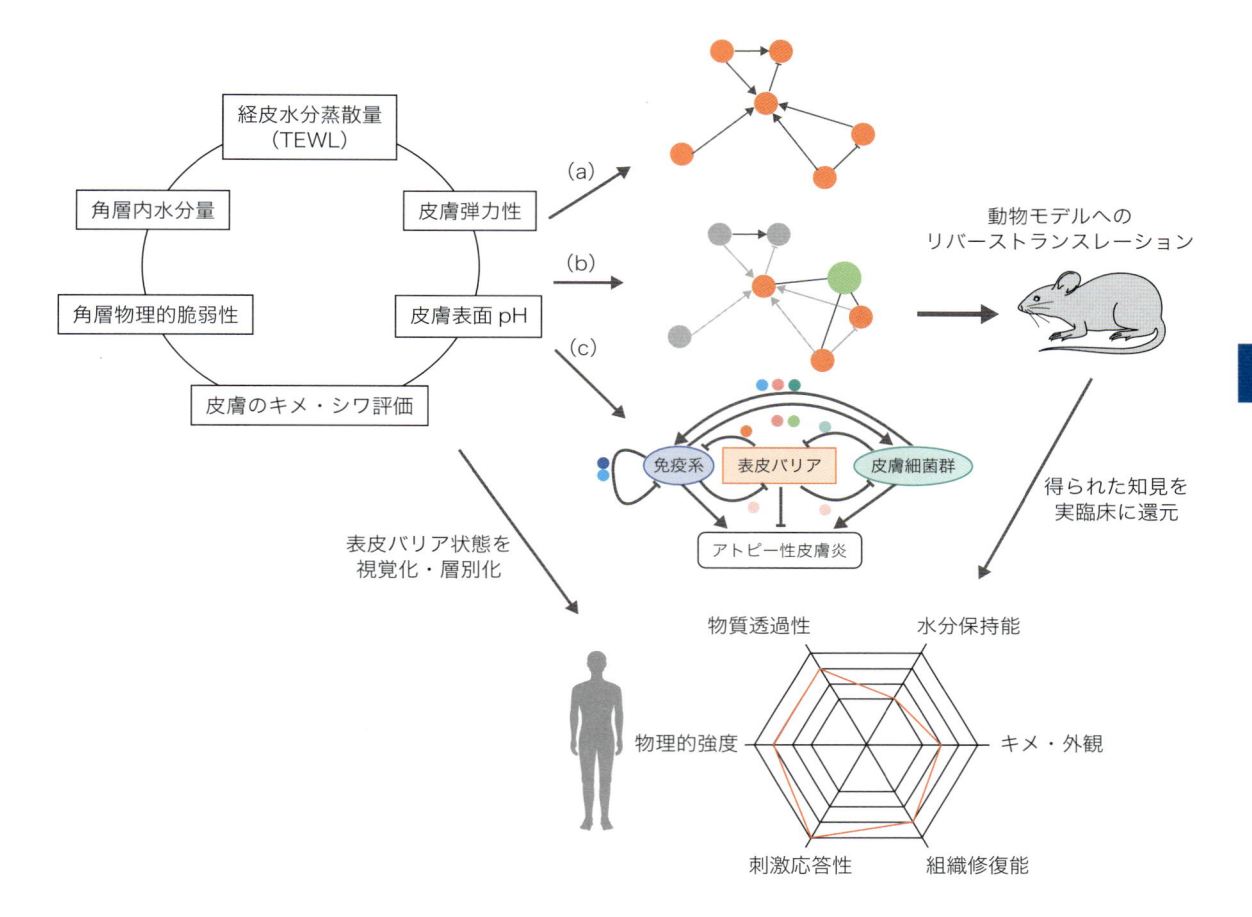

図3　表皮バリア統合型データ解析モデル
表皮バリアの複雑性・患者個々の病態の多様性を理解し，表皮バリアを標的とした臨床応用をめざすための統合型データ解析モデル．①表皮バリア機能を取得可能な数値パラメータで計測（私たちが収集している項目の一例を示す）．②用途に応じたネットワーク型解析の実施．a）各パラメータ間のネットワーク解析を実施することで表皮バリアを維持する各要素を理解する．b）各パラメータと臨床情報（緑ノード：臨床パラメータ）との関連解析により臨床情報と関連するパラメータの抽出を行い，表皮バリアに基づく患者層別化や治療予測マーカーとして使用する．c）要因間の相互作用を考慮したネットワーク型因果モデルを構築し，各層ごとの因果関係を動物モデルにリバーストランスレーションすることで明らかにする．③表皮バリアに着目して個人間の皮膚の多様性を評価・可視化し，それぞれのバリア特性に応じた最適治療・予防法の考案をめざす．

ルリサーチを行い，精密医療の治療法として実装していく．これまでバリアを標的とした治療といっても保湿・保護剤によるスキンケアしか選択肢がなく，保湿・保護剤もどれを使用すべきかの明確な指標がなかった．このようなデータ主導型アプローチは，**2**で触れたスキンケアが必要な患者選択や最適なスキンケア手法の提案につながると期待される．

おわりに

アレルギーマーチという概念が提唱されはじめて20年あまりが経過し，その間に表皮バリアと経皮感作のアレルギー疾患発症・増悪における重要性が明らかになった．これまでは表皮バリアのアレルギー疾患病態への意義を明解に導き出そうとしてきたが，近年の多角的データ解析研究は患者ごとに複雑で多様な病態を

明らかにした．計測技術・解析技術の進歩は，表皮バリアをデータに基づいて多角的に理解することを可能とし，これまで新規薬剤開発や治療モデルの確立が進まなかった皮膚バリア研究領域に大きなインパクトをもたらす可能性がある．

文献

1) McAleer MA & Irvine AD : J Allergy Clin Immunol, 131 : 280-291, 2013
2) Lack G : J Allergy Clin Immunol, 121 : 1331-1336, 2008
3) Chinuki Y & Morita E : Allergol Int, 61 : 529-537, 2012
4) Kubo A, et al : J Clin Invest, 122 : 440-447, 2012
5) Smith FJ, et al : Nat Genet, 38 : 337-342, 2006
6) Palmer CN, et al : Nat Genet, 38 : 441-446, 2006
7) Rodríguez E, et al : J Allergy Clin Immunol, 123 : 1361-1370.e7, 2009
8) De Benedetto A, et al : J Invest Dermatol, 128 : 1594-1597, 2008
9) McGrath JA & Uitto J : Trends Mol Med, 14 : 20-27, 2008
10) Egawa G & Kabashima K : Allergol Int, 67 : 3-11, 2018
11) Simpson EL, et al : J Allergy Clin Immunol, 134 : 818-823, 2014
12) Horimukai K, et al : J Allergy Clin Immunol, 134 : 824-830.e6, 2014
13) Horimukai K, et al : Allergol Int, 65 : 103-108, 2016
14) Kelleher M, et al : J Allergy Clin Immunol, 135 : 930-935.e1, 2015
15) Kelleher MM, et al : J Allergy Clin Immunol, 137 : 1111-1116.e8, 2016
16) Kawasaki H, et al : J Allergy Clin Immunol, 129 : 1538-1546.e6, 2012
17) Nemoto-Hasebe I, et al : Br J Dermatol, 161 : 1387-1390, 2009
18) Sasaki T, et al : J Dermatol Sci, 76 : 10-15, 2014
19) Cabanillas B & Novak N : Curr Opin Immunol, 42 : 1-8, 2016
20) Weidinger S & Novak N : Lancet, 387 : 1109-1122, 2016
21) Zeeuwen PL, et al : Curr Opin Allergy Clin Immunol, 13 : 514-520, 2013
22) Glatz M, et al : PLoS One, 13 : e0192443, 2018
23) Sasaki T, et al : J Allergy Clin Immunol, 132 : 1111-1120.e4, 2013
24) Matsui T, et al : EMBO Mol Med, 3 : 320-333, 2011

＜筆頭著者プロフィール＞
小幡祥子：2009年帝京大学医学部卒業．'11年，初期臨床研修を経て慶應義塾大学医学部皮膚科学教室に入室．臨床医としての経験を積んだ後，'15年より，アトピー性皮膚炎と皮膚微生物叢，アトピー性皮膚炎の統合型データ解析に関する臨床研究を行っている．

Ⅲ. 新たな視点

2. 食用油の脂肪酸組成のユニーク性を利用した多臓器アレルギー・炎症疾患の制御

長竹貴広，國澤　純

植物性食用油は用いられる原料の種類により脂肪酸組成が異なり，摂取部位である腸管を起点とした生体の脂質ネットワークの形成により，さまざまな多臓器，組織の免疫・アレルギー・炎症反応に大きな影響を与える．近年のメタボローム解析技術の発展により，実効分子として機能する脂質代謝物が次々と同定され，腸内細菌の関与も含めた分子・細胞・個体の各レベルでの作用機序の解明が進んでいる．本稿では，$\omega 3$ 脂肪酸を由来とする代謝物の機能や，必須脂肪酸である $\omega 3$ 脂肪酸と $\omega 6$ 脂肪酸の欠乏により起こる体内脂質環境の変化に焦点を当て，おのおのの臓器，局面で脂質代謝物が発揮する抗アレルギー，抗炎症作用や，腸内細菌による脂質代謝物の機能など，脂質のもつ多彩な生体調節作用についてアレルギーとの関連を中心に概説したい．

はじめに

　腸管は食事により摂取するさまざまな成分に直接面し吸収を担うことから，腸管に存在する免疫システムは食事性成分の影響を強く受ける．その例として筆者らは，食事を由来とするビタミンB1やパルミチン酸が腸管IgAの産生誘導や促進にかかわることや[1][2]，ビタミンB9が腸管制御性T細胞の生存に必須であることを見出している[3][4]．そのため，これらの食事性成分は腸管免疫システムの調整因子となり，炎症性腸疾患や食物アレルギーの発症を抑制する効果が期待できる．

　さらに食事性成分は，腸管以外の遠隔臓器においても各種アレルギー・炎症疾患の発症に重要な規定因子となることがわかってきている．例えば，食事性脂質の過剰摂取によりTh17細胞の皮膚への浸潤が亢進し皮膚炎が増悪化することや[5]，肥満細胞の呼吸器粘膜への浸潤が誘導され喘息が増悪することが示されている[6]．これら脂質については，これまで量を対象とした議論が主であったが，近年では量だけではなく質に着目した研究も発展しており，アレルギー・炎症疾患とのかかわりを含め，分子，細胞，個体の各レベルでの作用機序の理解が進んでいる．

Uniqueness of fatty acid composition in dietary oils and its application to allergic and inflammatory diseases in multiple organs
Takahiro Nagatake[1]~[4] / Jun Kunisawa[1]~[4] : Laboratory of Vaccine Materials, Center for Vaccine and Adjuvant Research, and Laboratory of Gut Environmental System, National Institutes of Biomedical Innovation, Health and Nutrition (NIBIOHN)[1] / Graduate School of Medicine/Pharmaceutical Sciences/Dentistry, Osaka University[2] / Kobe University Graduate School of Medicine[3] / International Research and Development Center for Mucosal Vaccines, The Institute of Medical Science, The University of Tokyo[4]（国立研究開発法人医薬基盤・健康・栄養研究所ワクチン・アジュバント研究センターワクチンマテリアルプロジェクト／腸内環境システムプロジェクト[1]／大阪大学大学院医学系研究科／薬学研究科／歯学研究科[2]／神戸大学大学院医学研究科[3]／東京大学医科学研究所国際粘膜ワクチン開発研究センター[4]）

脂肪酸の構造はカルボキシ基を1つもった鎖式炭化水素であり，炭素鎖の長さにより短鎖脂肪酸，中鎖脂肪酸，長鎖脂肪酸に分けられる．このうち，食用油を構成するものは炭素数8以上の中鎖脂肪酸や長鎖脂肪酸である．主要な食用油に含まれる長鎖脂肪酸はさらに二重結合の有無により飽和脂肪酸と不飽和脂肪酸に分類できる．さらに不飽和脂肪酸については二重結合の位置により，ω3脂肪酸，ω6脂肪酸，ω9脂肪酸などに分類可能である．このように，食用油を構成する脂肪酸はその構造により多種多様であることがわかる．本稿では，筆者らが近年進めている食用油の脂肪酸組成の違いに着目し，近年健康との関連が注目されている腸内細菌も含めた各種臓器・組織における免疫・アレルギー・炎症反応の制御についての研究を中心に概説したい．

1 ω3脂肪酸研究の新たな展開

ω3，ω6脂肪酸はアレルギー反応や炎症反応の誘導や制御に重要な役割をもつ脂肪酸であり，かつ哺乳類の体内では合成できない必須脂肪酸であることから，食事に含まれる油の質がアレルギー疾患や炎症性疾患の発症に強く影響を与えると考えられる．1970年代にグリーンランド地方のイヌイット民族を対象にして行われたコホート研究を皮切りに，ω3脂肪酸を摂取することでアレルギー疾患や炎症性疾患を抑制できる可能性が数多く報告されている[7)8)]．食用油に含まれる主要なω3脂肪酸であるαリノレン酸は，体内に吸収されると鎖長伸長酵素や不飽和導入酵素などの作用によりエイコサペンタエン酸（EPA）→ドコサペンタエン酸→ドコサヘキサエン酸（DHA）へ代謝される．一方ω6脂肪酸であるリノール酸は同様にアラキドン酸へと代謝される．さらにこれらの脂肪酸はシクロオキ

シゲナーゼやリポキシゲナーゼ，シトクロムP450（CYP）といった代謝酵素によりさまざまな脂質代謝物に変換される．これまでは，アラキドン酸を由来とするプロスタグランジンE_2やロイコトリエンB_4などの代謝物が強い炎症活性をもち，かつ，EPAなどのω3脂肪酸が拮抗阻害することから，ω3脂肪酸の抗炎症作用はω6脂肪酸からの炎症性脂質代謝物の産生阻害と考えられていた．しかしながら近年，液体クロマトグラフィーや質量分析機器の発達により，高感度かつ網羅的なリピドミクス解析基盤が確立されたことで体内微量代謝物の同定が可能になり，EPAやDHAに由来するさまざまな代謝物の機能が明らかになってきた[9)]．その結果，ω3脂肪酸はω6脂肪酸の単なる拮抗阻害ではなく，レゾルビンやプロテクチン，マレシンといった強力な抗炎症作用・炎症収束作用を示す代謝物に変換されることで，より積極的に炎症を抑制していることがわかり，その機能に大きな注目が集まっている[10)]．このように，ω3脂肪酸に由来する新規代謝物の同定と機能解析が可能となった現在は，ω3脂肪酸研究の新時代といえ，創薬や機能性素材の開発を見据え今後ますますの発展が期待される研究領域になっている．

2 亜麻仁油の食物アレルギー抑制作用

筆者らは植物性食用油の脂肪酸組成の違いに着目し，免疫・アレルギー・炎症反応に与える影響を個体・細胞・分子レベルで研究を進めている．サラダ油原料の1つとして主に使用され，かつ市販のマウス飼料に使用されている大豆油はω6脂肪酸のリノール酸を約50％，ω3脂肪酸のαリノレン酸を5％程度含んでいる．一方，近年健康によいとして注目されている亜麻仁油やエゴマ油にはαリノレン酸が多く含まれ，その

[略語]

17,18-diHETE：17,18-dihydroxyeicosatet-raenoic acid（17,18-ジヒドロキシエイコサテトラエン酸）

17,18-EpETE：17,18-epoxyeicosatetraenoic acid（17,18-エポキシエイコサテトラエン酸）

CYP：cytochrome P450（シトクロムP450）

DHA：docosahexaenoic acid（ドコサヘキサエン酸）

EPA：eicosapentaenoic acid（エイコサペンタエン酸）

HYA：10-hydroxy-*cis*-12-octadecenoic acid

KetoA：10-oxo-*cis*-12-octadecenoic acid

KetoC：10-oxo-*trans*-11-octadecenoic acid

PDK4：pyruvate dehydrogenase kinase 4（ピルビン酸デヒドロゲナーゼキナーゼ4）

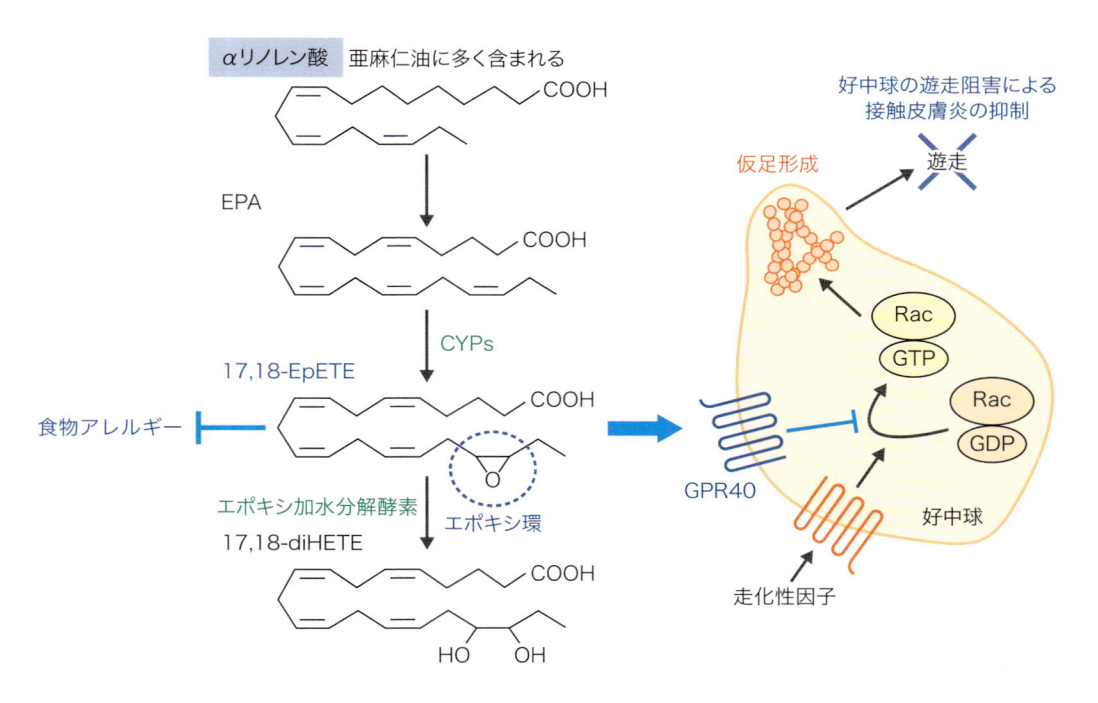

図1　ω3脂肪酸代謝物17,18-EpETEの抗アレルギー・抗炎症作用
亜麻仁油に多く含まれるω3脂肪酸のαリノレン酸は体内に吸収されるとエイコサペンタエン酸（EPA）へと代謝される．EPAはシトクロムP450（CYPs）の働きにより17,18-エポキシエイコサテトラエン酸（17,18-EpETE）へと代謝される．17,18-EpETEは食物アレルギー性の下痢を抑制する作用が知られるほか，GPR40シグナルの活性化による好中球の遊走阻害作用により接触皮膚炎を抑制する作用がある．17,18-EpETEはエポキシ加水分解酵素の働きにより17,18-ジヒドロキシエイコサテトラエン酸（17,18-diHETE）へと代謝される．GPR40シグナル活性化能はEPAや17,18-diHETEに比べて17,18-EpETEに強く認められるため，エポキシ環構造がGPR40シグナルを介した生理活性の発現に重要な化学構造である．

割合は大豆油の10倍以上の約60％にもなる．筆者らはこれまでに，大豆油の代わりに亜麻仁油を用いた特殊飼料をマウスに与えると，卵アレルギーモデルでのアレルギー性下痢の発症が抑制されることを見出している[11]．卵や小麦粉などに対する食物アレルギーは，Th2サイトカインの増加と抗原特異的IgEの産生，さらに肥満細胞の脱顆粒が発症機序となるⅠ型アレルギー疾患である．亜麻仁油摂取による食物アレルギーの抑制作用がどのように発揮されたか解析を進めたところ，Th2サイトカインや抗原特異的IgEの産生には影響を与えていなかったが，肥満細胞の脱顆粒が抑制されていることがわかった[11]．

3 実効脂質代謝物17,18-エポキシエイコサテトラエン酸（17,18-EpETE）の同定

　次に，最新のリピドミクス解析システムを用いて脂質代謝物を網羅的に解析したところ，大豆油食マウスに比べて亜麻仁油食マウスの腸管ではEPAを前駆体として代謝産生される17,18-エポキシエイコサテトラエン酸（17,18-EpETE）が顕著に増加していることがわかった[11]．そこで大豆油食マウスに化学合成した17,18-EpETEを投与した際の食物アレルギーの発症率を検討したところ，亜麻仁油食マウスの場合と同様に，食物アレルギーの発症抑制効果が認められた[11]．したがって，亜麻仁油の抗アレルギー作用の発現機序の一端としてEPAから代謝産生される17,18-EpETEが実効代謝物として機能することが示唆された（**図1**）．

4 17,18-EpETE の皮膚炎抑制作用と作用機序の解明

筆者らはさらに最近，17,18-EpETE が接触皮膚炎の抑制にも有効であることをマウスやカニクイザルを用いた試験により明らかにした[12]．接触皮膚炎はⅣ型アレルギーに分類され，Th1細胞やTh17細胞，好中球などが中心となって皮膚の腫脹や水疱形成が引き起こされる炎症性疾患である．17,18-EpETE の皮膚炎抑制における作用機序について詳細に解析を行ったところ，17,18-EpETE は樹状細胞やT細胞の機能に影響を与えていなかったが，好中球の浸潤を抑制していることがわかった[12]．さらに17,18-EpETE の受容体として好中球に高発現するGPR40を同定し，17,18-EpETE がGPR40を介したシグナルによりRac活性化を抑制することで仮足形成を阻害し，その結果，好中球の遊走を抑制することがわかった[12]（**図1**）．17,18-EpETE のGPR40活性化能はその前駆体であるEPAや，17,18-EpETE のエポキシ環構造が開裂した17,18-ジヒドロキシエイコサテトラエン酸（17,18-diHETE）よりもはるかに強いこともわかり，エポキシ環構造が抗炎症作用の発現に重要な化学構造であることも示唆された[12]．実際に，17,18-diHETE には食物アレルギーや接触皮膚炎に対する抑制効果は認められなかった[11) 12]．この他にも，亜麻仁油はアレルギー性の結膜炎を軽減する作用が最近報告されている[13]．

これらのことを考えると，アレルギー・炎症疾患の制御を考えた場合には，各臓器における17,18-EpETE の合成と分解にかかわる代謝経路に着目し，効率的に17,18-EpETE を産生し，かつ17,18-EpETE の分解を抑制するような処置がω3脂肪酸の効果を増強する方法の1つとして考えられる．そのため，17,18-EpETE の産生と分解にそれぞれ関与するCYPとエポキシ加水分解酵素は創薬の標的として開発が進むことが期待される．また，17,18-EpETE の有効性は注射投与に限らず，経口投与や塗布でも確認されるため[12]，17,18-EpETE そのものを各臓器におけるアレルギー炎症性疾患に対する創薬もしくは機能性食品シーズとして開発が進むことも期待される．

5 亜麻仁油の新たな生体機能調節作用

さらに筆者らは炎症反応が発がんに深い関連があるという事実に着目し[14]，亜麻仁油の抗炎症作用によって上皮がんの形成を抑制できる可能性を見出している[15]．腸管や膵臓では，遺伝子変異が起こった異常上皮細胞が出現すると，隣接する正常上皮細胞によって異常上皮細胞が管腔内に排除される細胞競合という現象が起こることが知られている[16]．細胞競合が起こる際には異常上皮細胞においてピルビン酸デヒドロゲナーゼキナーゼ4（PDK4）が高発現し，そのためピルビン酸デヒドロゲナーゼの働きが阻害される結果，クエン酸回路が滞り，解糖系に依存したエネルギー代謝が行われることが示されている[16]．

コホート研究によって，肥満が大腸がんや膵臓がんの発症リスクになることが指摘されているが，筆者らは最近，マウスに高脂肪餌を与えると細胞競合が抑制されること，さらに高脂肪餌に亜麻仁油を配合することで細胞競合の抑制が解除されることを明らかにした（北海道大学，藤田恭之教授らとの共同研究）[15]．肥満は血中遊離脂肪酸の増加をもたらし，脂肪酸のβ酸化によりアセチルCoAの供給が亢進され，その結果クエン酸回路が働くようになるため細胞競合が起こりにくくなると考えられる[15]．血中遊離脂肪酸の増加はマクロファージによる脂肪組織炎症により増大すると考えられ，亜麻仁油はマクロファージの減少を伴う脂肪組織炎症の軽減により，肥満による細胞競合の抑制を解除したと考えられる[15]．このように，亜麻仁油は抗アレルギー炎症作用を発揮することで，免疫疾患のみならずがんに対しても有効であることが示唆された（**図2**）．

6 必須脂肪酸欠乏により代謝産生されるミード酸の抗炎症作用

筆者らは最近，亜麻仁油に加え，ココナッツ油からも抗アレルギー炎症作用を見出した[17]．ココナッツ油は中鎖脂肪酸のラウリン酸が豊富なことで広く知られており，実際にココナッツ油食マウスの血清中には大豆油群に比ベラウリン酸が増加していることがわかった[17]．しかしながら，大豆油食マウスにラウリン酸を

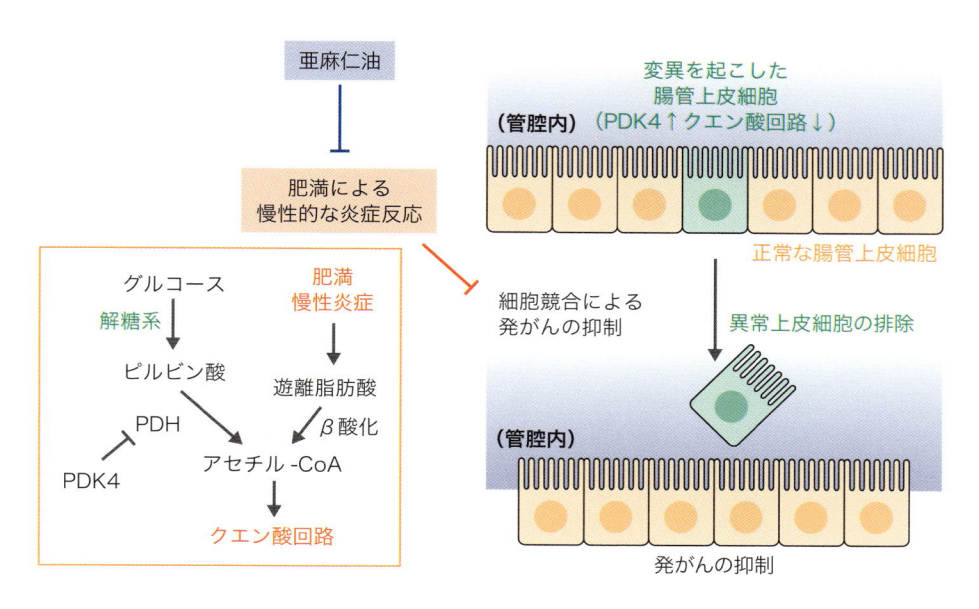

図2　亜麻仁油の抗炎症作用を介した発がん抑制作用

正常な上皮細胞は遺伝子変異を起こした異常上皮細胞を管腔内に排除する細胞競合システムを働かせることでがんの発症を未然に防いでいる．細胞競合は異常上皮細胞における PDK4 の活性増加とそれに伴うクエン酸回路の低下を引き金にして起こる．高脂肪負荷により肥満になると血中遊離脂肪酸が増加し，脂肪酸の β 酸化によりアセチル CoA が供給されるため，クエン酸回路の低下が起こらず，細胞競合が起こりにくくなる．亜麻仁油はこうした高脂肪負荷による細胞競合の抑制を解除する働きがある．その要因として亜麻仁油に多く含まれる ω3 脂肪酸が炎症反応を抑制することが考えられ，その結果遊離脂肪酸の増加を抑え，細胞競合システムが働くようになったと考えられる．

投与しても皮膚炎を軽減することはできず，そのため，ラウリン酸の増加とは別の脂質環境の変化が，ココナッツ油による皮膚炎抑制作用の背景にあると考えられた[17]．ココナッツ油の脂肪酸組成を見てみると，必須脂肪酸である ω3 脂肪酸と ω6 脂肪酸をほとんど含まないという特徴もあることから，筆者らは必須脂肪酸欠乏というもう1つの特徴に着目した．これまでの報告により，必須脂肪酸が欠乏すると体内脂質代謝が変化し，ω9 脂肪酸に分類されるオレイン酸代謝物のミード酸が産生されるようになることが知られている[18) 19]．そこでココナッツ油食マウスの血清を調べたところ，予想通りミード酸が増加していることがわかった[17]．ミード酸の抗アレルギー炎症活性を検証する目的で，大豆油食マウスにミード酸を投与すると皮膚炎が軽減されたため，ココナッツ油摂取による抗炎症作用の発現メカニズムの一端としてミード酸が実効分子として働いている可能性が示唆された[17]．

　ミード酸の抗炎症作用についてさらに詳細な解析を行ったところ，17,18-EpETE の場合と同様，T細胞からのサイトカイン産生には影響を与えないものの，好中球に直接作用し，Rac 活性化を阻害することで仮足形成を抑制し，その結果，炎症部位への遊走を抑制する作用があることがわかった[17]．さらにミード酸は17,18-EpETE とは異なる形でも抗炎症作用を発揮することが判明した．炎症時には好中球からロイコトリエン B_4 が産生され，好中球の二次的な流入を誘導するが，ミード酸はこれらを防ぐとともに，血管透過性の亢進に対しても抑制的な作用を発揮することがわかった[17]．これまで，必須脂肪酸欠乏による炎症反応の低減作用はアラキドン酸代謝物の減少という観点で説明されることが多かったが，今回の研究により，必須脂肪酸欠乏時に代謝産生されるミード酸が積極的に抗炎症脂質メディエーターとして働くことも作用機序の一端として重要な役割があることがわかった（**図3**）．17,18-EpETE とミード酸はどちらも好中球をターゲットに抗炎症作用を発揮するものの生物活性や作用に違いが認められるため，両者は異なった受容体を介して抗炎症作用を発現する可能性が高く，現在筆者らはミード酸

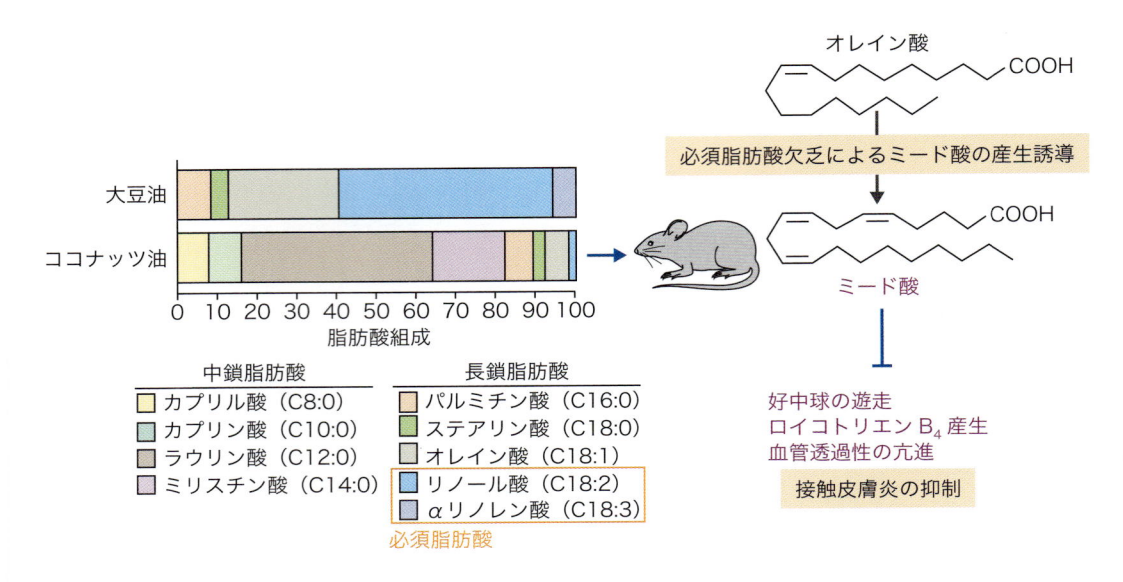

図3　ココナッツ油食で増加するミード酸の抗炎症作用

ココナッツ油は中鎖脂肪酸のラウリン酸が豊富な一方，リノール酸やαリノレン酸といった必須脂肪酸をほとんど含まない．ココナッツ油食のマウスは通常の大豆油食のマウスに比べて接触皮膚炎が軽減される．その要因として，必須脂肪酸欠乏時にオレイン酸から代謝産生が誘導されるミード酸に好中球の遊走阻害作用やロイコトリエンB₄産生抑制作用，血管透過性の亢進を抑制する作用が見出された．ラウリン酸には接触皮膚炎抑制作用は認められない．

の機能的受容体の同定やその後の作用メカニズムの解明を進めている．

7 食事－腸内細菌叢の変化とアレルギー

　食事栄養の質は腸管でのアレルギー・炎症性疾患だけでなく，喘息や慢性閉塞性肺疾患などの呼吸器アレルギーやアトピー性皮膚炎の発症とも関連があることが指摘されている[20]～[22]．例えば，食物繊維の摂取が呼吸器アレルギーの改善に寄与する可能性が報告されている[20]．食事栄養の質の変化により腸内細菌叢が変化するため，これにより体内の免疫バランスが変化することによりさまざまな臓器でのアレルギー・炎症反応が制御されるのではないかという考え方がある．実際に，抗生剤の使用により腸内細菌叢のバランスが乱れると喘息の発症リスクが高まることが報告されており，腸内細菌叢の変化は遠隔臓器でのアレルギー発症に関与する可能性が高い[23][24]．さらに，腸管での*Bifidobacteria*の減少や*Clostridia*の増加が喘息の発症に関与するのではないかという指摘もされている[25]．こうした研究成果を背景に，近年ではさまざまなプロ

バイオティクス製品が開発されている．さらに，上述した食物繊維による抗アレルギー作用については，食物繊維が腸内細菌により代謝されることで酢酸，酪酸，プロピオン酸といった短鎖脂肪酸に変換され，これらがGPR41，GPR43，GPR109Aなどの受容体を介し免疫調節作用を発揮することで抗アレルギー作用を示す可能性も指摘されている[26]．

8 腸内細菌によるユニークな脂質代謝と多彩な生体調節作用

　上記の食物繊維からの短鎖脂肪酸の産生と同様，腸内細菌も脂質代謝にかかわっており，しかもその様式は哺乳類にない独自の経路も存在することがわかってきた．例えば，乳酸菌の1つである*Lactobacillus plantarum*はリノール酸を基質として10-hydroxy-*cis*-12-octadecenoic acid（HYA）→10-oxo-*cis*-12-octadecenoic acid（KetoA）→10-oxo-*trans*-11-octadecenoic acid（KetoC）を代謝産生する[27]．HYAは皮膚や腸管，口腔粘膜のバリア機能を保護する役割が報告されているほか，糞便IgA

抗体の増加作用がある[28]〜[30]．KetoAは脂肪細胞の分化促進作用や中性脂肪減少作用，抗肥満作用などが知られている[31]〜[33]．また，KetoCにはマクロファージからの炎症性サイトカインの産生抑制作用や細胞内酸化ストレスの制御，腸管内分泌細胞からのコレシストキニン分泌の促進作用が報告されている[34]〜[36]．*Lactobacillus plantarum*はこれらの代謝にかかわる一連の代謝酵素をもっているが，腸内細菌のなかには代謝酵素の発現パターンが異なったものもあり，目的の代謝物産生を効率的に行うようなプロバイオティクスの選定も期待できる．

おわりに

　脂質が免疫・アレルギー・炎症疾患の制御に寄与する可能性は古くより指摘されてきたが，近年，実効代謝物の同定と機能解析が進んだことで本研究領域に再び大きな注目が集まっている．実効代謝物の産生を通じた食用油の効果を規定する鍵因子は「代謝経路」であり，そこでは体内あるいは腸内細菌による機能分子の産生と分解を司る酵素の発現強度とバランスが規定しているといえる．実効代謝物は血液を介し体内のさまざまな臓器に働きかけることから，食事や腸内細菌の質は全身の免疫制御に重要な役割を担っている．さらにヒトの腸内細菌叢（腸内フローラ）は大きな個人差が存在する．腸内細菌が脂質代謝に関与することを考えると，例えば食事で摂取したω3脂肪酸の効能は腸内フローラの違いにより個人差が生じることが予想される．筆者らは最近，大規模コホート研究を開始し，栄養調査，腸内フローラ，メタボローム解析，疾患の有無などの情報を集め，これらビッグデータを有機的につなげるためのバイオインフォマティクス技術も取り入れた研究を進めている．今後，食と生体の両観点から分子レベルの解明をさらに進めることで，個人個人の目的にあったより効果の望めるプロバイオティクスを含めた個別栄養指導や創薬展開が可能になり，さまざまな臓器における免疫・アレルギー・炎症疾患に対する新たな制御法へと発展できると期待される．

文献

1）Kunisawa J, et al：Cell Rep, 13：122-131, 2015
2）Kunisawa J, et al：J Immunol, 193：1666-1671, 2014
3）Kunisawa J, et al：PLoS One, 7：e32094, 2012
4）Kinoshita M, et al：J Immunol, 189：2869-2878, 2012
5）Nakamizo S, et al：Sci Rep, 7：14076, 2017
6）Silva FMC, et al：Clin Exp Immunol, 189：47-59, 2017
7）Dyerberg J, et al：Lancet, 2：117-119, 1978
8）Miyata J & Arita M：Allergol Int, 64：27-34, 2015
9）Arita M：J Biochem, 152：313-319, 2012
10）Serhan CN：Nature, 510：92-101, 2014
11）Kunisawa J, et al：Sci Rep, 5：9750, 2015
12）Nagatake T, et al：J Allergy Clin Immunol, 142：470-484.e12, 2018
13）Hirakata T, et al：FASEB J, 33：3392-3403, 2019
14）Lu H, et al：Mol Cancer Res, 4：221-233, 2006
15）Sasaki A, et al：Cell Rep, 23：974-982, 2018
16）Kon S, et al：Nat Cell Biol, 19：530-541, 2017
17）Tiwari P, et al：Allergy：doi:10.1111/all.13762, 2019
18）Lefkowith JB, et al：J Immunol, 145：1523-1529, 1990
19）Schreiner GF, et al：J Immunol, 143：3192-3199, 1989
20）Anand S & Mande SS：Front Microbiol, 9：2147, 2018
21）Pascal M, et al：Front Immunol, 9：1584, 2018
22）Rather IA, et al：Front Microbiol, 7：507, 2016
23）Dharmage SC, et al：Clin Exp Allergy, 45：6-8, 2015
24）Metsälä J, et al：Clin Exp Allergy, 45：137-145, 2015
25）Kalliomäki M, et al：J Allergy Clin Immunol, 107：129-134, 2001
26）McKenzie C, et al：Immunol Rev, 278：277-295, 2017
27）Kishino S, et al：Proc Natl Acad Sci U S A, 110：17808-17813, 2013
28）Miyamoto J, et al：J Biol Chem, 290：2902-2918, 2015
29）Kaikiri H, et al：Int J Food Sci Nutr, 68：941-951, 2017
30）Yamada M, et al：Sci Rep, 8：9008, 2018
31）Goto T, et al：Biochem Biophys Res Commun, 459：597-603, 2015
32）Nanthirudjanar T, et al：Lipids, 50：1093-1102, 2015
33）Kim M, et al：FASEB J, 31：5036-5048, 2017
34）Sulijaya B, et al：J Periodontal Res, 53：777-784, 2018
35）Furumoto H, et al：Toxicol Appl Pharmacol, 296：1-9, 2016
36）Hira T, et al：Mol Nutr Food Res, 62：e1800146, 2018

＜著者プロフィール＞
長竹貴広：2004年明治大学農学部卒業（渡辺寛人教授）．'10年東京大学大学院医学系研究科修了（清野宏教授，福山聡博士）．'07〜'10年まで日本学術振興会特別研究員（DC1）．学位取得後UHA味覚糖株式会社を経て'11年より京都大学大学院医学研究科（湊長博教授，濱崎洋子准教授）にてポスドク．'12〜'13年まで日本学術振興会特別研究員（PD）．'13年より独立行政法人医薬基盤研究所（'15年4月より現在の名称に変更）國澤純プロジェクトリーダー主宰のプロジェクトで研究員，'18年より同・主任研究員．

國澤　純：1996年大阪大学薬学部卒業．2001年薬学博士（大阪大学）．米国カリフォルニア大学バークレー校への留学後，'04年東京大学医科学研究所助手．同研究所助教，講師，准教授を経て'13年より現所属プロジェクトリーダー．'19年より現所属センター長．その他，東京大学医科学研究所・客員教授，大阪大学大学院医学系研究科，薬学研究科，歯学研究科・招へい教授（連携大学院），神戸大学大学院医学研究科・客員教授（連携大学院），広島大学大学院医歯薬保健学研究科・客員教授などを兼任．

Ⅲ. 新たな視点

3. 加齢とアレルギー

山本元久，髙橋裕樹，田中廣壽

加齢により免疫機能が変化することが知られている．抗原特異的な免疫応答は低下する一方で，炎症反応が慢性的に亢進するとされる．アレルギー性鼻炎，気管支喘息，IgG4関連疾患の病態においても，加齢の影響を受ける．高齢者のこれらの疾患では，若年者に比べ，非特異的IgE抗体価・抗原特異的IgE抗体保有率は低くなる．一方で，加齢に伴う炎症反応亢進（inflamm-aging）が病態を修飾する．このため高齢者のアレルギー疾患に対しては，アレルギー反応の制御だけではなく，免疫加齢（immunosenescence）の制御も，治療戦略として重要になる．

はじめに

現在のわが国の高齢化率（総人口における65歳以上の人口の割合）は27.7％である．総人口が減少するなかで65歳以上の人口は増加し続け，高齢化率は2036年には33.3％，2065年には38.4％にまで達する．この頃には約3.9人に1人が75歳以上の高齢者となることが推計されている[1]．このような急速に進行していく高齢化と近年のアレルギー性疾患の増加に伴い，高齢者のアレルギー診療をどのように行うのが最善なのか，議論になりつつある．高齢者では加齢に伴う生理機能の低下と増加する併存疾患により，アレルギーの病態はより複雑化している．そこで本稿では，加齢に伴い，アレルギー免疫応答がどのように変化していくのか，近未来を見据えた高齢者に対するアレルギー診療について，最新の知見を紹介しながら考えてみたい．

[略語]
Bach2 : BTB and CNC homology 2
CAP RAST : CAP radioallergosorbent test
CCP : cyclic citrullinated peptide
CD : cluster of differentiation
C/EBPα : CCAAT/enhancer binding protein α
FGF21 : fibroblast growth factor 21
IgE : immunoglobulin E
IgG : immunoglobulin G
IL : interleukin
iPS : induced pluripotent stem
MHC : major histocompatibility complex
NK : natural killer
PD-1 : programmed cell death-1
SASP : senescence-associated secretory phenotype
sIL-2R : soluble interleukin-2 receptor
Th : helper T
TNF : tumor necrosis factor

Aging and allergy
Motohisa Yamamoto[1] /Hiroki Takahashi[2] /Hirotoshi Tanaka[1] : Division of Rheumatology, Center for Antibody and Vaccine Therapy, IMSUT Hospital, Institute of Medical Science, The University of Tokyo[1] /Department of Rheumatology and Clinical Immunology, Sapporo Medical University School of Medicine[2] （東京大学医学研究所附属病院抗体・ワクチンセンター[1] /札幌医科大学医学部免疫・リウマチ内科学[2]）

表1　加齢に伴う免疫能の変化

免疫担当細胞	加齢による変化	
	細胞数	機能
好中球	変化なし	貪食能低下，殺菌能低下，遊走能低下
マクロファージ	低下	貪食能低下，殺菌能低下，遊走能低下，抗原提示能低下，炎症性サイトカイン産生亢進
樹状細胞	低下	抗原提示能低下
NK細胞	増加	細胞障害能低下，IL-2およびIL-12に対する応答低下，IL-1・IL-6・TNFαなどの炎症性サイトカイン産生亢進
T細胞	低下 増加	増殖能低下，IL-2・IFNγ産生低下，IL-2R発現低下 エフェクターメモリーT細胞（CD8[+]はクローナル性に増加），制御性T細胞数は増加
B細胞	低下	増殖能低下，高親和性抗体産生低下，非特異的？自己抗体産生増加

1 加齢と免疫—immunosenescence と inflamm-aging （表1）

加齢により免疫機能が変化することはすでに知られている．一般的に抗原特異的な免疫応答は低下する一方で，炎症反応が慢性的に亢進することが指摘されている[2) 3)]．加齢による免疫系の変化に関して，多岐にわたる免疫機能の低下はimmunosenescence[※1]とよばれている．また加齢でみられる炎症反応亢進はinflamm-aging[※1]と称されるようになってきている．

1）自然免疫系の変化

自然免疫系の細胞は，獲得免疫系の細胞に比較し，細胞寿命が短いため，機能的には加齢の影響を受けにくいと考えられてきた．しかし近年の研究により，高齢者での自然免疫系の細胞数は減少しないが，多くの細胞機能が低下していることが明らかになってきた．好中球ではFcγ受容体の発現低下に起因する病原体貪食能の低下，および炎症局所への遊走能低下が報告されている．マクロファージも加齢に伴い貪食能低下と遊走能低下，Toll様受容体発現低下に伴う活性化低下，さらにはMHC class II発現低下による抗原提示能低下が指摘されている[4) 5)]．樹状細胞の抗原提示能力

※1　immunosenescence と inflamm-aging

immunosenescenceは，加齢に伴って認められる免疫系機能の変化の総称．一般には特異的抗原に対する免疫応答の低下を指す．inflamm-agingは，加齢により認められる炎症反応亢進を指す．

も低下し，NK細胞では細胞障害活性の低下，IL-2，IL-12を介在した作用低下が報告されている[6)]．一方でNK細胞からのIL-1，IL-6，TNFαなどの炎症性サイトカイン産生は亢進しているとする報告もある．また好中球，マクロファージ，樹状細胞ではくり返す抗原刺激によりT細胞を介さないですみやかに免疫応答が可能となるメカニズムが存在することが明らかになりつつあり，自然免疫のトレーニング機能は加齢とともに高まると考えられる[5)]．

2）獲得免疫系の変化

加齢の影響を最も強く受けるのはT細胞である．T細胞の成熟に重要な胸腺が退縮することに起因する．思春期以降，加齢とともにナイーブT細胞は減少し，T細胞のレパトアは縮小する．一方でメモリーT細胞が増加する．加齢により増加するPD-1を発現するメモリーCD4[+]細胞は非常にユニークな細胞集団であることが判明している．加齢とともにCD28発現が低下するため，通常の抗原刺激に対し増殖反応を示さず，IL-15に対して強い増殖反応を示す．抗原刺激により代表的な各種T細胞性サイトカインは産生せず，多量のオステオポンチンを産生する．網羅的DNAマイクロアレイ解析では，ナイーブあるいはPD-1陰性メモリーCD4[+]T細胞とは非常に異なる遺伝子発現パターンを示す．特にもともとは骨髄球系のマスター遺伝子の1つであり，通常はT細胞には発現しないC/EBPαの強発現と，すべてのT細胞に普遍的に発現され，抗原特異的増殖およびエフェクター機能発現に必須とされるクロマチン結合因子Stab1の顕著な発現低下が特

徴である[7]。これが加齢によるT細胞応答低下の主な要因とされている。またT細胞の細胞老化関連分泌形質（senescence-associated secretory phenotype：SASP）[※2]はMeninにより抑制され、Bach2発現低下により誘導されることが示唆されている[8]。

制御性T細胞は加齢とともに増加することが知られ、免疫応答の低下に関連していると示唆されている。しかし制御性T細胞には、自己抗原に対する反応を抑制する内在性制御性T細胞（natural regulatory T cell：nTreg）と外来抗原に対する免疫応答を抑制する誘導性制御性T細胞（inducible regulatory T cell：iTreg）が存在し、iTregは加齢により誘導能が低下することが示されている[9]。

CD8$^+$T細胞は、加齢とともにエフェクターCD8$^+$T細胞へと最終分化した状態で体内に蓄積されてくる。このエフェクターCD8$^+$T細胞もCD28を発現しておらず、増殖能はないが、細胞障害性は有する。ウイルス抗原を認識するある特定のエフェクターCD8$^+$T細胞は、ナイーブCD8$^+$T細胞からの分化過程でクローナルに増加するため、レパトアを解析すると加齢とともにクローナルに増殖しているCD8$^+$T細胞の増加が目立つようになる[10]。

B細胞に関しては、やはり骨髄内での分化において加齢の影響を受ける。骨髄中に占める細胞髄の割合は加齢とともに低下し、造血幹細胞の分化も加齢に伴いリンパ球系から骨髄球系に傾斜するため、B細胞前駆細胞の供給が減少し、骨髄で産生される成熟B細胞数も減少する。末梢血のB細胞数に関しては、B細胞のターンオーバーも加齢に伴い低下するため変わらないとの報告もあり、一定の見解がない。しかしaffinity maturationが障害され高親和性抗体の産生（外来抗原に対する抗体産生応答）が低下するとともに、negative selectionが障害され自己抗体の産生が増加することは明らかにされている。例えば、健常人においても加齢

とともにリウマトイド因子や抗核抗体の陽性率は上昇する[4]。関節リウマチの診断に有用な抗CCP抗体についても一般集団における保有率は30～40歳代では1.3%、50～60歳代では1.8%、70歳代では3.0%と上昇する[11]。加齢とともに非特異的な自己抗体の検出率が増加するが、これが自己免疫疾患の発症につながるかどうかは不明である。

2 加齢とアレルギー

上述したとおり、加齢とともにT細胞の免疫応答は低下し、B細胞の抗体産生能はIgEを含め、低下する。またⅠ型アレルギーを始動させる肥満細胞は高齢者で臓器によって異なるが多くは不変あるいは減少していくことが指摘されている。好酸球数も若年者に比較し減少していくことがいわれている。このため従来から、アレルギー性鼻炎、アトピー性皮膚炎、気管支喘息などのアレルギー性疾患は、通常小児期あるいは若年成人に発症し、加齢とともに有病率は減少し、症状も軽減化し、また総IgE抗体価もアレルゲン特異的IgE抗体価も加齢に伴い減少するとされてきた[12]。

またヘルパーT細胞の分化バランスも加齢の影響を受けることが知られている。新生児期にはTh2細胞優位の状態にあるが、感染などの影響により思春期にはTh1細胞優位の状態にシフトし、さらにその後、加齢に伴い緩徐にTh2細胞優位な状態に戻っていくとされている。また近年、加齢に伴い、Th17細胞の増加も報告されている。

高齢者ではこのような複雑化した免疫状態が存在するため、単なるアレルギーにおいても若年者のアレルギーとは異なる治療戦略が求められると考えられる。

3 疾患における加齢の影響

1）アレルギー性鼻炎・花粉症

アレルギー性鼻炎および花粉症において、加齢の影響を検討した報告は少ない。すなわち高齢者におけるアレルギー性鼻炎や花粉症の実態はまだ不明な点が多い。2008年に耳鼻咽喉科医を中心に実施された鼻アレルギーの全国疫学調査では、平均有病率は、通年性アレルギー性鼻炎は23.4%、スギ花粉症が26.5%、ス

※2　細胞老化関連分泌形質（senescence-associated secretory phenotype：SASP）

DNA損傷やがん遺伝子活性化により起きる細胞老化の際に、老化細胞においてNF-κBの活性化が起きることにより、IL-6などの炎症性サイトカインなどの炎症関連遺伝子の発現が亢進する現象。

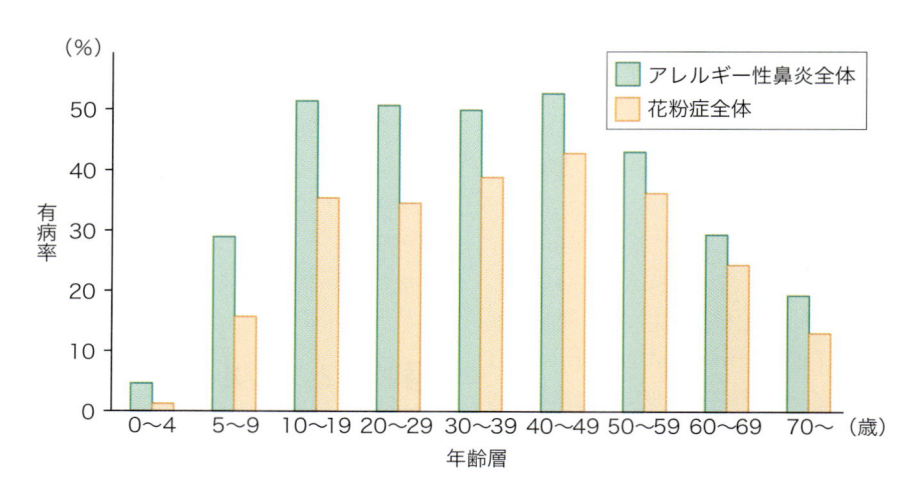

図1　アレルギー性鼻炎・花粉症の年齢層別有病率
アレルギー性鼻炎および花粉症ともに若年・壮年層で有病率が高く，高齢者になると低下する傾向を認めた．文献13より引用．

ギ以外の花粉症が15.4％，花粉症全体が29.8％であった．年齢層別でみると，通年性アレルギー性鼻炎は20歳代の36.8％をピークに加齢とともに減少し，70歳以上では11.3％であった．スギ花粉症も40歳代の39.1％をピークに70歳以上では11.3％に低下した．スギ以外の花粉症も同様の傾向を示し，花粉症全体では40歳代が43.3％とピークがあり，70歳以上では13.3％であった．アレルギー性鼻炎全体でみても10〜40歳代が50％前後であるが，70歳以上では19.3％と加齢とともに有病率が徐々に低下していた（**図1**）[13]．アレルギー性鼻炎および花粉症ともに若年・壮年層で有病率が高く，高齢者になると低下する傾向を認めた．

また今野らは同一被験者を対象とした6年間の追跡調査の結果を報告している．40歳以上の成人において加齢がスギ花粉症感作，発症，自然寛解に与える影響を検討した．千葉県安房郡丸山町（現在，南房総市）に在住で，血清スギCAP RASTスコア≧2を示した成人280名を対象に，1995年から6年間縦断的に調査された．加齢によるスギIgE抗体価の継年的変化を10歳ごとに区切った年齢群ごとに比較すると，40歳代では血清スギIgE抗体価は年ごとの花粉曝露量の変化の影響を大きく受け，スギ花粉飛散数が多かった年に血清IgE抗体価は著増している．一方，60歳以上ではIgE抗体価は全体として低値を示し，また花粉曝露量の経年的変化の影響も小さかった．さらにスギ花粉症有症

率の加齢による変化では，40歳代では自然寛解者と比較して新規発症者が多いため，全体として加齢とともに抗体陽性者に占める有症率は増加していた．しかし60歳以上の年齢層では自然寛解を示す者が多い一方で，新規発症者が少ないために，加齢とともに全体としての有症率は低下していた[14]．このことから加齢によるリンパ球機能の低下により，アレルゲンに曝露されてもアレルギーを発症することが少なくなることが推察される．

2）気管支喘息

2006年から'07年にかけて，わが国の成人喘息有症率を調査する目的で全国疫学調査が実施された．平均有症率は10.1％であったが，年齢別にみると，20歳から64歳にかけては4.7〜6.4％で推移するが，65歳以上は9.7％と上昇し，75歳以上では10.9％であった（**図2**）[15]．加齢とともに有症率が増加する傾向がある．高齢者喘息を理解するうえで，アレルギー以外の要素も加わるためと考えられる．呼吸機能は男性で25歳，女性では20歳前後をピークに低下し，気流制限や運動能力の低下をもたらすようになる．さらに加齢により，エアートラッピングの増加，胸壁コンプライアンスの低下をきたすようになり，呼吸仕事量の増加につながっていく．さらに呼吸筋力の低下もきたす．Bramanらは，高齢者喘息を発症時期により若年発症（平均42.3歳，罹病期間31.4年）と高齢発症（平均71.4歳，罹

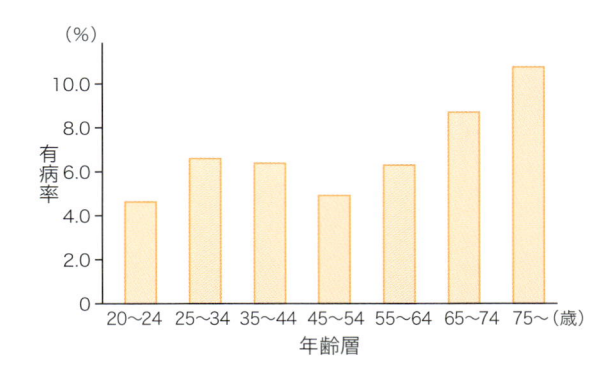

図2　成人喘息有症率
2006年から'07年にかけて調査されたわが国における気管支喘息の有症率は，加齢とともに増加する傾向がある．文献15をもとに作成．

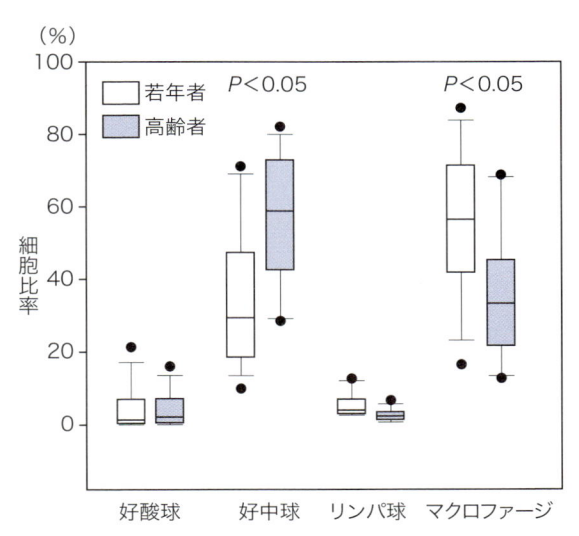

図3　若年者喘息と高齢者喘息の喀痰中の細胞成分
高齢者喘息の喀痰では，若年者喘息に比較し，好酸球の割合はあまり変わらないが，好中球の比率が有意に増加している．文献17より引用．

病期間5.1年）に分けて検討したところ，罹病期間が長いほど，高度の閉塞性換気障害を呈することを示した[16]．このことは罹病期間が長いと気道リモデリングが進展することを意味する．

また病態的にも高齢者喘息は，若年者喘息とは異なることが知られている．若年者喘息の気道の炎症細胞の主体は好酸球であるが，高齢者ではステロイド抵抗性を示す好中球性炎症も認められるようになる．高齢者喘息の喀痰では，若年者喘息に比較し，好中球の比率が有意に増加している（**図3**）[17]．さらにサイトカインの解析では，喀痰中IL-6は高齢者喘息で若年者喘息や高齢健常者より高値を示し，IL-8やIL-17Fは若年者喘息より増加していることが報告されている[18]．これは高齢者喘息における好酸球性と好中球性の混合型気道炎症を示唆するものであり，若い頃からの喫煙の影響，唾液減少や歯周病による口腔内環境の悪化，不顕性誤嚥，加齢による免疫系の変化が加わるためと考えられる[19]．

3）IgG4関連疾患

IgG4関連疾患は，今世紀に入り，わが国で疾患概念が形成された新しい全身性，慢性炎症性疾患であり，涙腺，唾液腺，膵，腎，肺，後腹膜腔などを侵す．高IgG4血症と腫大した罹患臓器への著明なIgG4陽性形質細胞浸潤と線維化を特徴とする[20]．従来よりIgG4関連疾患症例にはアレルギー疾患の合併頻度が高いと報告されており[21]，病態的にもIL-33がTh2型炎症を誘導していることが証明されている[22]．本疾患は中高

年に好発しやすいとされていたが，今まで年齢による層別解析は実施されていなかった．このため札幌医科大学を中心に構築しているSMARTレジストリー[23]に登録されているIgG4関連涙腺・唾液腺炎311例を対象に，70歳以上の高齢群と非高齢群に分け，初診時の臨床的因子を検討した．その結果，同じ疾患でも70歳以上の高齢群と非高齢群では病態にかかわる要因が異なる可能性が示唆された．性差に関しては，高齢群では非高齢群に比較して有意に男性の割合が多かった．血清IgG，IgG4値は両群では差を認めなかったが，IgE値は高齢群で有意に低かった．また抗原特異的IgE抗体保有率も高齢群で有意に低かった．末梢血好酸球数は有意差はつかなかったが，やはり高齢群で低い傾向にあった．一方，リンパ球の活性化をsIL-2Rで評価した場合，高齢群で高くなる傾向を認めた（**表2**）．このことから，高齢発症のIgG4関連疾患では，非高齢発症群に比較し，アレルギー性炎症の関与が低くなり，一方で免疫の加齢による炎症の慢性化に寄与する別の機構が存在し，その割合が大きくなる可能性が示唆される（未発表）．

表2　高齢群（70歳以上）と非高齢群のIgG4関連疾患の臨床像

初診時臨床的因子	非高齢群	高齢群（70歳以上）	p値
N	242	69	
発症時年齢（歳）	55.25	75.29	< 0.001
性差（男性）（%）	46.28	62.32	0.018
他臓器病変合併率（%）	60.74	55.07	0.41
悪性腫瘍合併率（%）	12.81	24.64	0.039
IgG（mg/dL）	2,173.37	2,168.62	0.97
IgG4（mg/dL）	683.02	663.87	0.81
IgE（IU/mL）	501.95	238.86	0.016
抗原特異的IgE保有率（%）	66.37	48.44	0.013
好酸球数（/μL）	348.70	229.94	0.081
CRP（mg/dL）	0.271	0.260	0.86
sIL-2R（U/mL）	692.28	803.76	0.143
IC（μg/mL）	5.10	5.39	0.59

４ 高齢者アレルギーに対する治療戦略

　３で述べたとおり，上記いずれの病態においても若年者と高齢者ではアレルギーのかかわる割合が異なる可能性が示唆される．特に高齢者のアレルギー性疾患ではIgEが関与するアレルギー性炎症が弱くなることから，単なる抗アレルギー治療ではうまくいかないだろう．最初に述べた，免疫の加齢に対する治療戦略も重要となる．immunosenescence と inflamm-aging を解決し，免疫状態を正常化に導くことも併せて必要になると思われる．現在，カロリー制限が胸腺間質細胞上にFGF21発現を上昇させて，ナイーブ細胞の産生を亢進させることが知られている[24]．さらに胸腺上皮細胞をiPS細胞から分化させ，それを移植することで，ナイーブT細胞の加齢による減少を防ごうとする試みもなされている[25]．今後，抗アレルギー治療とともに免疫加齢の是正を合わせた治療戦略を組立てる必要があるだろう．

おわりに

　本稿では，加齢がアレルギーに与える影響について概説した．しかしこの分野は報告がきわめて少なく，まだ未知なるところが非常に大きい．さらに増加していくアレルギー疾患と進行していく高齢社会に備え，免疫の加齢を交えた研究が求められる．

文献

1）　内閣府：平成30年版高齢社会白書（全体版）（PDF版）．https://www8.cao.go.jp/kourei/whitepaper/w-2018/zenbun/30pdf_index.html
2）　Fulop T, et al：Front Immunol, 8：1960, 2017
3）　Pinti M, et al：Eur J Immunol, 46：2286-2301, 2016
4）　Watad A, et al：Gerontology, 63：515-523, 2017
5）　Franceschi C, et al：Front Immunol, 8：982, 2017
6）　Boots AM, et al：Nat Rev Rheumatol, 9：604-613, 2013
7）　Shimatani K, et al：Proc Natl Acad Sci U S A, 106：15807-15812, 2009
8）　Kuwahara M, et al：Nat Commun, 5：3555, 2014
9）　Jagger A, et al：Gerontology, 60：130-137, 2014
10）　Nishio J, et al：J Immunol, 167：4051-4058, 2001
11）　Nagahama Study Group ： Arthritis Care Res (Hoboken), 66：1818-1827, 2014
12）　Vignola AM, et al：Allergy, 58：165-175, 2003
13）　馬場廣太郎，中江公裕：Prog Med, 28：2001-2012, 2008
14）　今野昭義，大川 徹：医学のあゆみ，200：411-416，2002
15）　岩永賢司，東田有智：日内会誌，102：1343-1351, 2013
16）　Braman SS, et al：Am Rev Respir Dis, 143：336-340, 1991
17）　Mathur SK, et al：Chest, 133：412-419, 2008
18）　Busse PJ, et al：J Allergy Clin Immunol, 139：1808-1818.e6, 2017
19）　Chotirmall SH & Burke CM：Expert Rev Respir Med,

9：125-128, 2015

20) Yamamoto M, et al：Nat Rev Rheumatol, 10：148-159, 2014
21) Masaki Y, et al：Ann Rheum Dis, 68：1310-1315, 2009
22) Furukawa S, et al：Sci Rep, 7：42413, 2017
23) Yamamoto M, et al：Mod Rheumatol, 25：199-204, 2015
24) Youm YH, et al：Proc Natl Acad Sci U S A, 113：1026-1031, 2016
25) Okabe M, et al：Cell Reprogram, 17：368-375, 2015

＜筆頭著者プロフィール＞
山本元久：1997年，札幌医科大学医学部を卒業し，函館五稜郭病院勤務を経て，2005年に札幌医科大学大学院医学研究科修了．'08年に札幌医科大学医学部内科学第一講座助教，'15年同消化器・免疫・リウマチ内科学講座講師，'16年同免疫・リウマチ内科学講師，'19年4月より東京大学医科学研究所附属病院抗体・ワクチンセンター特任准教授（現職）．IgG4関連疾患の病態解明と新規治療法の開発をテーマに研究に従事している．

1章

アレルギーのメカニズム研究

Ⅲ. 新たな視点

4. アレルゲン特異的免疫療法の作用機序

大嶋勇成

アレルゲン特異的免疫療法は，免疫寛容を誘導することでアレルギー性疾患の自然歴を変える可能性がある．現時点では唯一の治療法である．アレルゲン特異的免疫療法では制御性T細胞や制御性B細胞などが誘導され，IL-10やIL-35などの抑制性サイトカインや細胞間の接触などによりTh2細胞や2型自然リンパ球によるT2反応が抑制される．また，抗原特異的IgG，特にIgG4が産生されることでアレルゲンとIgEの結合による反応が抑制されると考えられている．

はじめに

アレルゲン特異的免疫療法（allergen-specific immunotherapy：AIT）は，アレルゲンに対する免疫寛容を誘導し，治療期間終了後も長期的に症状の抑制と他の治療薬の減量効果が期待される．新たなアレルゲンへの感作を予防する可能性も指摘されており，現時点でアレルギー疾患の自然歴を変えうる唯一の治療法と位置付けられている．

AITでは原因抗原を少量から漸増投与し，維持量に到達後は長期間投与を継続する必要がある．治療を行った患者すべてに効果が期待されるわけではなく，無効な患者が存在している．そのため，AITの作用機序は，治療開始後の経過時間とその時点での投与抗原量により異なる機序が関与している可能性がある．AITにはレスポンダーとノンレスポンダーが存在することから，AIT非実施患者とAIT実施患者を比較しただけでは，単にAITとしての抗原投与により生じた免疫応答を観察しているだけであって，本来の治療効果を反映しているとは限らない．そのため，AITのレスポンダーとノンレスポンダーを比較することが重要となるが，有効性の判定には長期間の治療が必要となるため，現在までに明らかにされた機序は限られているのが現状である．

［略語］
AIT：allergen-specific immunotherapy
（アレルゲン特異的免疫療法）
Breg：regulatory B cells（制御性B細胞）
EPIT：epicutaneous immunotherapy
IgE-FAB：IgE facilitated binding of allergen-IgE complexes to B-cells
ILT3：immunoglobulin-like transcript 3

OIT：oral immunotherapy（経口免疫療法）
SCIT：subcutaneous immunotherapy
（皮下免疫療法）
SLIT：sublingual immunotherapy
（舌下免疫療法）
Treg：regulatory T cells（制御性T細胞）

Mechanisms of allergen-specific immunotherapy
Yusei Ohshima：Department of Pediatrics, Faculty of Medical Sciences, University of Fukui（福井大学医学系部門医学領域小児科学）

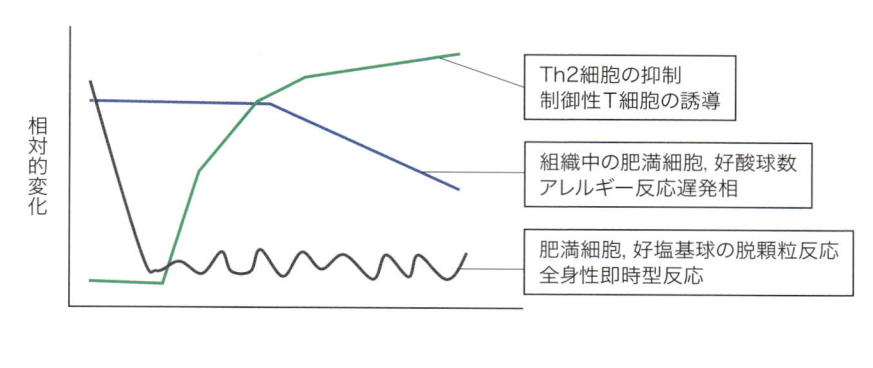

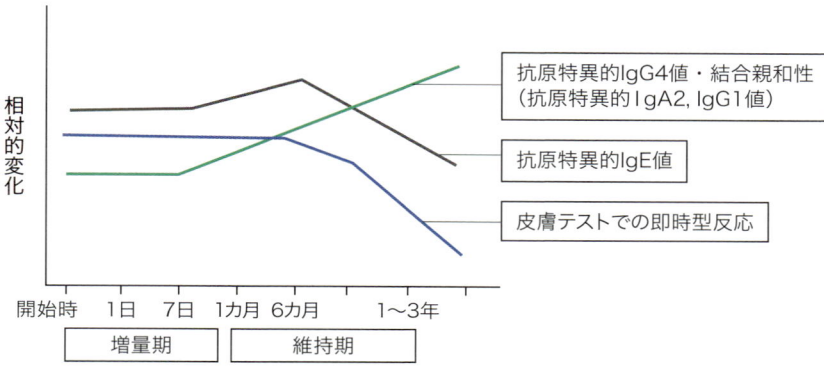

図1　免疫療法に伴う免疫学的パラメーターの時間的変化
肥満細胞，好塩基球の脱顆粒反応の抑制と全身性の即時型反応の抑制は治療開始早期から生じる．その後，制御性T細胞の誘導，Th2細胞の抑制が生じ，組織中の肥満細胞，好酸球数の減少が起き，アレルギー反応遅発相が抑制される．

本稿では，アレルギー性鼻炎や気管支喘息，ハチ毒の治療として古くから実施されている皮下免疫療法（subcutaneous immunotherapy：SCIT）と，主にアレルギー性鼻炎の治療として行われている舌下免疫療法（sublingual immunotherapy：SLIT）の作用機序と，食物アレルギーの研究段階の治療として行われている経口免疫療法（oral immunotherapy：OIT）の作用機序を中心に概説する．

1　皮下免疫療法（Subcutaneous immunotherapy：SCIT）

SCITを開始すると，開始早期においてアレルゲン曝露後の即時相および遅発相の反応が抑制される．即時相のヒスタミンやトリプターゼの放出，遅発相におけるIL-4，IL-5，IL-9，IL-13といったTh2サイトカインの産生が抑制される．また，エオタキシンなどのケ

モカインの産生も抑制され，局所への好酸球やマスト細胞，好塩基球の集積が抑制されるようになる[1]．また，アレルギー性鼻炎に対しSCITを行うと血中CRTH2$^+$CCR4$^+$CD27$^-$CD4$^+$Th2細胞は末梢血中や鼻粘膜局所で減少し，Foxp3$^+$CD25$^+$T細胞の増加が観察される．花粉症に対するSCITでは花粉飛散期に増加するCRTH2$^+$CD127$^+$2型自然リンパ球（innate lymphoid cell 2：ILC2）の増加が抑制される[1]（**図1**）．

治療開始当初は血清中アレルゲン特異的IgE値の上昇を認める場合があるが，治療を継続していくとその後，特異的IgE値は低下するようになる．特異的IgE値が一時的に上昇する方が，治療効果が高いとの報告もある．一方，アレルゲン特異的IgG値，特に特異的IgG4は，AITの実施に伴い徐々に上昇するようになる．

花粉症に対しSCITを行った場合，血中の花粉のアレルゲンコンポーネント特異的IgG値が上昇する．こ

の際，花粉の非飛散期と飛散期を比較すると血中の特異的IgG値は両者で有意差がないが，鼻汁中の特異的IgG値は，飛散期中に増加する．花粉症の症状の程度と鼻汁中の特異的IgGの値が血中の値よりもより相関することから，アレルゲン曝露局所の特異的IgGがAITの治療効果により重要と考えられる[2]．

　IgE依存性の即時型アレルギー症状は，マスト細胞や好塩基球に発現しているIgEの高親和性受容体であるFcεRⅠに結合しているIgEにアレルゲンが結合してIgEを架橋することで引き起こされる．一方，特異的IgEにアレルゲンが結合した免疫複合体は，B細胞が発現しているIgEの低親和性受容体であるFcεRⅠ/CD23に結合し，B細胞に取り込まれる〔IgE facilitated binding of allergen-IgE complexes to B-cells (IgE-FAB)〕．IgE-FABにより活性化したB細胞はT細胞に抗原提示しT細胞の活性化に関与すると考えられている．IgG4は重鎖の交換によりF (ab) の部位が入れ替わる結果，2つの結合特異性をもつIgG4になりうる．特異的IgG4はアレルゲンとIgEとの結合を競合的に阻害することで，アレルゲンによるIgEの架橋と即時型反応を抑制するとともにIgE-FABを抑制すると考えられる．免疫療法中止後に血中特異的IgG4値は低下するが，血中IgG4を介するIgEの阻害効果は持続することから，治療中止後に産生が持続する特異的IgGはその結合親和性が増加していると考えられる．

　花粉症に対するSCITでは，血中と鼻汁中に花粉のアレルゲンコンポーネント特異的IgA1やIgA2も増加するが，IgA1よりIgA2の方が症状と相関することが報告されている[2]．血中の花粉のアレルゲンコンポーネント特異的IgA2値は鼻粘膜のTGF-βのmRNA発現量と相関することが報告されており，SCIT治療後の血清IgG分画はIgE-FABを抑制するのに対し，IgA分画は抑制せず，単球からのIL-10産生を増強することからIgG4とは異なる役割をもつと考えられる[3]．

　AITの効果は抗原特異的であることから，抗原特異的T細胞が重要な役割をもつと考えられる．アレルゲン特異的T細胞の反応は，末梢血単核球PBMCをin vitroで培養してアレルゲンで刺激し，培養上清中のサイトカインを測定する方法，PBMCをあらかじめCSFEで標識しアレルゲン刺激で活性化して分裂した細胞を同定して，そのサイトカイン産生パターンをフローサイトメーターで解析する方法が検討されてきた．これらの方法は，細胞増殖に伴い抗原特異的T細胞の比率などが変化するという問題がある．一方，T細胞が活性化早期に発現するCD40リガンド/CD154を利用し，アレルゲン特異的T細胞を同定する方法や，アレルゲンペプチドとMHC class Ⅱ複合体の四量体がアレルゲン特異的T細胞に結合することを利用して解析されている．後者では利用しているペプチドが，AITの作用機序として重要なT細胞の認識するものと同一であるかが問題となる．

　抗原特異的T細胞反応の解析から，SCITで抗原特異的Th2細胞の減少やアネルギー[※]の誘導が生じ，Th1細胞とTh2細胞のバランスが変わりTh1細胞優位になると考えられてきた．ダニアレルギーに対するSCITにおいて，Der p1ペプチドとMHC class Ⅱの四量体を用いてアレルゲン特異的なT細胞の変化を経時的に観察した結果では，SCIT開始30週後にはIL-10を主に産生するTr1細胞やIL-22を主に産生するTh22細胞，$CD25^+CD127^-Foxp3^+Helios^+$制御性T細胞regulatory T cells (Treg) が一時的に増加する．しかし，治療を継続すると3年後にはいずれの細胞群も減少する．一方，Tregとしての制御機能が抑制されているimmunoglobulin-like transcript 3 (ILT3)$^+CD25^+$TregはSCIT開始後徐々に減少する[4]．Heliosは胸腺由来のTregの特異的マーカーであるとともに，Foxp3と協調して，誘導型のTregの機能を増強する．一方ILT3は，protein kinase CK2活性を制御することでTregの制御活性を抑制することから，アレルゲンに対する免疫寛容の成立を阻害する可能性がある[4]．SCITにより末梢血中のTregのFoxp3遺伝子のCpG部位のメチル化が減少することで，Foxp3の発現と機能が増強すると考えられている[1,5]．これらの結果は，SCITにより複数の種類のTregの誘導が生じるが治療経過によりそれぞれの関与の程度が異なることを示唆する．

※　アネルギー

T細胞の活性化には抗原提示細胞から抗原ペプチドとMHC複合体によるT細胞レセプターへの刺激に加え，CD86からCD28などへの第2の共刺激が必要である．この共刺激なしの状態でT細胞が刺激されると，T細胞は一時的に不応答の状態に陥ってしまい，抗原提示を再度受けても活性化されないアネルギーの状態になる．

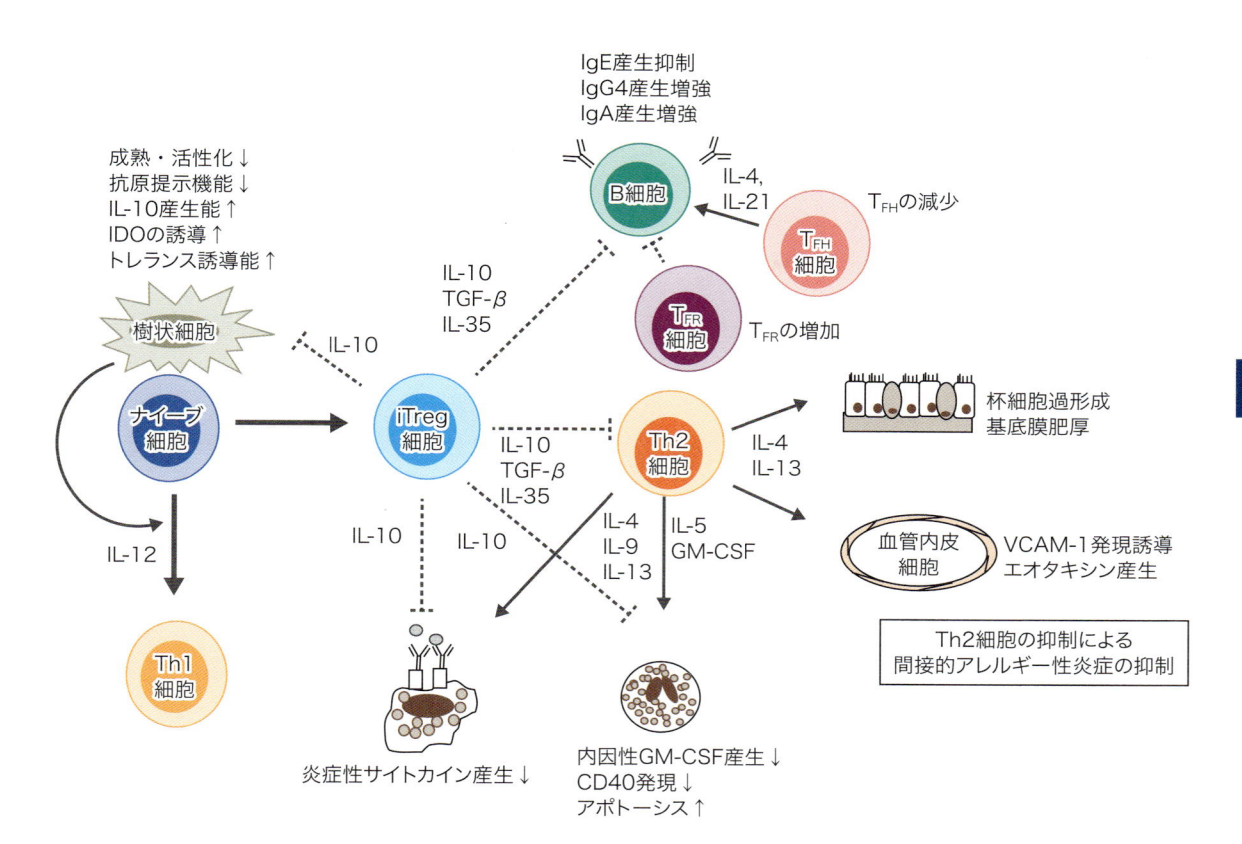

図2　免疫療法による制御性T細胞とTh1細胞の誘導によるアレルギー性炎症の抑制

制御性T細胞により樹状細胞機能の抑制と修飾が起き，T細胞の活性化能が抑制されるだけでなく，制御性T細胞への分化やアナジーの誘導が生じる．その結果Th2細胞を中心としたアレルギー性炎症が間接的に抑制される．制御性T細胞の産生するIL-10やTGF-βによりB細胞からのIgE産生が抑制され，IgEに対しブロッキング抗体として作用するIgG4やIgA産生が誘導される．また，肥満細胞や好酸球の活性化と炎症性サイトカインの産生，アレルゲン曝露局所への集積が抑制される．成熟樹状細胞からのIL-12存在下で抗原提示を受けるとTh1細胞が誘導され，Th2細胞を抑制する機序も考えられる．

Tregの抑制機序の1つとしてIL-35が想定されている．IL-35は制御性B細胞（regulatory B cell：Breg）を刺激してIL-10とIL-35を産生させ，GATA3とIL-4の抑制によりTh2細胞の分化を抑制し，IL-35を主に産生するTregを誘導する[6) 7)]．さらに，ILC2によるIL-5とIL-13の産生を抑制することで，アレルゲン特異的および非特異的にT2サイトカイン産生を抑制すると考えられる（**図2**）．

CXCR5[+]Bcl6[+]でIL-4，IL-21，IL-6を産生し，B細胞のクラススイッチに関与する濾胞性ヘルパーT細胞はSCITを行うと減少する[8)]．一方，CXC5を発現するFoxp3[+]T細胞は胚中心に移動してB細胞を抑制し，follicular regulatory T cellsともよばれAITにより増加する[1)]．

花粉症に対しSCITをした場合，投与抗原量の増量初期において，花粉抗原でPBMCを刺激するとIL-10の産生が増加しており，アレルゲンで誘発される遅発相の反応の抑制程度と相関する．その後，IgG4値の上昇とともに，即時型皮膚反応も抑制される．好塩基球の活性化も抑制され，IgE-FABも抑制される[1)]．

蛍光標識アレルゲンと結合するアレルゲン特異的B細胞を解析した結果では，花粉症に対しSCITを行った患者では行っていない患者に比べ，末梢血中に細胞表面マーカーがCD19[+]CD5[hi]CD1d[+]とCD19[+]CD24[hi]CD38[hi]で主にIL-10を産生するBregが増加する．さらに，花粉症に対しSCITを行った患者では花

粉飛散期の方が非飛散期よりも末梢血中のIL-10$^+$CD19$^+$CD5^{hi}CD1d$^+$BregとIL-10$^+$CD19$^+$CD24^{hi}CD38^{hi}Bregの割合が増加する．また，血中のIL-10$^+$CD19$^+$CD5^{hi}CD1d$^+$Bregの割合は，鼻汁中特異的IgG4値よりも血中特異的IgG4値とより相関することから，IL-10$^+$CD19$^+$CD5^{hi}CD1d$^+$BregがSCITの抑制機能により重要であることが示唆される[2]．

ダニアレルギーに対してダニ抗原によるSCITを行うと，IgG4$^+$またはIgA$^+$のDerp1特異的B細胞が増加する．免疫療法に対するレスポンダーではノンレスポンダーと比較してIgG4$^+$特異的B細胞が増加するが，IgA$^+$特異的B細胞の割合には差を認めない．また，末梢血中のCD19$^+$CD27^{hi}CD38^{hi}のplasmablastとIL-10やIL-1RAを産生するCD73$^-$CD25$^+$CD71$^+$Bregの割合は，レスポンダーの方がノンレスポンダーより多い[9]．また，IgG4$^+$アレルゲン特異的B細胞とplasmablast，IL-10産生Bregの比率の増加は臨床症状の改善と相関することから，IgG4産生にかかわるB細胞とBregがAITの治療効果発現に関与していると考えられる．BregはIL-10以外にもTGF-βやIL-35を産し，抑制機能をもつとされる[1][10]．

2 舌下免疫療法（sublingual immunotherapy：SLIT）

頬の粘膜や舌扁桃や咽頭扁桃には，免疫寛容を誘導しやすい樹状細胞や制御性T細胞が豊富に存在する[1][5][11]．舌下免疫療法（sublingual immunotherapy：SLIT）はこの特徴を生かしたAITといえる．SLITでもSCITと類似の機序が作用していると考えられている．SLITを実施すると末梢血中のアレルゲン特異的CRTH2$^+$CCR4$^+$CD27$^-$CD4$^+$Th2細胞数が減少し，鼻水中のTh2サイトカイン濃度の低下を認める．また，末梢血中のIL-35$^+$CD4$^+$CD25$^+$Treg数と，CD4$^+$T細胞分画を *in vitro* でアレルゲン刺激した場合のIL-35産生量が増加し，鼻炎の症状スコアと両者が相関することからIL-35を主に産生するTregの関与が示唆される[7]．

3 経口免疫療法（oral immunotherapy：OIT）

気道アレルギー疾患に対し実施されるSCITやSLITでは症状誘発にかかわる部位と異なる部位にアレルゲンを投与するのに対し，食物アレルギーに対するOITは症状誘発部位である同じ消化管粘膜を介してアレルゲンを投与する点が異なる．OITによって原因食物の摂取が可能になり耐性を獲得したようになっても，原因食物の摂取後に激しい運動をしたり，体調不良時に摂取したりすると症状が誘発される場合があり，自然経過による耐性獲得とは異なり，一時的な不応答状態（sustained unresponsiveness）になっている．OITでも治療開始により皮膚テスト，好塩基球活性化が抑制され，血中特異的IgE値が一過性の上昇の後，漸減するとともに特異的IgEが認識するエピトープの多様性の減少を認める．その一方で，特異的IgG4，IgA2の増加とその認識エピトープの多様性の増加と結合親和性の増強を認める．Foxp3$^+$CD25$^+$Tregは経過中一時的に増加し，IL-10産生細胞とアネルギー状態のTh2細胞が増加すると考えられている[12]〜[15]（**図3**）．

4 リンパ節内投与による免疫療法（intralympahtic immunotherapy）

リンパ節内に超音波ガイド下でアレルゲンを1カ月間隔で投与する方法で，アレルゲン投与量が少量で済むことと，投与回数が数回でよいため治療期間が短いこと，全身性の副反応が少ないことが特徴で，花粉症やハチ毒アレルギーに対し検討されている[16]．リンパ節内投与によるAITでは，主にアレルゲン特異的IgG4が誘導され，IL-10を主に産生するFoxp3$^+$Tregが誘導されると報告されている．

5 EPIT（epicutaneous immunotherapy）

アレルゲンを特殊なパッチから放出されるようにし，傷害されていない皮膚に貼付することにより経皮的にアレルゲンを投与する方法である[17]．アレルゲンはラ

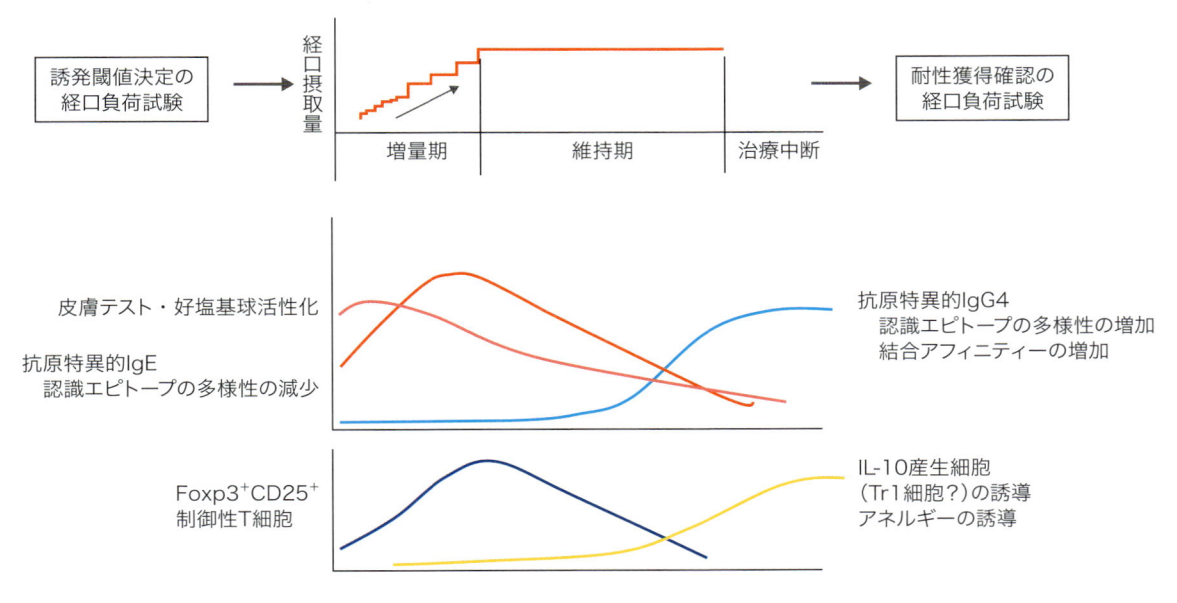

図3　食物アレルギーに対する経口免疫療法における免疫学的パラメーターの変化
原因食物の摂取量を漸増させた後，維持量での摂取を継続する．治療中断後に経口摂取で症状が誘発される場合は脱感作状態であり，誘発されない場合は持続的な不応答の状態（sustained unresponseiveness）と考えられる．

ンゲルハンス細胞に取り込まれ，所属リンパ節で抗原提示されてFoxp3[+]latency-associated peptide[+]Tregが誘導される．EPITで誘導されたTregの制御活性は主にCTLA-4（cytotoxic T lymphocyte associated protein 4）に依存しており，皮膚，肺，腸管にホーミングし局所でのアレルギー反応を抑制する[17]．

おわりに

AITの治療効果と安全性を高めるため，抗原の投与経路以外に，修飾アレルゲンやアレルゲンのペプチドを用いる方法も検討されている．しかし，多くのアレルゲンは複数のコンポーネントを含み，患者によって原因となるアレルゲン・コンポーネントやIgEの認識エピトープが異なる可能性がある．AITの治療効果はアレルゲン特異的であることから，複数のアレルゲンやアレルゲン・コンポーネントが原因となっている場合，AITにどのような抗原や抗原由来のペプチドを用いるかが問題となる．また治療期間が長いことから，あらかじめ治療効果を予測する方法が求められる．AITの免疫学的作用機序が解明され，これらの問題が解決されることを期待したい．

文献

1）Shamji MH & Durham SR：J Allergy Clin Immunol, 140：1485-1498, 2017
2）Shamji MH, et al：J Allergy Clin Immunol, 143：1067-1076, 2019
3）Pilette C, et al：J Immunol, 178：4658-4666, 2007
4）Boonpiyathad T, et al：Allergy：doi:10.1111/all.13684, 2018
5）Swamy RS, et al：J Allergy Clin Immunol, 130：215-224.e7, 2012
6）Layhadi JA, et al：Curr Opin Allergy Clin Immunol, 19：12-17, 2019
7）Shamji MH, et al：J Allergy Clin Immunol, 143：1131-1142.e4, 2019
8）Schulten V, et al：J Allergy Clin Immunol, 141：775-777.e6, 2018
9）Boonpiyathad T, et al：J Allergy Clin Immunol, 143：1077-1086.e10, 2019
10）Rosser EC & Mauri C：Immunity, 42：607-612, 2015
11）Kücüksezer UC, et al：J Allergy Clin Immunol, 131：875-885, 2013
12）Consortium of Food Allergy Research：Allergy, 71：1552-1560, 2016
13）Hoh RA, et al：J Allergy Clin Immunol, 137：157-167, 2016
14）Ryan JF, et al：Proc Natl Acad Sci U S A, 113：E1286-E1295, 2016
15）Syed A, et al：J Allergy Clin Immunol, 133：500-510, 2014
16）Senti G, et al：Int Arch Allergy Immunol, 178：141-149, 2019
17）Bird JA, et al：World Allergy Organ J, 11：38, 2018

＜著者プロフィール＞
大嶋勇成：京都大学医学部を卒業後，市中病院で小児科の臨床研修を行う．京都大学大学院医学研究科博士課程，モントリオール大学ノートルダム病院アレルギー研究室留学，福井医科大学に着任，2010年からは福井大学医学部病態制御医学講座小児科学教授．小児アレルギー疾患の病態と治療法，特に，食物アレルギーの新規治療法の開発に取り組んでいる．

Ⅰ. 気管支喘息

1. フェノタイプ・ジェノタイプ・エンドタイプ

檜澤伸之

喘息にはきわめて多様な臨床的表現型（フェノタイプ）が存在し，多くの遺伝因子（ジェノタイプ）と環境因子との複雑な交互作用によって発症が規定される症候群である．特定の生活様式のなかで，患者固有のジェノタイプと出生前から現在まで曝露してきた多くの環境因子との交互作用によって生じる分子ネットワーク（エンドタイプ）によって特徴的な病態，病像が形づくられていく．特定の疾患フェノタイプに関連するジェノタイプやそれに基づくエンドタイプの検討が積極的に行われ，これらの情報がバイオマーカーとして病態の理解や治療の選択，効果判定に有用となる．

はじめに

　喘息にはきわめて多様な臨床的表現型（フェノタイプ）が存在し，多くの遺伝因子（ジェノタイプ）と環境因子との複雑な交互作用によって発症や重症度，治療反応性が規定される症候群である．環境因子はエピジェネティックにも遺伝子発現に影響を与え，遺伝子発現によって得られるRNAやタンパク質分子，さらには種々の代謝産物をも巻き込んだ多元的な動的ネットワークが疾患をドライブしている[1]．すなわち，個人のジェノタイプと個人が出生前から現在に至るまで外部から受けてきた多様な環境因子，例えば食事，感染，大気汚染，喫煙，抗生物質の使用や腸管，皮膚，肺の細菌叢[2]，への反応によって生じる動的ネットワークがエンドタイプであり，患者ごとにどのようなエンドタイプが疾患をドライブしているかが薬剤反応性も含めた喘息患者のフェノタイプに大きな影響を与える（**図1**）．エンドタイプの理解は，患者病態の背景に存在する分子ネットワークに応じた治療を実践するだけではなく，個々のエンドタイプを標的とした治療戦略の開発，さらには早い段階から疾患発症を高精度に予測し，エンドタイプに基づいた予防戦略を行うprecision healthにもつながる[3]．病名というラベルに基づいた単一の治療（one-size-fits-all medicine）や，個人の感受性を考慮に入れない集団的予防アプローチから脱却し，喘息診療における精密医療（precision medicine）実践への道が開かれる．

> **[略語]**
> **DPB**：diffuse panbronchiolitis
> **GWAS**：genomewide association study
> **ILC**：innate lymphoid cell
> **PAMPs**：pathogen-associated molecular pattern

Phenotypes, genotypes and endotypes underlying asthma syndrome
Nobuyuki Hizawa：Department of Pulmonary Medicine, Division of Clinical Medicine, Faculty of Medicine, University of Tsukuba（筑波大学医学医療系呼吸器内科）

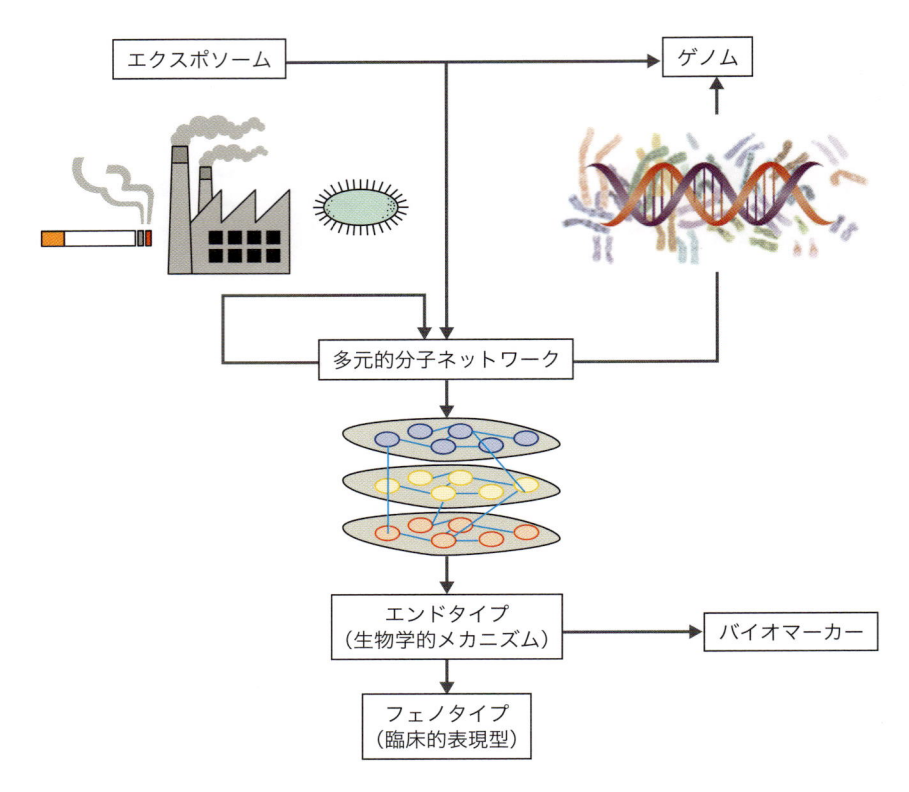

図1　遺伝因子，環境因子，エンドタイプ，バイオマーカー，フェノタイプの関係
　喘息のフェノタイプは，患者固有のゲノムと出生前から現在まで曝露してきた多くの環境因子（エクスポソーム）との交互作用によって生じ，遺伝子，RNA，タンパク質さらには種々の代謝産物を内包する多層的な分子ネットワーク（エンドタイプ）が病態をドライブする（文献1をもとに作成）．エンドタイプの情報をバイオマーカーとして捉えることができれば，病態の多様性を理解し精密医療の実践が可能となる．

1 喘息フェノタイプからエンドタイプへ

　喘息の日常臨床において，アレルギーの有無，好酸球性炎症の有無，さらには発症年齢，経過（増悪の頻度や呼吸機能の変化），重症度（症状や呼吸機能），治療への反応性（ステロイド反応性など），などに基づいた喘息のフェノタイプ分類が行われている．多数の臨床的パラメーターを同時に解析し，統計的モデル化手法を用いて，喘息の病型を明らかにしようとする試みも行われている．われわれは，日本人成人喘息患者を対象に，年齢，性別，喫煙歴，発症年齢，総IgE値，アトピー素因の有無，％一秒量，一秒率を用いてクラスター解析を行い，6つのクラスターを同定した[4]．この検討では特定の成人喘息クラスターと*CCL5*や*ADRB2*遺伝子との関連が認められ，異なるフェノタイプ間に存在する分子病態の多様性が示唆された．フェノタイ

プにとどまらずエンドタイピングへの進展の必要性が支持される結果であった．

　フェノタイプ分類は臨床的に識別可能な患者集団を浮かび上がらせることができ，疾患の根底にある分子プロセスを特定する根拠となる．しかしながら，フェノタイプとエンドタイプは必ずしも一対一に対応するものではなく，例えば小児期発症のアレルギー性喘息というフェノタイプの背景にも複数のエンドタイプが存在する[5]．重症喘息におけるフェノタイピングの最終目標は，エンドタイプを特定することであり，エンドタイプに基づく疾患の予防や治療が精密医療である．われわれは，喘息病態を形づくる種々のエンドタイプを探索するために，特定のフェノタイプに着目したいくつかのGWASを行い，複数の遺伝的因子を報告してきた．これらの結果も踏まえ，以下では喘息のフェノタイプを大きく Type 2 と Non-type 2 に分けて，それ

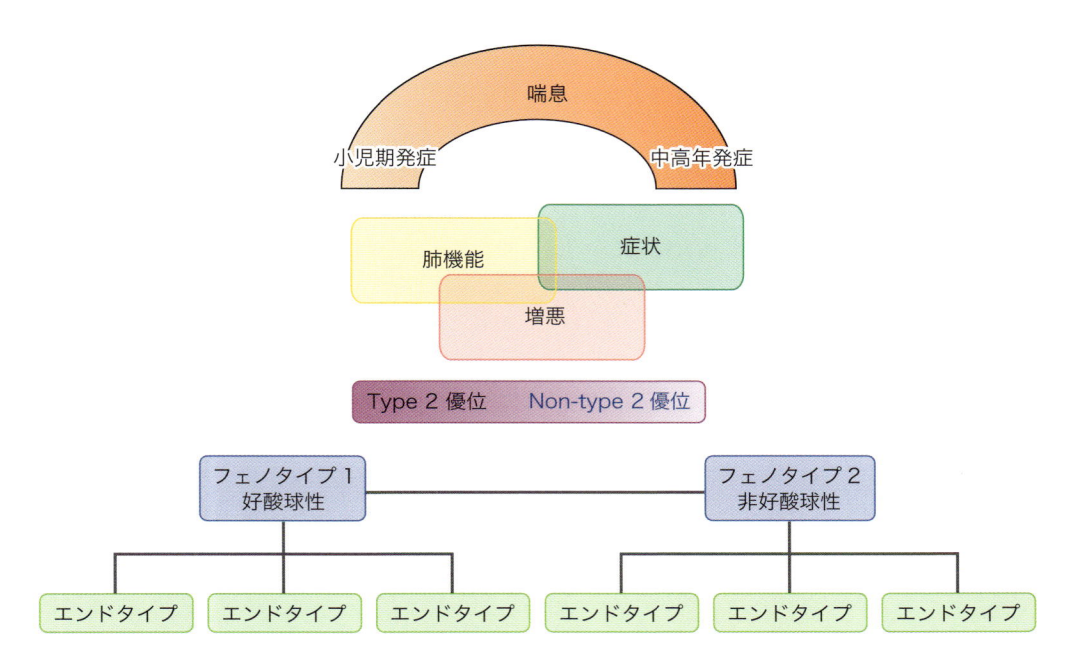

図2　喘息フェノタイプとエンドタイプ
Type 2好酸球性フェノタイプをドライブするエンドタイプには，気道や皮膚のバリア異常，肺の成長障害，ウイルス易感受性，アレルギー感作，アスピリン過敏などが存在し，Non-type 2非好酸球性フェノタイプは細菌・真菌のコロナイゼーション，喫煙・大気汚染感受性亢進，肥満に加え，インフラマソームの活性亢進などのエンドタイプによってドライブされる．文献6より引用．

ぞれのフェノタイプを構成するエンドタイプについて概説する（**図2**）．

2 Type 2喘息におけるエンドタイプ

Type 2喘息は臨床的には喀痰および末梢血の好酸球増加，IgE反応性亢進，呼気NO上昇，気道過敏性亢進などを特徴とし，ICSやICS/LABAへの反応性が良好で，重症例の場合にはIgE，IL-5やIL-13を標的とした治療の適応となる．

1）気道，皮膚におけるバリア異常

日本人成人喘息を対象としたGWASでは*TSLP*を含め複数の遺伝子領域と疾患との強い関連が認められた[7]．TSLPはウイルス感染，ダニ，真菌，喫煙などの環境要因により気道上皮において強く誘導され，これらの外因刺激に対する上皮のセンサーと考えられる．上皮におけるTSLPの過剰応答によってTh2やILC2による免疫応答が強く誘導されることで喘息発症のリスクが上昇しているエンドタイプの存在がうかがわれる．

われわれは喫煙の影響が少ない日本人成人と，ヒア

ルロン酸合成酵素であるHAS2との遺伝的関連を発見した[8]．ヒアルロン酸は，先のTSLPと同様に喫煙やウイルス感染などによって傷害を受けた細胞から放出されるAlarmin[※1]として気道炎症を惹起すると同時に，肺実質の細胞外マトリクスの重要な成分としても知られており，肺の発達や組織傷害時の修復において重要な役割を果たしている．われわれの検討ではHAS2産生亢進と関連した対立遺伝子が喘息発症に防御的に作用しており，喘息患者では平滑筋細胞からのヒアルロン酸産生やHAS2の低下が報告されていることから，遺伝的なHAS2産生低下によって，喫煙やウイルスなどの外的因子に対して気道炎症やリモデリングの進展が誘導されるエンドタイプの存在が示唆される．

アトピー性皮膚炎患者において，皮膚バリア機能に重要な役割を果たしているフィラグリンの遺伝子変異

> **※1　Alarmin/PAMPs**
> TLRsやNLRsに代表されるパターン認識受容体（PRR）の活性化を介して免疫反応が惹起されるが，Alarminは宿主に由来する内因性リガンドでありPAMPsは微生物由来の外因性リガンドである．

がその発症に重要な役割を果たしている．われわれも日本人を対象にアトピー性皮膚炎感受性遺伝子であるフィラグリンの機能的変異を同定し，アトピー性皮膚炎合併喘息の危険因子であることを報告した[9]．フィラグリンの機能が失われると，皮膚のバリア機能が損なわれ，アレルゲンが皮膚を通して体内に侵入しやすくなり，喘息等のアレルギー性疾患のリスクが上昇する可能性が推測される．

2）ウイルス感染への感受性亢進

ウイルス感染への感受性が高い個体では，くり返すウイルス感染による気道上皮細胞からのIL-33やTSLPの産生誘導が持続的に起こり，その結果Type 2喘息の発症リスクが上昇する．われわれは*CCL5*遺伝子の高発現と関連する遺伝子多型が中高年発症の喘息と遺伝的に関連することを報告した[10]．CCL5はウイルス感染によって気道上皮細胞から強く産生されるが，特にRSウイルス感染後の鼻汁中のCCL5産生はウイルス感染による細気管支炎発症と関連する．一方，喘息を対象とした世界最初のGWASでは，特に小児発症の喘息と強く関連する*ORMDL3/GSDMB*領域が同定された[11]．*ORMDL3/GSDMB*は，ライノウイルス感染による喘鳴を伴う細気管支炎を介して，喘息発症のリスクになっており，幼小児期のウイルス感染への感受性に影響を与えることで喘息発症と関連している．さらに，増悪をくり返す小児喘息患者を対象としたフェノタイプ特異的GWASでは，新規にライノウイルスCの受容体である*CDHR3*遺伝子が同定された[12][13]．われわれは*CDHR3*遺伝子多型が，日本人集団において10歳以下に発症した喘息に関連していること，アトピー陽性者に限ると関連性が強くなることを確認した[14]．また，特に小児発症でアトピー型，罹病期間が最も長く，中等度から高度の気流閉塞を特徴とするフェノタイプと関連することを発見した．小児期発症のアトピー型喘息患者においても，特に増悪をくり返す重症例ではライノウイルス感染への易感染性が疾患発症の分子基盤となっている可能性がある．

3）気流閉塞，肺の成長障害

出生時の低肺機能は喘息発症のリスクとして知られており，一部の喘息患者では肺の発達異常を分子基盤として喘息が発症している可能性がある．われわれは，欧米におけるGWASにて一秒率との関連が報告された24遺伝子のうち16遺伝子では日本人においても遺伝的関連が存在することを確認した．これら16遺伝子の遺伝子型情報に基づいて個人の呼吸機能関連遺伝risk scoreを算出したところ，risk scoreは一秒率と強く関連し，肺の成長を規定する遺伝的指標と考えられた[15]．健常人に比べ喘息患者でrisk scoreが高い値を示し，さらに16遺伝子の機能的意義を探索したところ，肺の傷害に対する修復やリモデリングに関連した分子パスウェイの関与が示唆された．クラスター解析では，特に発症年齢が若く，呼吸機能が低下したフェノタイプで呼吸機能関連risk scoreが高値を示した[15]．

4）アレルゲン感作

喘息とIgE反応性との強い関連は古くから知られているが，その因果関係については必ずしも一定の見解が得られているわけではない．前述したように，皮膚や気道のバリア異常，ウイルスへの易感染性や肺の成長障害が疾患をドライブしている患者においては，喘息病態が形成されてくる過程で生じた気道傷害，バリア破綻の結果として，二次的にアレルゲン感作が促進されている可能性がある．われわれは遺伝的なアレルゲン感作体質がType 2喘息の発症に及ぼす影響を明らかにするために，複数のアレルギー感作関連遺伝子を用い，アトピーと強く関連するリスクスコア（Atopy genetic risk score：Atopy-GRS）と喘息との関連を検討した[16]．Atopy-GRSは，健常者においてアトピー素因をもつ被験者で有意に高かった．しかしながら，喘息患者で有意にアトピーの頻度が多いにもかかわらず，Atopy-GRSは喘息とは関連しなかった．一方で，アトピー性喘息患者のAtopy-GRSは非アトピー非喘息健常者のAtopy-GRSに比べ有意に高く，Atopy-GRSのアトピー性喘息に対する人口寄与危険割合※2は16.6％であると推定された．

5）気道過敏性

気道過敏性は気道径の短縮，気道平滑筋の肥厚や反応性亢進，血管増生，上皮障害，炎症細胞浸潤や神経活動性の亢進などによって規定されるが，無症候性の

> **※2　人口寄与危険割合**
> ある遺伝的リスクを有する群（危険因子曝露群）のなかで疾患を発症した者のうち，真に曝露が影響して発症した者の割合．〔（曝露群のリスク―非曝露群のリスク）/ 曝露群のリスク〕で計算される．

気道過敏性の存在は喘息発症の危険因子とされている．喘息の発症と強く関連している *ORMDL3/GSDMB* 遺伝子が気道上皮における 5-LO や TGF-β 産生を介して気道炎症を介さずに気道過敏性を規定している可能性が報告されている[17]．世界ではじめてポジショナルクローニング[※3]によって喘息および気道過敏性関連遺伝子として同定された *ADAM33* は[18]，膜結合型のメタロプロテアーゼで細胞接着，増殖，分化，シグナル伝達やアポトーシス，炎症反応などにおける多様な生理的作用を有し，特に気管支平滑筋の機能変化や気道リモデリングの形成に深く関与している．一般的に喘息患者における気道過敏性は好酸球性気道炎症や平滑筋の機能的な変化と強く関連し，吸入ステロイドによって正常化するが，遺伝的な気道過敏性亢進を分子基盤として発症している喘息が存在している可能性がある．

3 Non-type 2・好中球性喘息におけるエンドタイプ

成人喘息患者における喀痰細胞の検討では，喀痰中好酸球2％以上を満たす患者は，吸入ステロイド使用歴のない患者の36％，吸入ステロイドによる治療歴のある患者では17％であった[19]．好中球性気道炎症の背景には細菌のコロナイゼーション，加齢，喫煙，肥満や胃食道逆流などの種々の病態の関与が示唆されている．好中球は活性酸素，プロテアーゼや種々の炎症性メディエータを産生し，病態の進行，増悪やステロイド抵抗性に関与する．

1）細菌のコロナイゼーション

喘息気道では細菌叢の乱れ（dysbiosis）が存在し，喘息患者のBAL（気管支肺胞洗浄）の検討では，好中球性喘息の約55％に細菌のコロナイゼーションが存在した[20]．特に肺炎球菌，モラクセラ・カタラーリスやインフルエンザ菌などのコロナイゼーションが特徴的であり，増悪などの重症病態との関連が報告されている[21]．無症候の新生児下咽頭における細菌の定着と，生後5年間で発現する反復性喘鳴，喘息，アレルギーとの関連を検討した研究では[22]，生後1カ月の乳児の下咽頭サンプルの培養において，乳児の21％に肺炎球菌，モラキセラ，インフルエンザ菌が定着しており，これらの定着は5歳時の持続性の喘鳴や喘鳴による入院と有意に関連していた．われわれは40歳以上に発症した中高年発症喘息を対象にしたGWASを行い，*HCG22* との遺伝的関連を発見したが[23]，細菌コロナイゼーションと好中球性気道炎症を特徴とする，びまん性汎細気管支炎（DPB）感受性遺伝子領域（6p21.3）に位置する *HCG22* はDPBおよびCOPD（慢性閉塞性肺疾患）とも関連が認められた．HCG22はそのアミノ酸配列からキチン結合能を有すると考えられるが，キチンはPAMPs[※1]の1つであり，キチン代謝の異常による気道での自然免疫の変調が，喘息発症の1つの分子病態を構築している可能性がある[24]．

2）肥満

特に女性の肥満喘息で血清CRPが高く，喀痰中好中球の増加が報告されている．17万人以上の日本人を対象にした，BMIのGWASでは85の遺伝子領域が同定されたが，興味深いことに喘息のGWASの結果との間に有意な相関が認められ，BMIと関連するエンドタイプを背景に発症する喘息の存在が示唆される[25]．

3）喫煙・大気汚染

われわれは，喘息およびCOPDの感受性遺伝子による遺伝子ネットワークの検討から，両疾患に共通する病態として芳香族炭化水素受容体（AhR）パスウェイの重要性を報告した[26]．AhRはダイオキシンや多環芳香族炭化水素の有毒な作用を仲介する細胞内受容体であるが，喫煙や大気汚染物質にもAhRを介したTh17細胞やILC3[※4]への分化促進作用が知られており，このパスウェイが特に喫煙や大気汚染によってドライブされた喘息病態において重要な役割を果たしている可能性がある．

※3 ポジショナルクローニング

ゲノムには一塩基多型に代表される多型が存在する．ポジショナルクローニングは，こうした多型マーカーを目印に病気の原因遺伝子と多型マーカーとが連鎖することを見つけ出し，原因遺伝子の位置を段階的に突き止めていくアプローチである．ハンチントン病やパーキンソン病などをはじめ，1,000を超える疾患の原因遺伝子が，この手法によって明らかにされてきた．

※4 ILC3

Th17とサイトカイン産生が類似し，IFNγやIL-17/IL-22を産生する．AhR陽性のサブセットが存在し，AhRを介した刺激はILC3の維持に重要．喘息患者の気管支肺胞洗浄液中にILC3様細胞が存在する．

おわりに

　近年，個人のゲノムやその他の生体分子情報が精密・迅速に分析されることで，喘息の原因や発症の過程とその多様性が分子レベルで詳細に理解されるようになってきた．特定の疾患フェノタイプに関連する複数の遺伝子（ジェノタイプ）や分子パスウェイの検討が積極的に行われ，このエンドタイプの情報が将来，遺伝的バイオマーカーとして病態の理解や治療の選択，効果判定に有用となりうる．例えばウイルスへの易感染性，肺の成長障害，気道への細菌コロナイゼーション，気道過敏性亢進などのそれぞれの分子基盤を有する個人に対して，それぞれのエンドタイプにおける治療ターゲットの明確化，個々の分子病態をターゲットにした臨床試験の実施，診断や治療効果の判定に有用なバイオマーカーの開発などが期待され（精密医療），さらにライフスタイルや他の環境要因も考慮に入れたうえで疾患の予兆を発見し，先制介入治療（先制医療）による予防法や早期介入による進行抑制の確立をめざすことが期待される．

文献

1）Agustí A, et al：Lancet, 390：980-987, 2017
2）Vrijheid M：Thorax, 69：876-878, 2014
3）Agustí A, et al：Am J Respir Crit Care Med, 191：391-401, 2015
4）Kaneko Y, et al：Allergol Int, 62：113-121, 2013
5）Hizawa N：Clin Exp Allergy, 46：678-687, 2016
6）Hirota T, et al：Nat Genet, 43：893-896, 2011
7）Yatagai Y, et al：Clin Exp Allergy, 44：1327-1334, 2014
8）Osawa R, et al：J Invest Dermatol, 130：2834-2836, 2010
9）Hizawa N, et al：Am J Respir Crit Care Med, 166：686-690, 2002
10）Moffatt MF, et al：Nature, 448：470-473, 2007
11）Bønnelykke K, et al：Nat Genet, 46：51-55, 2014
12）Bochkov YA, et al：Proc Natl Acad Sci U S A, 112：5485-5490, 2015
13）Kanazawa J, et al：Allergol Int, 66：563-567, 2017
14）Yamada H, et al：PLoS One, 11：e0145832, 2016
15）Kanazawa J, et al：Allergol Int, 67：292-294, 2018
16）Das S, et al：Proc Natl Acad Sci U S A, 113：13132-13137, 2016
17）Van Eerdewegh P, et al：Nature, 418：426-430, 2002
18）Asthma Clinical Research Network of the National Heart, Lung, and Blood Institute：Am J Respir Crit Care Med, 185：612-619, 2012
19）Liu W, et al：J Allergy Clin Immunol, 139：1548-1558.e4, 2017
20）Zhang Q, et al：Respir Res, 13：35, 2012
21）Bisgaard H, et al：N Engl J Med, 357：1487-1495, 2007
22）Yatagai Y, et al：J Allergy Clin Immunol, 138：281-283.e13, 2016
23）Van Dyken SJ, et al：Cell, 169：497-509.e13, 2017
24）Akiyama M, et al：Nat Genet, 49：1458-1467, 2017
25）Kaneko Y, et al：Int J Chron Obstruct Pulmon Dis, 8：65-78, 2013
26）Carr TF, et al：Am J Respir Crit Care Med, 197：22-37, 2018

＜著者プロフィール＞

檜澤伸之：1986年北海道大学医学部卒業．'95～'98年米国ジョンズホプキンス大学喘息アレルギーセンター留学（David G Marsh教授）．2007年より筑波大学医学医療系呼吸器内科教授．筑波大学附属病院においてアレルギー性肺疾患の診療，研究，教育に従事，特に研究面では遺伝疫学的手法を用いて，難治性喘息病態の多様性の解明，精密医療の実現に向けた研究に従事している．

Ⅰ. 気管支喘息

2. 喘息患者におけるIFN産生不全

飯倉克人，松本健治

喘息の急性増悪発作の大半はウイルス感染が原因であり，喘息患者が健常人に比較してウイルスに対するIFNの産生が低下しているとされている．その機序として，IL-33やTSLPなどのサイトカインや，それらによって誘導されるTh2サイトカインによる影響，IgE抗体によるpDCのIFN産生抑制などが想定されている．またウイルス検知からIFN産生までのシグナル伝達に異常がある可能性も指摘されている．これらのメカニズムが解明されることは，喘息の病態およびその発症機序の解明にもつながると考えられる．

はじめに

喘息の急性増悪は吸入ステロイドが普及した現在も喘息長期管理における未解決の問題である．小児，成人とも急性増悪発作の原因の大半がウイルス感染であり，感染により症状が遷延・重症化しやすいことが指摘され，背景にインターフェロン（IFN）産生低下による抗ウイルス免疫応答不全があると考えられている．

1 ウイルス感染と喘息増悪

小児から成人における気管支喘息の急性発作の50〜85％にウイルス感染が関与し，ライノウイルス（RV），RSV，ヒトメタニューモウイルス（hMPV），エンテロウイルスなどが重要と報告されている[1)2)]．その後，喘息患者も健常人も同頻度でウイルスに罹患するが，喘息患者は下気道症状が遷延化し重症度が高いことが指摘され[3)]，さらに喘息児では健常児と比較し，平均インフルエンザ関連入院率が高いことが報告されている．コホートの解析結果からも[4)]，喘息患者ではウイルス感染全般に対して，免疫応答が減弱し，症状が遷延化しやすい傾向があることが示唆されている．

RSVによる細気管支炎に罹患した児はその後気管支喘息を発症するリスクが高いことが知られていたが，

[略語]
IFN：interferon
IPS-1：IFN-β promoter stimulator-1
ISGs：interferon stimulating genes
MDA-5：melanoma differentiation-associated protein-5
ORMDL-3：orosomucoid 1-like protein 3
RIG-I：retinoic acid-inducible gene-I
SOCS：suppressor of cytokine signaling 1

Impaired IFN production in patients with bronchial asthma
Katsuhito Iikura[1]/Kenji Matsumoto[2]：National Organization Nishi Saitama Chuo National Hospital[1]/National Research Institute for Child Health and Development, Department of Allergy and Clinical Immunology[2]（国立病院機構西埼玉中央病院[1]/国立研究開発法人国立成育医療研究センター免疫アレルギー・感染研究部[2]）

COAST（Childhood Origins of ASThma）コホート研究[5]では，乳児期のRSV感染よりRV誘発性喘鳴の既往が，6歳時での喘息のリスク因子（odds比9.8）となることが判明した．さらに，その後の研究から，喘息発症のリスクは特定のウイルス感染による下気道炎ではなく，下気道炎の回数とも報告され，その意味で200種類以上の亜種が存在するRVの方が重要とされている．さらに，早産児に対するパリビズマブ（抗RSVモノクローナル抗体）投与は，乳幼児期の持続する喘鳴が減少するが[6]，気管支喘息の発症自体を抑制する効果はないことが報告されている[7]．これは，RSV感染のみを阻止しても，それ以外のウイルス感染によって気管支喘息が発症することを意味する．すなわち，気管支喘息患者では気道ウイルス全般に対する低応答性が発症前から存在し，ウイルスの種類を問わず，下気道炎の反復が気管支喘息の発症を促進することが強く示唆される．

2 喘息増悪とインターフェロン（IFN）

ウイルス感染に対して重要な免疫応答の第一歩は抗ウイルス作用をもつインターフェロン（IFN）の産生である．2002年に喘息患者の末梢血単核球でウイルス刺激に対するIFN-αの産生低下が報告され[8]，2005年には，喘息患者から得た気道上皮細胞ではRV刺激時のIFN-βの産生不全，アポトーシス反応の低下，それによるウイルス量の増加が認められ，さらにIFN-βの補充にて気道上皮細胞のウイルス免疫応答が回復することが示された[9]．同時期には，喘息患者BALF（気管支肺胞洗浄液）回収マクロファージにおいてⅢ型IFNであるIFN-λ産生低下があり，感冒スコア，肺機能，好酸球数，炎症マーカーレベルと逆相関していることも示された[10]．RVだけでなく，RSV，インフルエンザに対する末梢血単核球のIFN-αの産生不全[11][12]も報告され，また，小児気道上皮細胞のRV刺激に対するIFN-β/λの産生不全[13]，小児末梢血単核球におけるIFN-α/λの産生不全[14]についての報告が続いた．しかし喘息のウイルス感染におけるIFN産生不全は認められないとする報告や，喘息患者と非喘息患者でIFN産生に差がないとするもの，喘息重症度に応じてIFNの産生が増加しているとするもの，そして，軽症例で

はIFN産生不全が認められないとする結果が報告されている（**表**）．これらの違いについては，対象喘息患者の重症度の違い，使用ウイルス株の違い，培養・刺激環境の違い，などが影響した可能性もあり，また検体回収時間の違いなども影響していると想定される．結論的には，気管支喘息患者では末梢血および気道上皮細胞におけるウイルスに対するIFN産生をはじめとする低応答性が存在し，発症や急性発作，重症化などに強く相関する可能性が示唆される．

3 想定されるIFN産生不全メカニズム

1）IgE抗体との関連

主要なIFN-α産生細胞である形質細胞様樹状細胞（pDC）上には高親和性IgE受容体が発現し，細胞表面のIgEが架橋されることでウイルス曝露時のIFNの産生が低下する．一方，架橋を阻害することでIFN産生能が回復することが示されている[12]．喘息小児のpDCは健常人と比較して高親和性IgE受容体を高発現し，またその架橋によりRV刺激によるIFN-α/λ発現が減弱することが報告されている[15]．実際にオマリズマブ（ヒト化抗ヒトIgEモノクローナル抗体製剤）の影響を二重盲験にて検討した臨床介入研究においても，主としてウイルス感染によって惹起されると考えられる秋の発作が有意に抑制されたこと[16]や，オマリズマブ投与によって患者末梢血pDCにおけるIFN産生が回復したとの報告[17]からも，抗IgE環境があることでIFN産生が抑制される機序が，アトピー型喘息に限定されるが，生体内で機能していることが示唆される．

2）TLR（Toll like receptor）の機能不全 –TLR-3，レチノイン酸誘導遺伝子I（RIG-I），メラノーマ分化関連遺伝子5（MDA-5）

ウイルス感染におけるIFN産生は，ウイルスをTLRなどのパターン認識受容体（PRRs）が感知することからはじまる．RVに関してはそのウイルスカプシドはTRL2が，一本鎖RNAはTLR7/8が，そして複製後に産生される二本鎖RNAはTLR3が認識し，細胞質内に侵入したウイルスに対しては細胞質内核酸認識受容体であるRIG-IとMDA-5[※1]がウイルス検知にかかわる．
TLR3については，刺激前の発現レベルは健常人と喘息患者で比較して差は認めないが，RV刺激後の発

表　気管支喘息患者の抗ウイルス IFN 産生に関する論文

	対象	使用検体	ウイルス	IFN 産生（結果）	スタディ概要
IFN 産生不全あり					
Wark PA, et al (2005)	成人	気道上皮細胞	RV16	IFN-β の低下	IFN 産生不全とアポトーシス低下
Contoli M, et al (2006)	成人	気道上皮細胞，肺胞マクロファージ（BALF）	RV16	IFN-λ 低下	IFN-λ の産生不全
Gehlhar K, et al (2006)	成人	末梢血単核球	RSV，NDV	IFN-α 2 低下	IFN 産生不全
Uller L, et al (2010)	成人	気道上皮細胞	dsRNA	IFN-β 低下と TSLP 上昇	IFN 産生不全と TSLP 産生増強
Gill MA, et al (2010)	若年成人	形質細胞様樹状細胞	インフルエンザウイルス	IFN-α 低下	IFN-α 産生低下と TLR-7 の発現低下 / 高 IgE の関与
Baraldo S, et al (2012)	小児	気道上皮細胞	RV16	IFN-β / λ 低下	IFN 産生不全における Th2 環境の関与
Durrani SR, et al (2012)	小児	形質細胞様樹状細胞	RV16	IFN-α / λ 低下	IFN 産生不全における高 IgE の関与
Edwards MR, et al (2012)	小児	気道上皮細胞	RV16，RV1B	IFN-β / λ 低下	TLR-3/RIG-I/MDA-5 の発現低下
Sykes A, et al (2012)	成人	気道上皮細胞，肺胞マクロファージ（BALF）	RV16	IFN-α / β の低下	IFN 産生不全における TLR-3/7，RIG-I/MDA-5 の機能には異常を認めない
Pritchard AL, et al (2014)	成人	末梢血単核球	RV16	IFN-α / β 低下	IRF1，IRF7，NF-κB ファミリー分子，STAT1，TLR-7/8 の発現低下
Spann KM, et al (2014)	小児	鼻腔，気道上皮	RSV，hMPV	IFN-β / λ 低下	IFN 産生不全におけるアトピー体質の関与
Parsons KS, et al (2014)	成人	気道上皮細胞	RV1B	IFN-λ 低下	TLR-3/MDA-5 経路の異常
Wagener AH, et al (2014)	成人	鼻腔上皮細胞，気道上皮細胞	dsRNA	IFN 関連遺伝子の発現低下	ミトコンドリア機能不全
Stephan JT, et al (2015)	小児	末梢血単核球	RV16	IFN 産生のオマリズマブ® 投与による改善	IFN 産生不全 / 高 IgE の関与
Kicic A, et al (2016)	小児	気道上皮	RV14，RV1B	IFN-β / λ 低下	IRF の発現低下とアポトーシス低下
Hitasha R, et al (2016)	成人	肺胞マクロファージ（BALF にて回収）	RV16	IFN-α / β 低下，TLR7 発現低下	TLR の機能不全
Zui J, et al (2019)	成人	気道上皮細胞	RV16	IFN-α / β 低下	TLR-3/MDA-5 の発現正常 / IFN 産生低下
IFN 産生不全なし					
Lopez-Souza N, et al (2009)	成人	気道上皮，鼻粘膜上皮	RV16	差がない	IFN-β 産生低下ない，炎症性サイトカインの喘息での低下
Bochkov YA, et al (2010)	成人	気道上皮細胞	RV1B	差がない	IFN にかかわる遺伝子発現に差なし
Schwantes EA, et al (2014)	成人	誘発喀痰	ウイルス刺激なし	IFN 上昇	喘息患者での IFN 増強
Sykes A, et al (2014)	成人	気道上皮細胞	RV16/RV1B	差がない	IFN-β / λ ともに差がない
Patel DA, et al (2014)	成人	気道上皮細胞	RSV，インフルエンザウイルス	差がない	IFN-λ の喘息患者での増強
Schwantes EA, et al (2015)	成人	誘発喀痰細胞	喀痰内遺伝子検索	IFN-λ 上昇	感冒増悪時には IFN は増加，しかし回復期には IFN-λ の低下が喘息患者で認められる
Miller EK, et al (2012)	小児	鼻汁分泌物	HRV，RSV，パラインフルエンザウイルス，インフルエンザウイルス，hMPVs，アデノウイルス，およびヒトコロナウイルス	IFN-λ 上昇	重症例ほど IFN 産生量が多い
Baturcam E, et al (2016)	成人	鼻粘膜上皮	hMPV/RSV	差がない	IFN の産生に差はないが喘息患者ではアポトーシスが減弱している

現誘導が喘息患者では低く，TLR3からのシグナル伝達に異常があることを示唆する報告が多い[18][19]．また，喘息，健常人ともにRV刺激にて，RIG-I，MDA-5の発現が誘導されるが，喘息ではⅠ型/Ⅲ型IFNの産生が低く，TRL3とMDA-5の阻害によってⅠ型/Ⅲ型IFNの産生が抑制されたことから，喘息患者においてはTLR3だけでなく，MDA-5のシグナルも減弱しているとの報告がある[19]．さらに最近では，気道上皮細胞のTLR3，MDA-5，RIG-Iの発現は刺激前では差がないが，ウイルス刺激後の発現が喘息患者で低く，またIFN-α/βの誘導も低値であったとされている．これらのことは，喘息患者の気道上皮細胞や末梢血細胞のウイルス検知受容体の発現には異常がないが，それ以降の細胞内シグナルの異常が想定される結果となっている．

3）TLRの機能不全 −TLR7

RVに関しては，TLR7の関与についての報告も多い．中等症以上の喘息患者の肺胞マクロファージ[20]や気道生検組織[21]にてTLR7の発現が低下していることが報告されており，RV刺激後のIFN-α/βのmRNAやタンパク質の誘導が減弱しているとされている．機序として，マイクロRNA（miR-150，miR-152，miR-375）の関与や，IL-5を介した好酸球性炎症がTLR7の発現低下に重要な役割を演じているとされている．

4）IL-33，TSLP (thymic stromal lymphopoietin)，Th2環境

IFN産生不全をもたらす背景として，RV刺激により誘導されるIL-33やTSLP，IL-25などの2型自然リンパ球（ILC2）を介した2型炎症の影響も考慮する必要がある．この経路は抗原非特異的にアレルギー炎症を誘発する喘息発症にかかわる重要な経路（自然免疫系）である．

IL-33はタンパク質として恒常的に上皮細胞に発現し，ウイルスへの抵抗の減弱によって惹起されるnecrosisにより，活性を有したまま放出される（alarminとよばれる）だけでなく，ヒト気道上皮細胞へのRV刺激によ

り発現が上昇し，RV感染時にはIL-33の産生が常態的に起こることが想定されている．IL-33は強力な自然免疫の抑制作用があり，ゴキブリ抗原とウイルス刺激を行ったマウスではIL-33の誘導とIFN-α/λの低下が認められ，IFN産生低下はIL-33の阻害により改善される．また，ヒトの気道上皮細胞を用いたRV感染実験でも，喘息患者で減少していたIFN-λの産生能が抗IL-33抗体処理にて改善し，ウイルス量が減少するため，IL-33の存在下ではIFNの産生不全が誘導されやすいことが示唆される[22]．IL-33によりViperinの減少とインターフェロン調節因子7（IRF7）の発現低下が誘導され，IFNの産生が低下すると想定されている[23]．また，IL-33がTLRのシグナル分子であるIRAK1の分解を促進することもIFNの産生低下の原因とされる．

TSLPは樹状細胞のOX40Lの発現を誘導し，TNF-αを産生するinflammatory Th2細胞の誘導や，マスト細胞を活性化しTh2サイトカインの産生を誘導する．気道上皮細胞ではdsRNA刺激とIL-13によって相乗的に産生されること[24]，また喘息患者由来上皮細胞ではIFN-β mRNAの発現が健常人に比較して低く，TSLP発現が高いことが報告されている[25]．IL-13については，IL-13により誘導されるIRAK-Mタンパク質が喘息気道で発現が多く，これによるTLR2シグナルの抑制や，IL-13による気道上皮細胞からのIFN-λ産生抑制が報告されている[26]．また，IL-13によって誘導されるSOCS（suppressor of cytokine signaling）1もIRAK-Mと同様に直接IRF1を抑制する可能性も示唆されている[27]．

5）関連遺伝子の影響

2007年に気管支喘息のGWAS（genome-wide association study）[※2]がヨーロッパ集団で施行され，17q21のORMDL3[※3]/GSDMB領域と疾患の関連が示された[28]．この関連は追認解析により小児気管支喘息において関連が強い．ORMDLタンパク質はセリンパ

※1 MDA-5

細胞質内ウイルスを検知するタンパク質．喘息増悪の原因ウイルスとして最も多いライノウイルス感染の際には，MDA-5の機能が重要であると指摘されている．同様の細胞質内ウイルスセンサーとしてRIG-Iがある．

ルミトイルトランスフェラーゼ（SPT）の主要な調節因子で，この酵素に，ORMDL3のコードするタンパク質が結合し，その活性を抑制する．ORMDL3をヒト気道上皮細胞で過剰発現させると小胞体ストレスセンサーであるATF6が活性化し，同時にMMP-9，ADAM8などのリモデリング関連分子が誘導される．また，ORMDL3の過剰発現は，スフィンゴ脂質の合成産物のセラミド産生低下につながることから，気道過敏性の形成にも関与する．これらのことから，ORMDL3過剰発現は，気道上皮における小胞体ストレス応答の変調を介し喘息発症や重症化と関連している可能性がある[29]．

喘息発症に関与するORMDL3であるが，IFNの産生との関連については，ORMDL3発現はIFNの産生の増強にかかわる．この点が，喘息における抗ウイルス応答不全の存在と相反する．ORMDL3を発現させたマウスに対するRV刺激ではBALF中の炎症細胞の減少と，IFN-α/λの反応の増加がみられる[30]．また，Liuら[31]もORMDL3の過剰発現によるIFNB1の発現の増強を報告している．これらの報告からは遺伝的に関与しているとされるORMDL3の過剰発現は，IFN産生の誘導をもたらすことになるが，慢性的な過剰発現によるIFN産生が効果的なウイルス除去につながるのか考慮する必要があり，ORMDL3は細胞内シグナル伝達や小胞体ストレス応答にも関与するため，これらの機能とIFN産生の関係も検討していく必要がある．

6）炎症前駆状態の存在

観察期間内に複数回の呼吸器感染性喘鳴（multi）を起こす被験者では，同一期間内に単回の呼吸器感染発生者（single）と比較して，急性増悪期のIFN反応の低下とSTAT-1の発現低下が報告され[32]，非感染時でもmulti群ではSTAT1やTREM-1ネットワーク（TLRと協調的に働くことで炎症反応を増強する）遺伝子の発現が高く炎症前駆状態が恒常的に存在し，ウイルス

> **※3 ORMDL3**
> ヨーロッパで行われた喘息発症にかかわる遺伝子検索を対象としたGWASにてその関連が指摘されたタンパク質．その後も成人喘息よりも小児喘息において関連が強いことが指摘されている．機能としては，小胞体に位置する膜貫通タンパク質をコードし小胞体ストレス応答やCa²⁺シグナルの調整にかかわる．喘息患者では発現は亢進する．

感染時にIFNシグナルを伝えるべき分子群がそれ以上に発現増強しないことが免疫応答の低下に関与していると推察されている．

4 治療効果から想定されるIFN産生不全

*in vitro*におけるIFN-βの投与は，RVウイルス増殖を抑える効果が報告[33]されている．患者気道上皮細胞を用いた検討でも，IFN-β投与により免疫応答が回復してIRF7，MDA-5の発現が増加，有意にウイルス増殖が抑制される[9]．実際に，成人気管支喘息患者に対するIFN-β鼻腔投与による発作予防を目的とした二重盲検介入試験[34]では，IFN-β鼻腔投与は喘息コントロールスコア（ACQ-6）の改善は認めないものの，治療経過中のピークフロー値は良好で，重症例のサブ解析では，喘息コントロールスコアは有意に改善し，重症例におけるIFN産生不全は臨床的にも認められる現象である．

5 症例から

IFN産生不全のみが喘息増悪の原因となりうるのかを考察するには，希少難病症例が参考になる．MDA-5をコードするIFIH1遺伝子のミスセンス変異をもつ5歳女児についての報告がある[35]．この児は生後よりRV感染をくり返し，生後40日目では体外肺循環を用いての人工呼吸器管理もなされている．その後もRV，インフルエンザウイルス，RSVへの罹患を経験しているが，5歳時において喘息は発症しておらず，児はⅠ型糖尿病を発症している．この症例からは，ウイルスに対する低応答性やウイルス感染自体が喘息を発症させるのではなく，他の要因も重要な役割を演じている可能性が示唆される．

おわりに

これまで，喘息患者の急性増悪や発症におけるウイルス感染の関与と，そのメカニズムとしてのIFN産生低下が指摘され，その免疫応答不全につながるメカニズムの解明のためさまざまな研究が行われてきたが，依然として機序の全貌は不明である．ウイルス感染の

際にウイルスRNAを検出するToll様受容体（TLR）が
リガンド認識を行い，IFN産生に至るまでには，複数
のタンパク質の介入や，細胞内輸送機構が関与する．
これらのシグナル伝達に関与するタンパク質は正しい
タイミングと場所で機能することが必要である．また，
形質細胞がIFN-αを産生する際には，TNF-αなどの
炎症性サイトカインが産生される環境があることで
IFN-αを産生する小胞が形成されるといわれており，
適度な炎症状態が誘導されていることもIFN産生には
重要である．そして，TLR3/7/8がエンドソーム内で
ウイルスRNAを認識するためにはエンドソーム環境が
適正であることも必要である．このため細胞内の恒常
性を維持している構成要素（細胞膜構成成分，膜トラ
ンスポーターなど）についても検討を行う必要がある．
また，RV刺激に対してIFNを産生する細胞質内PRRs
であるMDA-5は，IFN産生に至るまでに，ミトコン
ドリア外膜上のMAVS[※4]との協調が必要であり，この
ことはミトコンドリア機能も健常である必要がある．
現時点では，IgE抗体やTh2サイトカインの阻害（抗
IL-4受容体抗体，抗TSLP抗体）によるTh2環境の是
正や，IFN投与（IFN-α/β）がIFN産生不全を補完
する手段として有効であると想定され，ウイルス誘発
性の喘息増悪の改善が期待されている．

文献

1）Nicholson KG, et al：BMJ, 307：982–986, 1993
2）Johnston SL, et al：BMJ, 310：1225–1229, 1995
3）Corne JM, et al：Lancet, 359：831–834, 2002
4）New Vaccine Surveillance Network：Pediatrics, 121：1–8, 2008
5）Lemanske RF Jr, et al：J Allergy Clin Immunol, 116：571–577, 2005
6）Dutch RSV Neonatal Network：N Engl J Med, 368：1791–1799, 2013
7）Scheltema NM, et al：Lancet Respir Med, 6：257–264, 2018
8）Bufe A, et al：Int Arch Allergy Immunol, 127：82–88, 2002
9）Wark PA, et al：J Exp Med, 201：937–947, 2005
10）Contoli M, et al：Nat Med, 12：1023–1026, 2006
11）Gehlhar K, et al：Clin Exp Allergy, 36：331–337, 2006
12）Gill MA, et al：J Immunol, 184：5999–6006, 2010
13）Baraldo S, et al：J Allergy Clin Immunol, 130：1307–1314, 2012
14）Edwards MR, et al：Mucosal Immunol, 6：797–806, 2013
15）Durrani SR, et al：J Allergy Clin Immunol, 130：489–495, 2012
16）Busse WW, et al：N Engl J Med, 364：1005–1015, 2011
17）Gill MA, et al：J Allergy Clin Immunol, 141：1735–1743.e9, 2018
18）Zhu J, et al：J Allergy Clin Immunol, 143：114–125.e4, 2019
19）Parsons KS, et al：Clin Exp Allergy, 44：91–101, 2014
20）Rupani H, et al：Am J Respir Crit Care Med, 194：26–37, 2016
21）Hatchwell L, et al：Thorax, 70：854–861, 2015
22）Wagener AH, et al：Respir Res, 15：9, 2014
23）Lynch JP, et al：J Allergy Clin Immunol, 138：1326–1337, 2016
24）Kato A, et al：J Immunol, 179：1080–1087, 2007
25）Uller L, et al：Thorax, 65：626–632, 2010
26）Moriwaki A, et al：Biochem Biophys Res Commun, 404：922–927, 2011
27）Prêle CM, et al：J Immunol, 181：8018–8026, 2008
28）Moffatt MF, et al：Nature, 448：470–473, 2007
29）Miller M, et al：Proc Natl Acad Sci U S A, 109：16648–16653, 2012
30）Song DJ, et al：J Immunol, 199：2215–2224, 2017
31）Liu YP, et al：Clin Exp Allergy, 47：371–382, 2017
32）Gomez JL, et al：BMC Med Genomics, 11：21, 2018
33）Cakebread JA, et al：J Allergy Clin Immunol, 127：1148–1154.e9, 2011
34）INTERCIA Study Group：Am J Respir Crit Care Med, 190：145–154, 2014
35）Lamborn IT, et al：J Exp Med, 214：1949–1972, 2017

※4 MAVS

IPS-1の別称．他にVISA，Cardifの名称がある．ミトコンドリア外膜上の膜タンパク質であり，細胞質内でウイルス由来のRNAを認識するRIG-IやMDA-5分子からシグナルを受け取り，さまざまなシグナル伝達因子群をミトコンドリア膜上にリクルートすることで巨大なタンパク質複合体を形成し，最終的にⅠ型インターフェロン（IFN）や炎症性サイトカインなどの抗ウイルス因子の産生を誘導する．

＜筆頭著者プロフィール＞
飯倉克人：1977年生まれ．2002年東邦大学医学部卒業．
'10年東京慈恵会医科大学大学院医学研究科内科系小児科
学卒業．'17年国立病院機構西埼玉中央病院小児科常勤．
大学院研究内容：喘息患者の末梢血単核球のライノウイルス刺激に対する免疫応答．

Ⅰ. 気管支喘息

3. アスピリン喘息 Update
—難治性病態の解明と新規治療戦略の可能性

林　浩昭，三井千尋，谷口正実

アスピリン喘息は気管支喘息，好酸球性副鼻腔炎・鼻茸，NSAIDs不耐症，システィニルロイコトリエン過剰産生を特徴とする重症喘息の一亜型である．アスピリンに対するアレルギーではなく，非免疫学的機序で生じる気道型のNSAIDs不耐症である．強度の好酸球性炎症とマスト細胞の活性化がその重要な基本病態である．国際的にも非常に重要視されている本疾患は近年，その病態解明や治療に大きなブレイクスルーが起きている．今回はアスピリン喘息の病態と治療に関して，国際的な最新知見を含め概説する．

はじめに

アスピリン喘息は気管支喘息，好酸球性副鼻腔炎・鼻茸，アスピリンを含むCOX-1（cyclooxygenase-1）阻害作用を有するNSAIDs（nonsteroidal anti-inflammatory drugs）に対する過敏症を特徴とする重症喘息の一亜型である[1]〜[4]．歴史的には1902年に最初の症例が確認され，1968年にSamterらにより喘息，アスピリン過敏，鼻茸がSamter's triadとして報告された[5]．

[略語]

AERD：aspirin-exacerbated respiratory disease（アスピリン喘息）

ATA：aspirin tolerant asthma（気管支喘息，アスピリン耐性喘息）

COX-1：cyclooxygenase-1（シクロオキシゲナーゼ1）

COX-2：cyclooxygenase-2（シクロオキシゲナーゼ2）

CysLTs：cysteinyl leukotrienes（システィニルロイコトリエン）

IgE：immunoglobulin E（免疫グロブリンE）

ILC2：group 2 innate lymphoid cells（2型自然リンパ球）

LTE$_4$：leukotriene E$_4$（ロイコトリエンE$_4$）

LTRA：leukotriene-receptor antagonist（ロイコトリエン受容体拮抗薬）

N-ERD：NSAIDs-exacerbated respiratory disease（NSAIDs喘息）

NSAIDs：non-steroidal anti-inflammatory drugs（非ステロイド性抗炎症薬）

PGD$_2$：prostaglandin D$_2$（プロスタグランジンD$_2$）

PGE$_2$：prostaglandin E$_2$（プロスタグランジンE$_2$）

Update on aspirin-exacerbated respiratory disease

hiroaki Hayashi[1][2] /Chihiro Mitsui[2][3] /Masami Taniguchi[1][2]：Department of Respiratory Medicine and Allergy, National Hospital Organization Sagamihara National Hospital[1] /Clinical Research Center for Allergy and Rheumatology, National Hospital Organization Sagamihara National Hospital[2] /Department of Medicine, Harvard Medical School; Division of Rheumatology, Immunology, and Allergy, Brigham and Women's Hospital[3]（国立病院機構相模原病院呼吸器内科/アレルギー科[1] /国立病院機構相模原病院臨床研究センター[2] /ハーバード大学医学部，ブリガム・アンド・ウィメンズ病院[3]）

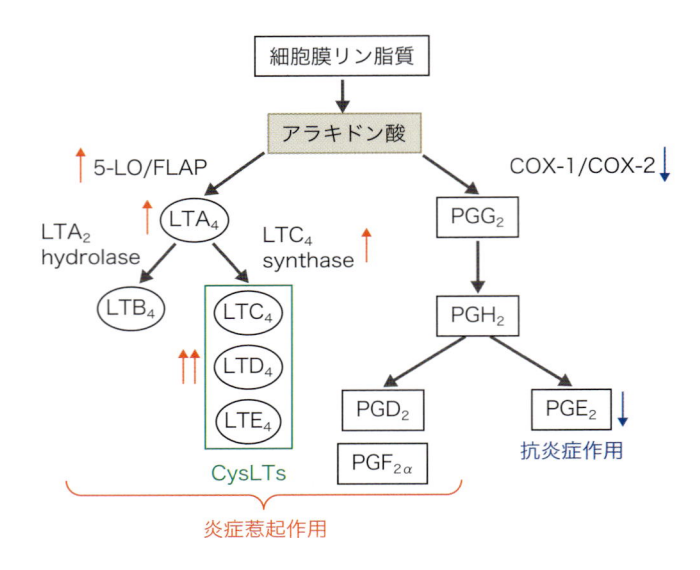

図1　AERD の基本病態

AERD では COX-2 の発現低下とそれに伴う PGE_2 の産生減少が重要な基本病態である．一方で 5-LO 系では CysLTs の増加が認められる．COX-1 阻害薬により PGE_2 の産生が枯渇状態となると 5-LO 系への直接的な抑制が消失し，CysLTs が過剰産生となり重篤な全身症状が出現する．5-LO/FLAP：5-lipoxygenase-activating protein．COX：cyclooxygenase．CysLTs：cysteinyl leukotrienes．LT：leukotriene．PG：prostaglandin．筆者作成．

これまでにアスピリン喘息は ASA（aspirin sensitive asthma），AIA（aspirin intolerant asthma）と称されていたが，上気道症状や喘息がアスピリンによって増悪する臨床的特徴を有するため近年国際的に AERD（aspirin-exacerbated respiratory disease），また，アスピリン以外の NSAIDs によっても気道症状が惹起されるため N-ERD（NSAIDs-exacerbated respiratory disease）とよばれている[1]〜[4]．本総説ではアスピリン喘息を AERD，一般的な気管支喘息を ATA（aspirin tolerant asthma）と表記して解説する．

1 疫学・病因・発症機序

小児には稀であるが，AERD の有病率は成人喘息患者の約 7％，重症喘息患者に限定した場合の頻度は約 14％（ただし負荷試験にて確認はされていないため実際はさらに高頻度と予想される），一方で好酸球性副鼻腔炎や鼻茸を有する患者群においては約 10％と報告されている[6]．男女比は 1：2 で女性に多い[1]．

家族内発症は 1％程度と稀であり，人種差や地域性，遺伝的な関連は乏しい．過去の NSAIDs 使用歴や使用頻度と発症には関連性はなく，NSAIDs 初回使用時においても喘息大発作を生じうる．発症に関してウイルス感染説，自己免疫説，黄色ブドウ球菌感染とその抗原によるアレルギー説などがあるが，どの仮説も根拠に乏しく発症原因は不明である．

2 病態

1）基本病態

AERD の重要な基本病態として気道上皮におけるシクロオキシゲナーゼ-2（cyclooxygenase-2：COX-2）の発現低下とそれに伴うプロスタグランジン E_2（prostaglandin E_2：PGE_2）の産生減少，システィニルロイコトリエン（cysteinyl leukotrienes：CysLTs）の過剰産生があげられる[2]〜[4]（**図1**）．この COX-2 発現低下が気道のみで生じるのか全身でも生じるのか不明であり，さらにその低下機序も解明されていない．AERD の難治化病態には強い好酸球性炎症やマスト細胞の活性化が関与している[7]〜[9]．ATA と比較して AERD の安定期の尿中 LTE_4 値は 3〜5 倍の高値を示し[10]，これは AERD の重症度とも相関する（自験成績）．AERD の

安定期ではCysLTs過剰産生と，各種炎症細胞，特にマスト細胞が常時活性化された状態となっている（**図2A**）．一方で，強力なCOX-1阻害作用を有するアスピリンなどのNSAIDs使用によりCOX-1が阻害されることで，PGE_2の産生減少に拍車がかかり，枯渇状態となる．これにより5-lipoxygenase代謝経路への抑制が消失し，CysLTsの産生が著増する[11][12]．CysLTs著増により，マスト細胞を中心とした炎症細胞からさらに大量のメディエーター放出が起こり，非常に強力な気道収縮，全身症状が出現する（**図2B**）．

慢性好酸球性副鼻腔炎に伴う鼻茸組織では大量のCysLTsが産生されており，その産生能を反映する尿中LTE_4が内視鏡下副鼻腔手術により有意に減少することをHigashiらは報告した（**図3**）[11]．この検証結果よりAERDにおける主たるLTE_4産生源は鼻茸であることが示唆された．

2）血小板の特異的活性化と好塩基球の関与

血小板は上皮バリア機能障害による各種アレルギー性炎症，気道収縮，気道過敏性亢進，気道リモデリング促進作用を有しており，気管支喘息をはじめとして各種アレルギー疾患への関与が近年明らかになってきている[13]．われわれはAERDの病態に血小板が関与するという仮説を立てていた．その根拠として，①AERDはCOX-1阻害薬に過敏性を示すが，COX-2阻害薬には耐性である点（血小板はCOX-1のみ有する），②血小板のCOX-1阻害作用が中心となるアスピリン100mg以下で発作が誘発される点，③アスピリン誘発発作後に数日（血小板寿命に一致）の不応期が生じる点があげられた．本仮説をMitsuiらが検証し，AERD患者の末梢血において血小板の特異的な活性化とそれに伴う顆粒球（特に好酸球）と血小板の付着を証明した（**図4**）[14]．これはATAや慢性好酸球性肺炎患者では認められなかった．同様の報告は，Harvard大学のグループからも報告され，気道組織においても顆粒球と血小板の付着亢進が証明された[15]．AERDにおいて活性化された血小板はPセレクチンなどの接着因子を発現し，顆粒球や気道上皮などへ付着し，両者の相互作用によりさらなるCysLTs過剰産生や好酸球性炎症を誘導している可能性が示唆された．血小板のP2Y12受容体拮抗薬（Prasugrel，エフィエント®）の有効性がHarvard大学の同グループにより前向きに検証された

が，統計学的に有意な効果は認めなかった[16]．しかしながら一部にresponderが存在しており，今後のさらなる検証が必要と考えられた．

また，好酸球やマスト細胞同様にCysLTsの産生源となる好塩基球は，安定期においてその活性はAERD，ATA，健常者間で有意な差は認めなかったが，アスピリン負荷試験時発作誘発後にAERDの末梢血中好塩基球数は有意な低下を認めた[17]．発作誘発時に好塩基球が末梢血中から気道局所へ集簇した可能性が示唆された．

3）自然リンパ球の関与

抗原非特異的に活性化され，自然免疫応答における主要なサイトカイン産生源としてgroup 2自然リンパ球（innate lymphoid cells：ILC）[18]が近年注目を集めている．一般的な副鼻腔炎・鼻茸患者に加え[19]，AERDの副鼻腔炎・鼻茸組織中にもILC2が多く検出され，アスピリン全身負荷試験やアスピリン減感作状況において末梢血中では減少する一方で，鼻茸局所のILC2数は有意に増加することが報告された[20]．さらにILC2数は負荷試験時の臨床症状の重症度と有意な相関を認めた．AERDでは強い好酸球性炎症に加えCysLTs，PGD_2，IL-25，IL-33，TSLP（thymic stromal lymphopoietin）の増加が生じており[2][3][8][9]，ILC2はAERDの難治性病態に重要な役割を担っていると推察される．

4）健常喫煙者において禁煙はAERD発症の危険因子となりうる

喫煙は気道のみならず全身のCOX-2の発現を亢進させPGE_2の産生を増加させる[21]．よって，喫煙はAERDの基本病態とは真逆の作用を有する．喫煙によりAERDの発症が抑制され，禁煙により惹起されるのではという仮説を立て，case control study[22]にて検証を行った．その結果，AERD群はATA群・健常者群と比較して喘息発症時点における喘息発症前禁煙者（既喫煙者）の割合が有意に多い傾向があった．さらに多変量解析にてAERD群は禁煙後2～4年の経過で有意に喘息を発症する傾向を認めた（OR：4.34～7.20）．これは喘息重症度で調整を行ったが同様の結果であった．本結果より，健常喫煙者において禁煙がAERD発症のトリガーとなる可能性が示唆された．AERD病態に対するPGE_2の役割についてさらなる検証が待たれる．

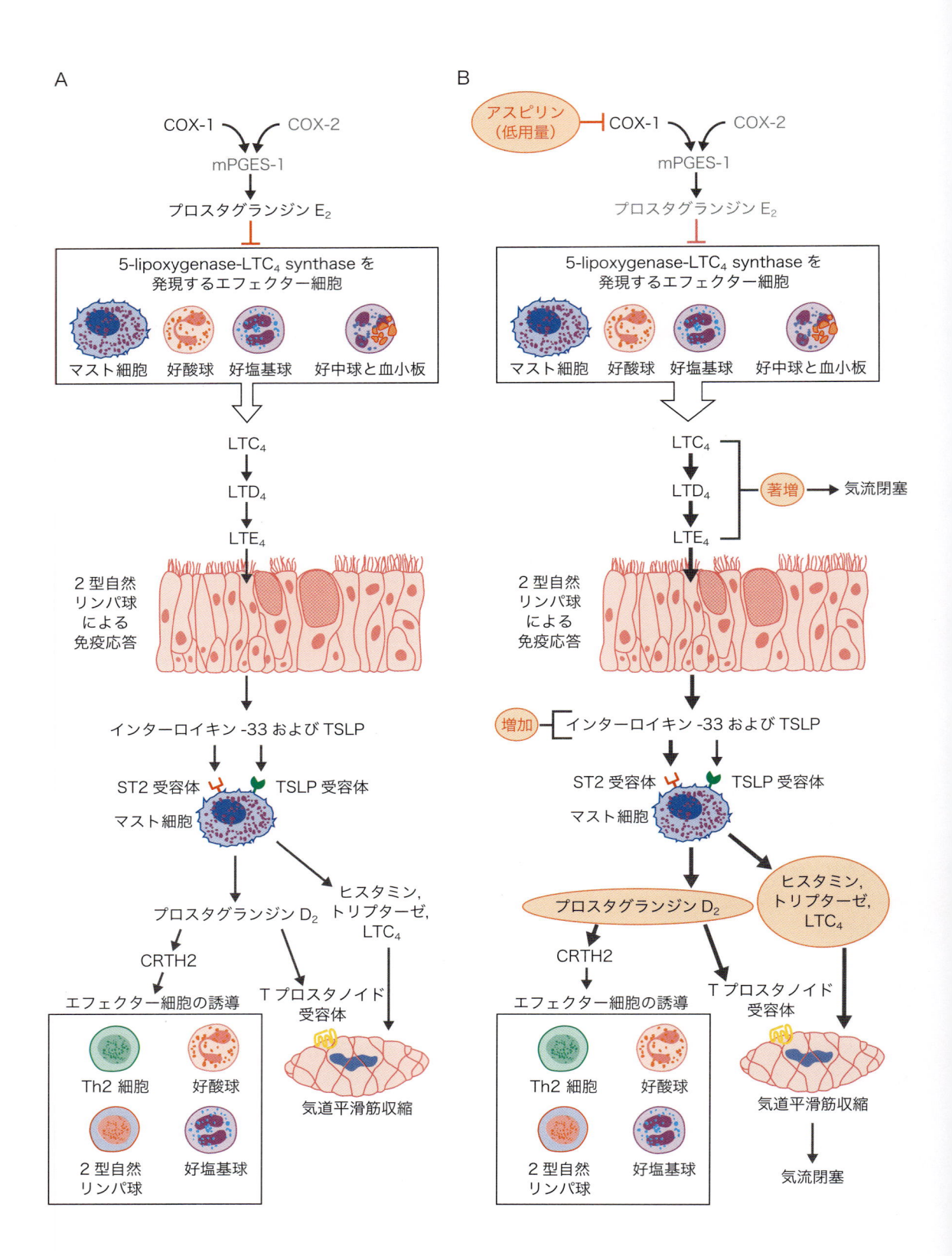

3 臨床症状と診断方法

1）臨床症状

AERDの典型的臨床像は，思春期以降，特に20歳から40歳代に発症する非アトピーもしくは比較的アトピー体質の弱い喘息である[1]．半数近くが重症喘息であり，持続的気流閉塞をきたしやすい．日本人においても特に女性においてAERDは重要な喘息の難治化因子である[23]．一方でNSAIDs誤用時にのみ喘息発作が出現する軽症例が約10％程度であるが存在する．

AERD患者の特徴として鼻茸を伴う好酸球性副鼻腔炎を合併しやすく，それに伴う嗅覚低下を認めることが多い．鼻症状（特に嗅覚低下）は喘息発症に数年先行する例が多く，喘息発症後数年以内にNSAIDs不耐症[※1]を発症するとされる[24]．吸入ステロイド薬の普及により喘息症状が安定化する症例が増えてきている一方で，慢性好酸球性副鼻腔炎や好酸球性中耳炎などの上気道症状の難治化を示す症例が増加傾向である．

NSAIDsによる発作誘発時には，強い鼻症状（鼻閉・鼻汁・嗅覚低下），喘息発作が出現し，顔面を中心とした全身紅潮や流涙・眼結膜充血，胸痛，好酸球性胃腸症による消化管症状（吐き気・腹痛・下痢），蕁麻疹などの肺外症状も認めることがある．一般的に内服NSAIDsでは体内にてCOX阻害作用が発現する30分〜2時間以内に過敏症状が出現するが，腸溶剤や貼付薬では発現が遅くなる[1]．

2）診断方法

確定診断にはアスピリン内服負荷試験がゴールドスタンダードである[4]．気管支吸入法は過去に多くの報告があるが，近年の吸入ステロイドの普及により偽陰性が増えている．また鼻腔投与法はもともと感度が不十分で研究目的で行われている．内服試験は喘息症状の安定期でかつ肺機能がほぼ正常であるときにのみ行い，報告されているアスピリン負荷量と負荷間隔を守り，習熟した医師のもとでの実施が必須である．なお，NSAIDs不耐症は非アレルギー機序で生じるため，一般的なアレルギー検査（皮膚・血液検査），好塩基球刺激試験やDLSTでは診断することができない[4]．

4 治療

1）気管支喘息標準治療

AERDに対する基本治療は一般的な気管支喘息同様に吸入ステロイド，β刺激薬，ロイコトリエン拮抗薬（leukotriene-receptor antagonist：LTRA），抗コリン薬などである．特にAERDではCysLTsが過剰産生されているためLTRAを併用することは理にかなっているが，AERDがATAに比べ有効である証明はない．LTRAの効果に限界があるのは，CysLTの3つの受容体であるCysLT1，CysLT2，LTE_4のうちCysLT1受容体阻害薬（Montelukastなど）しか臨床に供されていないためと推察される．

2）分子標的薬

気管支喘息標準治療が基本であり，AERDに対する特異的な治療方法はこれまでに報告がなかった．慢性好酸球性副鼻腔炎・鼻茸の手術を行うことで一時的な病状の改善を認めるが，術後5年でほぼ100％再発するため再手術のリスクは避けられない現状があった．このようなAERDの難治性病態を改善する新薬として分子標的薬が近年国際的な注目を集めている．

> **※1　NSAIDs不耐症**
> COX阻害作用を有するステロイドではない解熱鎮痛薬全般に対する不耐症．気道型（アスピリン喘息）と皮膚型に大別される．不耐症は非アレルギー疾患であるため，NSAIDsアレルギーとは異なる．

図2　アスピリン喘息の基本病態
A）アスピリン喘息の安定期．AERDの安定期ではCysLTs過剰産生により，マスト細胞，好酸球，自然リンパ球などの各種炎症細胞が常時活性化された状態となっている．B）アスピリン（NSAIDs）による誘発発作時．強力なCOX-1阻害作用を有するアスピリンなどのNSAIDs使用によりCOX-1がブロックされることで，PGE_2の産生減少に拍車がかかり，枯渇状態となる．これにより5-lipoxygenase代謝経路への抑制が消失し，CysLTsの産生が著増する．CysLTs著増によりマスト細胞を中心とした炎症細胞から大量のメディエーター放出が起こり，非常に強力な気道収縮，全身症状が出現する．COX：cyclooxygenase，CRTH2：chemoattractant receptor-homologous molecule on Th2 cells，LT：leukotriene，mPGES-1：microsomal prostaglandin E synthase-1，TSLP：thymic stromal lymphopoietin．文献2より引用．

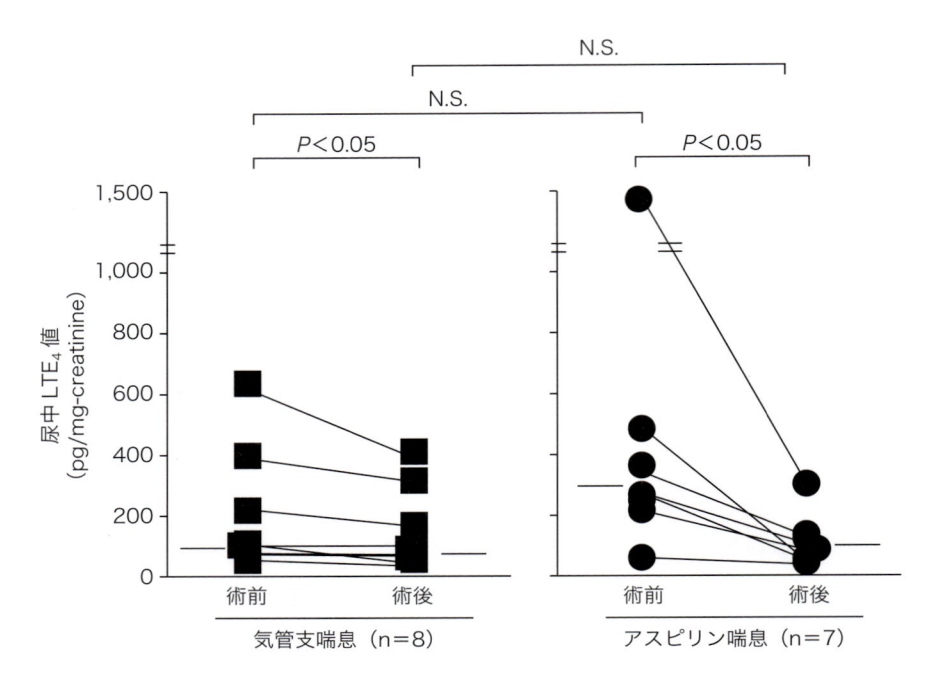

図3　内視鏡下副鼻腔手術前後での尿中LTE₄値変化
内視鏡下副鼻腔手術により術前と比較して術後尿中LTE₄は有意な低下を認めた．水平線は中央値を示す．文献11より引用．

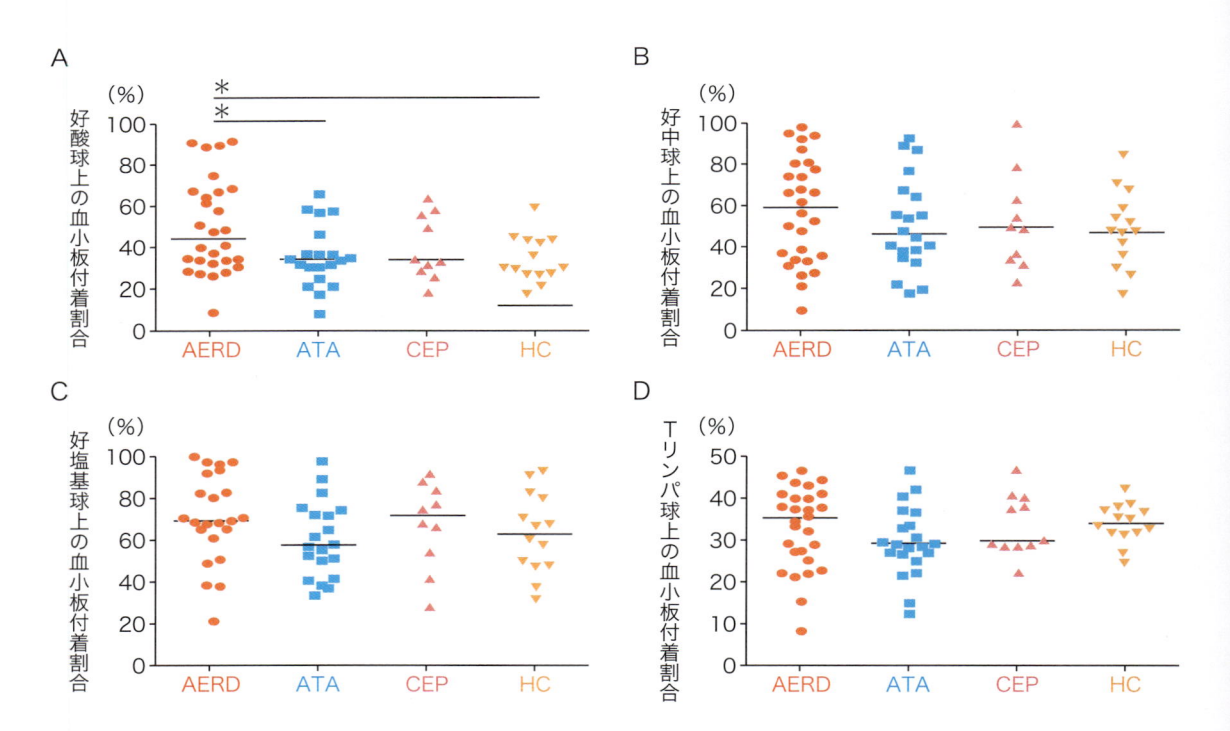

図4　血小板と顆粒球の付着割合
AERDでは血小板が好酸球と有意に付着していることが認められた．CEP：慢性好酸球性肺炎，HC：健常者．＊$P<$ 0.05．文献14より引用．

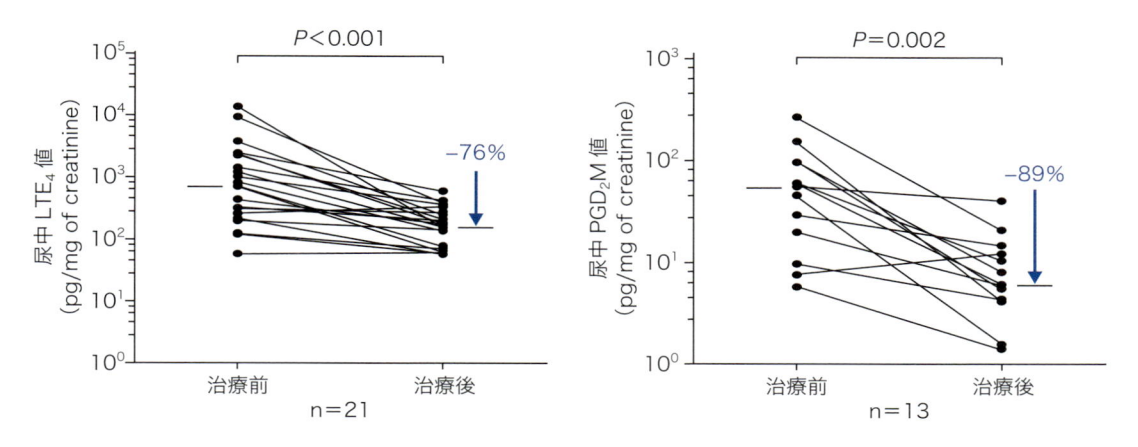

図5 Omalizumab治療前後における尿中LTE₄値とPGD₂M値の変化（対数表記）
Omalizumab治療前後にて尿中バイオマーカー（LTE₄とPGD₂M）はともに有意な低下を認めた．投与前後で尿中 LTE₄ は76％，尿中PGD₂M は89％の平均低下率を示した．水平線は中央値．LTE₄：leukotriene E₄，PGD₂M：9α，11β–prostaglandin F₂．Wilcoxon signed rank test．文献26より引用．

i）抗immunoglobulin E（IgE）抗体（Omalizumab）

重症喘息に対する世界初の分子標的薬ヒト化抗IgEモノクローナル抗体Omalizumab[※2]が2009年日本において上市された．Omalizumabは，IgEが関与するⅠ型アレルギー反応を制御するだけでなく，高親和性IgE受容体を有するマスト細胞や樹状細胞などの活性化を抑制する．すでに難治性慢性蕁麻疹に対しての有効性も確立しており，その機序としてマスト細胞活性の抑制[25]などが想定されている．われわれは臨床の現場でAERDにおいてOmalizumab著効例を少なからず経験した経緯から，AERDに対するOmalizumabの有効性をまず観察研究で評価した[26]．その結果，12カ月間のOmalizumab投与により臨床症状の改善のみならず尿中LTE₄値とマスト細胞の活性化指標であるPGD₂M（9α，11β–prostaglandin F₂）値の著明な低下を認め（**図5**），約86％という高い臨床的有効性を示した．しかしながら，好酸球性炎症の指標である末梢血好酸球数は有意に低下したものの，投与後も高値を持続していた．本検証結果より，AERDに対して

> **※2 Omalizumab**
> 抗IgE抗体製剤（皮下注射）．血中のfree IgEに選択的に結合することにより，free IgEと各種免疫細胞表面の高親和性IgE受容体との結合を阻害し，Ⅰ型アレルギー反応を抑制するだけでなく，抗アレルギー作用（マスト細胞活性抑制など）を示す．

Omalizumabがマスト細胞活性抑制を介してきわめて有効な薬剤となる可能性が示唆された．本研究をもとに前向きの二重盲検比較試験が当施設にて実施され，現在論文投稿中である．

ii）抗IL-5抗体（Mepolizumab）

MepolizumabはIL-5に選択的に作用し，好酸球活性とその生存延長を抑制する薬剤である．重症喘息や好酸球性副鼻腔炎に対して高い有効性が報告されている．後ろ向き研究であるが，好酸球性副鼻腔炎を特徴とするAERDの上気道・下気道症状に対してその有効性が報告された[27]．現在同グループにより前向き介入試験が実施されており，その結果が待たれる．

3）アスピリン減感作療法

AERDでは，アスピリン投与後に数日の不応期が生じる．アスピリン減感作は，この病態を利用してアスピリンを連日服用することで耐性を維持する治療法である．欧米の一部の施設ではアスピリン減感作療法がAERDの治療として実施されており，二重盲検試験でもその効果は証明されている[28]．その主たる機序としてアスピリン連続使用に伴う（AERDの主要メディエーターである）PGD₂産生低下が考えられているが[9]，不明な点も多い[3][4]．気管支喘息・慢性副鼻腔炎の標準治療に抵抗性の場合やNSAIDsの長期使用が必要な疾患（関節リウマチ，虚血性心疾患や脳血管障害）を合併した場合に導入することがある．少量より内服を開

始し，最終的にアスピリン650〜1,300 mg／分2を
維持量として毎日内服継続とする．これによりアスピ
リン以外のNSAIDsに対しても交差耐性が獲得でき，
特に鼻症状が改善する[4]．しかしながら消化器症状を
中心とした副作用が欧米人でも多く認められ，日本人
ではその頻度がさらに高くなる[1]．また喘息症状に対
して効果が不十分であり，投与中止後短期間で
NSAIDs過敏性が戻るため十分に普及していない．

おわりに

　本稿では，アスピリン喘息（AERD，N-ERD）に関
して国際的な最新知見をもとに概説した．新規分子標
的薬の登場により，適切な管理・対応方法を実践でき
れば難治性病態をコントロールできる時代となった．
しかしながら100年以上前よりその病態解明のため多
くの研究が行われてきたが，いまだ不明な点が多く，
根治的な治療法もない疾患である．重症喘息の一亜型
である本疾患の病態解明・新規治療薬開発のため，さ
らなる検証が期待される．

文献

1) 谷口正実：日本内科学会雑誌，102：1426-1432，2013
2) Laidlaw TM & Boyce JA：N Engl J Med, 374：484-488, 2016
3) White AA & Stevenson DD：N Engl J Med, 379：1060-1070, 2018
4) Kowalski ML, et al：Allergy, 74：28-39, 2019
5) Samter M & Beers RF Jr：Ann Intern Med, 68：975-983, 1968
6) Rajan JP, et al：J Allergy Clin Immunol, 135：676-681.e1, 2015
7) Nasser SM, et al：Am J Respir Crit Care Med, 153：90-96, 1996
8) Bochenek G, et al：J Allergy Clin Immunol, 111：743-749, 2003
9) Cahill KN, et al：J Allergy Clin Immunol, 135：245-252, 2015
10) Kawagishi Y, et al：J Allergy Clin Immunol, 109：936-942, 2002
11) Higashi N, et al：J Allergy Clin Immunol, 113：277-283, 2004
12) Higashi N, et al：J Allergy Clin Immunol, 125：1084-1091.e6, 2010
13) Takeda T, et al：Allergol Int, 67：326-333, 2018
14) Mitsui C, et al：J Allergy Clin Immunol, 137：400-411, 2016
15) Laidlaw TM, et al：Blood, 119：3790-3798, 2012
16) Laidlaw TM, et al：J Allergy Clin Immunol, 143：316-324.e7, 2019
17) Mitsui C, et al：J Allergy Clin Immunol, 140：1162-1164.e8, 2017
18) Moro K, et al：Nature, 463：540-544, 2010
19) Mjösberg JM, et al：Nat Immunol, 12：1055-1062, 2011
20) Eastman JJ, et al：J Allergy Clin Immunol, 140：101-108.e3, 2017
21) Gross ND, et al：Clin Cancer Res, 11：6087-6093, 2005
22) Hayashi H, et al：J Allergy Clin Immunol Pract, 6：116-125.e3, 2018
23) Fukutomi Y, et al：Clin Exp Allergy, 42：738-746, 2012
24) Szczeklik A, et al：Eur Respir J, 16：432-436, 2000
25) Chang TW, et al：J Allergy Clin Immunol, 135：337-342, 2015
26) Hayashi H, et al：J Allergy Clin Immunol, 137：1585-1587.e4, 2016
27) Tuttle KL, et al：J Allergy Clin Immunol Pract, 6：1045-1047, 2018
28) Świerczyńska-Krępa M, et al：J Allergy Clin Immunol, 134：883-890, 2014

＜筆頭著者プロフィール＞
林　浩昭：2006年，岐阜大学医学部卒業，'08年，名古屋
記念病院初期研修修了，'08〜'12年，名古屋第一赤十字病
院呼吸器内科，'12年より国立病院機構相模原病院呼吸器
内科・アレルギー科／同臨床研究センター（現職）．'18年，
名古屋大学大学院医学系研究科博士課程短縮修了．「重症
喘息・アスピリン喘息の病態と治療戦略」，特に分子標的薬
による治療介入からの難治性喘息病態解明に興味をもち研
究を進めている．

Ⅰ. 気管支喘息

4. バイオ製剤について

長瀬洋之

喘息全体の5〜10％を占める重症喘息にとって，分子標的薬は重要な治療選択肢である．Th2とILC2から形成される2型炎症については，IgE，IL-5，IL-5受容体 α，IL-4受容体 α に対する4種の抗体製剤が使用可能となっており，2型炎症の重要性が証明されつつある．一方で，非2型炎症標的薬の開発は難航しており，病態のさらなる解明が必要である．さらにTSLP，IL-33/ST2，CRTH2，Toll-like受容体，GATA3，JAK，PI3K δ，c-kitを標的とした薬剤の開発が進行中である．

はじめに

　吸入ステロイド薬（ICS）を中心とした標準治療でコントロール困難な重症喘息は5〜10％存在し，バイオ製剤（生物学的製剤），すなわち分子標的薬は重要な治療選択肢である．1990年代の動物実験を中心とした知見から，喘息病態におけるTh2細胞の重要性が示唆され，IgEやTh2由来サイトカインを標的とした分子標的薬が2000年代後半から続々と登場し，現在4種の薬剤が臨床使用可能となっている．

[略語]
ADCC：antibody-dependent cell-mediated cytotoxicity
ILC2：group 2 innate lymphoid cells（2型自然リンパ球）
JAK：Janus kinase
PI3K δ：phosphoinositide 3-kinase δ
SCF：stem cell factor
TLR：Toll-like receptor
TSLP：thymic stromal lymphopoietin

　一方で，2000年代後半以降，喘息病態の多様性に関する研究が進展し，個別の病態に応じた治療戦略を考慮する必要があることも明らかとなってきた．本稿では，分子標的薬を中心に，その現状と今後の展望について概説する．

1 喘息における気道炎症病態 —2型炎症と非2型炎症 （図）

　まず，喘息の気道炎症病態について概説する[1]．樹状細胞はアレルゲンを取り込み，未分化のTh0に抗原提示を行い，抗原特異的にTh2に分化させる．Th2が産生するIL-5は最も強力な好酸球活性化因子である．IL-4はB細胞からのIgE産生を惹起し，IL-13は気道リモデリングにも関与している．Th2に加えて，ILC2（group 2 innate lymphoid cells，2型自然リンパ球）は，ウイルス感染やアレルゲン曝露後に気道上皮細胞から産生されるIL-33やIL-25によって分化し，IL-5やIL-13を大量に産生する．ILC2が関与する気道炎症

Molecular targeted therapy for asthma—current status and future perspective
Hiroyuki Nagase：Division of Respiratory Medicine and Allergology, Department of Medicine, Teikyo University School of Medicine（帝京大学医学部内科学講座呼吸器・アレルギー学）

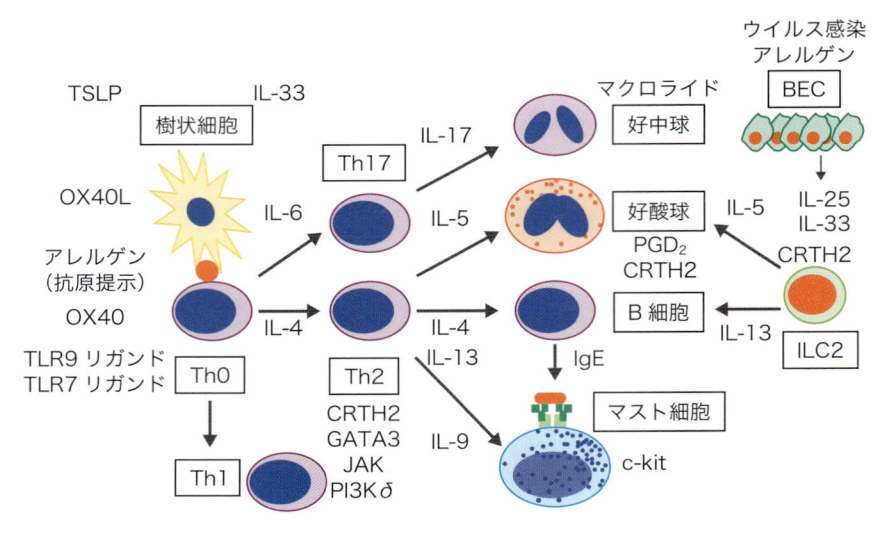

図　喘息の気道炎症病態と治療標的
文献1をもとに作成.

には抗原特異性がないとされている．これらのTh2と
ILC2による気道炎症は2型炎症とよばれており，上記
のサイトカインと，これらが活性化する好酸球，好塩
基球，マスト細胞などが関与している．

　一方で，非2型炎症の成因には，喫煙，大気汚染物
質や肥満の関与が想定され，好中球性炎症が関与して
いる．好中球性喘息の病態には，IL-17を産生する
Th17細胞の関与が示唆されている[2]．IL-17は，気道
上皮細胞から，IL-8（CXCL8）などの好中球指向性ケ
モカインの産生を惹起し，好中球性炎症を形成する．
IL-17はILC3からも産生され，肥満喘息への関与が示
唆されている．

　重症喘息では，個々に2型炎症と非2型炎症のバラ
ンスは異なると想定されるため，治療戦略には層別化
が必要である．現状では，2型炎症を標的とした分子
標的薬が承認され，新薬の開発も順調であるが，非2
型炎症については開発が難航し，現在使用できる分子
標的薬は存在しない．

2　2型炎症を標的とした分子標的薬の現状

　実臨床で利用可能である2型炎症のバイオマーカー
として，血中好酸球数はIL-5，血清IgE値や呼気一酸
化窒素濃度（FeNO）はIL-4/IL-13によって調節され
ており，これらの上昇は2型炎症の存在を示唆する．2
型炎症を標的とした分子標的薬は，抗IgE抗体，抗
IL-5抗体，抗IL-5受容体α（IL-5Rα）抗体，抗IL-4
受容体α（IL-4Rα）抗体の4種が臨床使用可能となっ
ている（**表1**）.

1）抗IgE抗体（オマリズマブ（ゾレア®））

　オマリズマブは，ヒトIgEのCε3に特異性をもつヒ
ト化抗IgE抗体である．成人を対象とした大規模試験
で，一貫した有効性が示された．適応は，血清総IgE
値が30〜1,500 IU/mLかつ，通年性吸入抗原に対す
る特異的IgE陽性である重症喘息である．2009年に成
人に対して承認され，現在は小児へも適応が拡大され
ている．

2）抗IL-5療法

　ここでは，抗IL-5抗体と抗IL-5Rα抗体をあわせて
抗IL-5療法とよぶこととする．IL-5は最強の好酸球活
性化因子であり，好酸球の分化，生存延長，TGF-β
産生増強を介したリモデリングなどを惹起する．好酸
球顆粒タンパク質は抗微生物作用を有しており[3]，抗
IL-5療法について易感染性についての懸念があったが，
現時点でリスク上昇は示唆されていない．

表1 分子標的薬による増悪抑制効果

薬剤 試験名，phase		n	臨床背景			増悪抑制効果		
			末梢血好酸球数	増悪回数/年	%FEV1	増悪回数/年	増悪減少率	
IgE抗体 オマリズマブ INNOVATE	p3	419	ND	P：2.41 O：2.64 (/14カ月)	P：61.6 O：61.0	P：0.91 O：0.68	−26%	
IL-5抗体 メポリズマブ MENSA	p3	576	P：320/μL M：290/μL	P：3.6 M：3.8	P：62.4 M：59.3	P：1.74 M：0.83	−53% (−65〜−36)	
IL-5Rα抗体 ベンラリズマブ CALIMA	p3	1,306	P：490/μL B：475/μL	P：2.8 B：2.7	P：58.2 B：57.0	P：0.93 B：0.66	−28% (−46〜−5)	
IL-5Rα抗体 ベンラリズマブ SIROCCO	p3	1,205	P：480/μL B：460/μL	P：3.1 B：2.8	P：56.4 B：55.5	P：1.33 B：0.65	−51% (−63〜−36)	
IL-4Rα抗体 デュピルマブ	p3	1,902	P：391/μL D：351/μL	P：2.31 D：2.02	P：58.4 D：58.5	P：0.97 D：0.52	−46% (−57〜−32)	
TSLP抗体 テゼペルマブ*	p2	584	P：366/μL T：359/μL	ND	P：60.4 T：59.2	P：0.67 T：0.19	−71% (−82〜−53)	

＊喘息に対して未承認．P：プラセボ，O：オマリズマブ，M：メポリズマブ，B：ベンラリズマブ，D：デュピルマブ，T：テゼペルマブ．

i）抗IL-5抗体〔メポリズマブ（ヌーカラ®）〕

2000年には，抗IL-5抗体であるメポリズマブの臨床研究が実施されたが[4]，対象を好酸球性喘息に限定していなかったため，有効性は証明されなかった．その後，好酸球性喘息に絞った大規模試験が行われて有効性が証明された[5]．血中好酸球数は，効果予測のよいマーカーであり，好酸球数が多いと増悪抑制効果が高まる．有効性を示した臨床試験のエントリー基準は，添付文書上の参考基準となっており，「過去1年間に血中好酸球数が300/μL以上，または投与時に150/μL以上」の基準を遵守することが効果を担保するうえで重要である．

ii）抗IL-5受容体α抗体〔ベンラリズマブ（ファセンラ®）〕

IL-5受容体は，IL-5Rα鎖と，IL-3やGM-CSFの受容体と共通したcommon β鎖とのヘテロダイマーである．ベンラリズマブは抗IL-5Rα抗体である．抗IL-5抗体と異なる作用機序として，IL-5の作用阻害に加えて，ADCC（antibody-dependent cell-mediated cytotoxicity）活性によっても好酸球が除去される．ADCC活性とは，ベンラリズマブが好酸球IL-5Rαに結合すると，NK細胞等が好酸球を傷害して除去する機構である．血中好酸球減少効果は迅速で強力であり，組織好酸球の除去効果も高いことが報告されている．

3）抗IL-4受容体α抗体〔デュピルマブ（デュピクセント®）〕

IL-4RαはIL-13とIL-4が共通して結合するサブユニットであり，IL-4Rα抗体であるデュピルマブは，双方の作用を阻害する．

IL-4はTh2分化を誘導し，IL-4/IL-13はエオタキシン等の好酸球遊走や脱顆粒を惹起するケモカイン産生を増強する．さらに，IL-13は，杯細胞を増加させ粘液産生を増強し，平滑筋収縮力を亢進させるなど，気道リモデリングにも関与していることが，実験的知見から示されている．過去に，IL-4やIL-13の単独阻害の効果が検討されたが，一定した有効性は示されなかった．抗IL-4抗体パスコリズマブは第2相試験，可溶性IL-4受容体アルトラキンセプトは第3相試験まで検討されたが，有効性は示されず，開発は中断した．また，抗IL-13抗体であるレブリキズマブの一貫した有効性は示されず，2016年に開発は中断した．

しかしながら，IL-4/IL-13の双方を阻害するデュピ

表2　デュピルマブの効果とベースラインのバイオマーカーとの関連

血中好酸球数（/μL）	＜150	150〜300	300〜500	＞500
増悪（リスク比）	1.15	0.56*	0.37*	0.29*
FEV1 変化量（mL）	90	0	180*	300*
FeNO（ppb）	＜25 ppb	25〜50 ppb	＞50 ppb	
増悪（リスク比）	0.64	0.49*	0.49*	
FEV1 変化量（mL）	30	120*	390*	
IgE（IU/mL）	＜61	61〜167	167〜449	＞449
増悪（リスク比）	0.82	0.42*	0.69	0.38*
FEV1 変化量（mL）	50	50	260*	130*

網掛け部分が有意な改善効果を示す．文献5のデータをもとに作成した．

ルマブは，アトピー性皮膚炎に対する有効性が示され，すでに承認されていたが，喘息を対象とした第3相試験でも増悪頻度と1秒量を改善し[6]，2019年3月に喘息に対しても適応が追加された．

　デュピルマブ投与後には，血清総IgE，ペリオスチン，エオタキシン–3，TARC，FeNOが減少し，これらの産生がIL–4/13に調節されていることが示された[6]．血中好酸球数は投与後一過性に増加したが，これは肺炎症局所でのエオタキシンなどの産生低下により，血中好酸球が肺組織に動員されなくなり，一過性に血中に滞留することを観察している可能性がある．そして，1秒量の経年低下についても，プラセボ群では−40 mL/年の低下を示したが，実薬群では−0 mL/年であり，気道リモデリングを抑制することも示唆されている．

　効果予測のバイオマーカーも検討されている（**表2**）．IL–4/13は，FeNO産生を高める酵素であるiNOS活性を高めるが，実際FeNOはデュピルマブの効果予測因子となっており，25 ppb以上で有意な増悪抑制と1秒量改善を認めた[6]．抗IL–5療法と異なり，FeNOが効果予測に有用な点が特徴的である．血中好酸球数も，IL–4によるTh2分化とTh2からのIL–5産生によって制御されている可能性があり，150/μL以上で増悪抑制，300/μL以上で1秒量改善を認めた．

　FeNO＞25 ppbまたは血中好酸球数＞150/μLで有意な増悪抑制が認められるが，双方高値群での効果が最も高く，双方低値群では有意な効果が認められない[6]．したがって，FeNOまたは血中好酸球数の少な

くともどちらかが高値である患者に使用することが望ましい．また，血清総IgE＞449 IU/mL以上でも，増悪と呼吸機能の双方の改善を認めている．

3 分子標的薬の特徴と選択の考え方（表3）

　当施設の検討では，重症喘息患者の25％はオマリズマブとメポリズマブの双方に適応があり[7]，抗体薬をいかに選択するかは重要な課題である．薬剤選択のバイオマーカーは十分確立していないが，選択の参考になる特徴を述べる．

1）抗IL–5療法は，血中好酸球数が多いほど効果が高い．
2）デュピルマブは，FeNO＞25 ppbが効果予測マーカーとなっている．IgE値がオマリズマブの適応範囲外で，血中好酸球低値，かつFeNO高値群ではデュピルマブの効果が期待される．
3）抗IgE抗体は，4カ月後の評価で長期効果予測が可能とされているが，メポリズマブは予測不可能なため，双方に適応がある場合，抗IgE抗体を先行して使用すべきとする論調がある[8]．
4）抗IgE抗体は，長期投与後に中止できる可能性が示唆されている．5年間投与後に中止した場合，その後1年間で47.7％では増悪を認めず，免疫調節作用を有している可能性が示唆されている．メポリズマブは，投与中断8週後には血中好酸球数が増加するが，1年間投与し，中断した後の増悪は投与

表3 喘息に対する分子標的薬の特徴

	オマリズマブ	メポリズマブ	ベンラリズマブ	デュピルマブ
	抗IgE抗体	抗IL–5抗体	抗IL–5Rα抗体	抗IL–4Rα抗体
末梢血好酸球減少	×	○	○	×
組織好酸球減少	△	△	○	ND
短期効果による長期効果予測	○	×	ND	ND
長期投与後の中止可能性	△	試験進行中	ND	ND
効果予測のバイオマーカー	FeNO 血中好酸球数 ペリオスチン	血中好酸球数	血中好酸球数	FeNO 血中好酸球数 血清総IgE
併存症への適応	特発性 蕁麻疹	EGPA	ND	アトピー性 皮膚炎
投与間隔	2，4週	4週	8週（維持期）	2週
長期安全性	約10年	約4年	約2年	約1年

ND：未報告．

前の3.49回/年に対して1.67回/年と少ないことが報告されている[9]．メポリズマブ3年投与後の中断効果についての検討が進行中である（NCT02555371）．

5）喘息以外で承認されている疾患を**表3**に示す．保険適応ではないが，オマリズマブはアレルギー性鼻炎や花粉症に対する有効性を示すエビデンスがあり，抗IL–5療法やデュピルマブは慢性好酸球性鼻副鼻腔炎への効果が示唆され，検討が続けられている．

6）ベンラリズマブは，組織好酸球除去力が強い，維持期には8週間隔投与となり患者の通院負担が軽い等の特徴があり，2年程度の安全性が確立している．メポリズマブは4年，オマリズマブは10年程度の安全性が確立している．

7）メポリズマブとベンラリズマブについて，承認用法での試験に限定し，好酸球数をマッチさせて間接的に比較したメタ解析では，好酸球数300/μL以上でメポリズマブの増悪抑制効果が高いことが報告された[10]．一方，好酸球数，IgE値，過去の増悪回数，鼻ポリープ合併等の背景因子をマッチさせた間接的比較では，両薬剤の増悪抑制効果に有意差は認めなかった[11]．患者背景を一致させる手法の差異が，結果の相違につながっていると想定される．

以上の事項を参考に，薬剤の適応を決定することが現実的な対応となる．血中好酸球数が500/μL以上などと多い患者では，抗IL–5療法の効果が高まるので，先行することもよいと考えられる．

4 非2型炎症標的薬開発の現状

2型炎症を標的とした治療開発が順調に進行しているが，現時点では，非2型炎症喘息に有効性が示された分子標的薬はなく，治療選択肢としてはマクロライドを考慮する状況にとどまっている点が課題である．抗IL–17受容体抗体ブロダルマブの効果は示されなかった．また，TNF-αについても，エタネルセプト，インフリキシマブの一貫した効果は示されず，ゴリムマブでは悪性腫瘍が8例発生したこともあり，開発は中断した．好中球指向性のケモカインであるIL-8受容体であるCXCR2阻害薬の有効性も示されなかった．

5 開発中の分子標的薬についての 将来展望

1）抗TSLP抗体（デゼペルマブ）

ウイルス感染やアレルゲン刺激によって気道上皮細胞から分泌されるTSLPは，①樹状細胞に作用してTh2分化を促進し，②リンパ球抑制的に作用する制御性T

表4　開発中の分子標的薬

標的	薬剤	開発元	phase	n	デザイン	主要評価項目	主要評価項目結果	報告年または終了予定時期	NCT
TSLP抗体	Tezepelumab	AstraZeneca	3	1,060	ICS/LABAへ上乗せ	増悪	進行中	2020年9月	03347279
CRTH2アンタゴニスト	Bi 671800	Boehringer Ingelheim	2	243	ICSへ上乗せ	FEV1	positive	2015 PPT	01103349
	QAW039 Fevipiprant	Novartis	2	61	ICSへ上乗せ	喀痰好酸球	positive	2016 Lancet RM	01545726
			3	846	GINA 4/5治療へ上乗せ	増悪	進行中	2019年3月	02563067
	MK-1029	MSD	2	110	LTRAへ上乗せ	FEV1	positive	2018年8月 ClinicalTrials.com	02720081
IL-33抗体	REGN3500/ SAR440340	Sanofi Regeneron	2	240	ICS/LABAへ上乗せ 単剤 vs Dupilumab併用	症状	進行中	2019年4月	03387852
	ANB020 (Etokimab)	AnaptysBio	2	24	重症好酸球性喘息対象	安全性 好酸球数	進行中	2018年6月	03469934
ST2（IL-33受容体）抗体	MSTT1041A	Roche	2	500	コントロール不良対象	増悪	完了未報告	2019年9月	02918019
	GSK3772847	GSK	2	46	2型炎症, 真菌感作例	Eos, FeNO	進行中	2019年7月	03393806
TLR9アゴニスト	AZD1419吸入	AstraZeneca	2a	170	ICS/LABA漸減	症状悪化	完了未報告		02898662
TLR7アゴニスト	GSK2245035点鼻	GSK	2	36	ICS free	LAR	完了未報告		02833974
GATA3 mRNA阻害薬	SB010吸入	Sterna Biologicals	2	40	ICS free	LAR	positive	2015 NEJM	01743768
JAK阻害薬	AZD0449吸入, IV	AstraZeneca	1	156	健常人, 軽症喘息対象	安全性他	進行中	2019年12月	03766399
	TD 8236吸入	Theravance	1	100	健常人対象	安全性	進行中	2019年6月	03652038
PI3Kδ阻害薬	AZD8154吸入, IV	AstraZeneca Parexel	1	70	健常人対象	安全性	進行中	2019年4月	03436316
c-kit阻害薬	imatinib	NHLBI, NIH	2	62	通常治療に上乗せ	気道過敏性	positive	2017 NEJM	01097694
チロシンキナーゼ阻害薬（c-kit, Lyn, PDGFR）	Masitinib 経口	AB Science	3	420	OCS内服患者対象	増悪	進行中	2019年3月	01449162

NCT：ClinicalTrials.gov ID．PPT：Pulmonary Pharmacology and Therapy．Lancet RM：Lancet Respiratory Medicine．NEJM：New England Jpurnal of Medicine．LAR：アレルゲンチャレンジ後の遅発性FEV1低下．

細胞（Treg）の機能を抑制し，③ILC2のステロイド抵抗性を惹起する．第2相試験では血中好酸球数にかかわらず喘息増悪を抑制し[12]，好中球性喘息にも有効な可能性が示唆されている．現在第3相試験が進行中である（**表4**）．

２）その他の２型炎症標的薬（**表4**）

ⅰ）IL-33/ST2

IL-33 は ILC2 の分化や活性化に重要である．IL-33 の受容体 ST2 は ILC2 のみならず，好酸球や好塩基球にも発現している．IL-33 と ST2 のそれぞれについて２つの臨床試験が進行中である．

ⅱ）CRTH2アンタゴニスト

CRTH2 は，Th2，好酸球，ILC2 等のアレルギー炎症細胞に選択的に発現する受容体で，リガンドはプロスタグランディン D_2 である．複数の候補薬について臨床試験が行われている．

ⅲ）Toll-like受容体リガンド

幼少期の感染や，環境中のエンドトキシンとの接触が，アレルギー疾患の発症を抑制する可能性が，衛生仮説として提唱されてきた．この仮説をもとに，菌体成分認識受容体である Toll-like 受容体（TLR）を刺激し，Th2 形成を抑制しようとする治療法が模索されている．TLR9 は細菌成分を，TLR7 はウイルス単鎖 RNA を認識する．TLR9 アゴニストや TLR7 リガンドに関する臨床試験が継続中である．

ⅳ）細胞内シグナル阻害薬

Th2 のマスター遺伝子である GATA3 発現を抑制する吸入薬についての報告がある．JAK キナーゼ（Janus kinase）ファミリーは，Th2 サイトカインで活性化され，STAT を活性化する．２種の吸入 JAK 阻害薬が第１相試験で検討されている．PI3K δ（phosphoinositide 3-kinase δ）は，T 細胞受容体，B 細胞受容体，高親和性 IgE 受容体の下流にあるキナーゼで，その阻害は，Th2 に加えて，Th1，Th17，マスト細胞からのメディエーター産生を抑制する．吸入 PI3K δ 阻害薬の第１相試験が進行中である．

c-kit はマスト細胞を活性化する SCF（stem cell factor）の受容体であるが，白血病治療薬であるイマチニブは c-kit を阻害し，喘息での臨床効果を示す報告がある．また，c-kit に加えて複数の受容体のチロシンキナーゼを阻害する Masitinib についても第３相試験が進行中である．

おわりに

実験的知見から示唆されてきた喘息病態が，分子標的薬の導入により，proof of concept の形で検証されている．この過程から，ヒト喘息での２型炎症の重要性が証明されつつある．非２型炎症標的薬の開発は難航しており，その病態のさらなる解明が必要である．分子標的薬の効果は増悪抑制について検討されてきたが，将来的には，喘息の自然史を変えうるかどうか，重症化を抑制できるかどうかについての検討も重要である．

文献

1）長瀬洋之：アレルギー，64：14-22，2015
2）Agache I & Akdis CA：Allergol Int, 65：243-252, 2016
3）Nagase H, et al：J Immunol, 171：3977-3982, 2003
4）Leckie MJ, et al：Lancet, 356：2144-2148, 2000
5）MENSA Investigators：N Engl J Med, 371：1198-1207, 2014
6）Castro M, et al：N Engl J Med, 378：2486-2496, 2018
7）路 昭暉，他：アレルギー，66：568，2017
8）Bousquet J, et al：Respir Med, 101：1483-1492, 2007
9）Khatri S, et al：J Allergy Clin Immunol, 143：1742-1751.e7, 2019
10）Busse W, et al：J Allergy Clin Immunol, 143：190-200.e20, 2019
11）Bourdin A, et al：Eur Respir J, 52：doi:10.1183/13993003.01393-2018, 2018
12）Corren J, et al：N Engl J Med, 377：936-946, 2017

＜著者プロフィール＞
長瀬洋之：1968 年北海道生まれ．'94 年３月東京大学医学部医学科卒業．東大病院，国立国際医療センター呼吸器科研修，東京大学物療内科入局，日本学術振興会特別研究員．好酸球の基礎研究に従事．2003 年より帝京大学内科学講座．'16 年６月より同講座教授．'18 年７月 McGill 大学 Meakins-Christie 研究所 Visiting Professor．診療とともに，喘息動物モデル，疫学研究に従事．

Ⅱ．アトピー性皮膚炎

1. アトピー性皮膚炎のエンドタイプ
—precision medicine へ向けて

江﨑仁一

病態の解明が進んでいなかったためか，画一的な治療方法がこれまでのアトピー性皮膚炎治療では行われてきた．そのなかで，分子標的薬 Dupilumab の登場により，病態の中心が Th2 型炎症反応であることが明らかとなったが，説明のできない病態もいまだ存在するため，治療反応性に直結すると考えられるエンドタイプの同定が近年進められている．本稿では，表現型による分類で徐々に解明されてきたアトピー性皮膚炎のエンドタイプについて紹介する．

はじめに

　2018年4月から保険適応となった Dupilumab（抗 IL-4 受容体 α サブユニット抗体）が，特に中等症から重症のアトピー性皮膚炎（AD）患者に福音をもたらしたのと同時に，やはり AD の病態の中心は Th2 型炎症反応であることが明らかとなった[1]．ただし，AD の病態は，表皮でのバリア機能障害・皮膚局所ならびに全身での免疫・アレルギー障害・瘙痒および瘙痒から惹起される掻破行動などのさまざまな要因が複雑に相互関係をもちながら形成されている（**図1**）[2]．

　近年，多様な表現型を示すアレルギー疾患において，分子メカニズムを基盤としたエンドタイプによる分類

> **[略語]**
> **AD**：atopic dermatitis
> **CLA**：cutaneous lymphocyte antigen
> **FLG**：filaggrin
> **LOR**：loricrin
> **TSLP**：thymic stromal lymphopoietin

が行われている．これまでに AD におけるさまざまな表現型（phenotype）が報告されてきているが，エンドタイプと合わせて患者を細分化することで，より個別化された治療法を提供できると考えられる．そのためには，エンドタイプの正確な同定と，それぞれのエンドタイプに特異的なバイオマーカーの検索が重要となってくる．本稿では，表現型による分類で徐々に解明されてきた AD のエンドタイプについて概説する．

1 AD の病態

　AD は世界的に罹患率の高い炎症性皮膚疾患の1つであり，瘙痒を特徴とし，その病態は多様である[3]．中心となるのは，表皮でのバリア機能障害・皮膚局所ならびに全身での免疫・アレルギー障害・瘙痒および瘙痒から惹起される掻破行動であり，それぞれの要因が複雑に相互関係をもちながら病態を形成していると考えられる[2]．表皮でのバリア機能障害は，遺伝的要因として FLG（filaggrin）遺伝子変異が同定されている

Identification of atopic dermatitis endotypes: Towards precision medicine
Hitokazu Esaki[1] [2]：Department of Dermatology, Iizuka City Hospital[1] /Department of Dermatology, Graduate School of Medical Sciences, Kyushu University[2]（公益社団法人地域医療法人振興会飯塚市立病院皮膚科[1] /九州大学大学院医学研究院皮膚科学[2]）

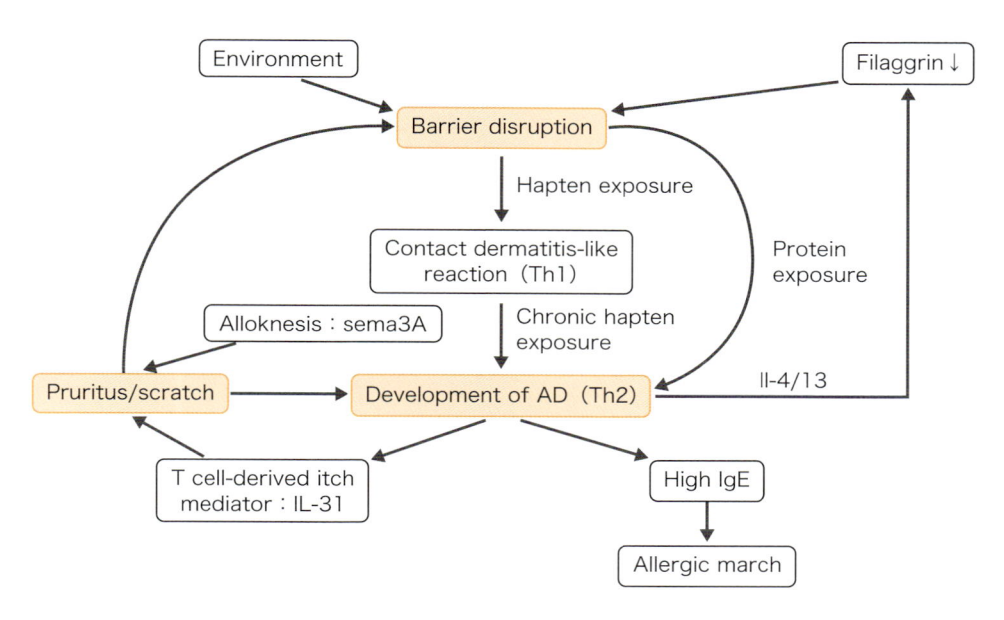

図1　表皮バリア機能障害・Th2型炎症反応を中心とした免疫障害・瘙痒および瘙痒から惹起される搔破行動の相関関係

sema3A：semaphorin 3A．文献2より引用．

ものの[4]，FLG遺伝子変異をもつ個体がすべてADを発症するわけではないため，外的な環境因子も誘因と考えられている．バリア機能障害によって経表皮的にアレルゲンの侵入が容易となり，ケラチノサイトからのIL-25やIL-33，TSLP（thymic stromal lympho-poietin）の産生が誘導され，ランゲルハンス細胞や真皮樹状細胞がT細胞に抗原提示を行うことで，Th2細胞からのIL-4やIL-13の産生が惹起される．Th2サイトカインは表皮バリア機能を反映するFLGやLOR（loricrin），角質層の細胞間脂質の発現を抑制することが報告されており，また，Th2細胞はかゆみを誘導するIL-31を産生し，搔破によるバリア障害の増悪でさらにTh2サイトカインが誘導される，という負のループを形成している（**図2**）[5]．Th1細胞の関与は明らかではないが，Th17細胞はTh2細胞の分化を促進する可能性が示されており，またTh22細胞は表皮肥厚などを誘導しAD慢性病変で確認されている．

　ADの病態の中心はTh2型炎症反応であるが，そこに種々のTh細胞の活性化パターンが組合わさることで，これまでに報告されている表現型が形づくられていると考えられる．そのようななかで，年齢層や人種，血中IgEレベル，アトピー素因やFLG遺伝子変異をは

じめとする遺伝的要因などに基づく表現型が提唱されている[6]．ただし，それぞれの表現型が必ずしも単一の病態を示しているとは限らないため，治療法は表現型にかかわらず画一的なのが現状である．歴史的には1953年からステロイド外用薬が使用されるようになり，1999年にタクロリムス軟膏が登場，2008年からはシクロスポリン内服が重症AD患者に適応となった．そして，2018年に待望の分子標的薬Dupilumabが承認され，多くの中等症から重症患者にとって新たな治療選択肢となった．しかしながら，すべての患者に奏効するわけではないことも徐々に明らかとなっており，Th2型炎症反応を抑えるだけでは病勢コントロールができない患者群がいることがわかってきた．すなわち，さまざまな表現型が提唱されているが，分子メカニズム（endotype）は各患者で異なっている可能性が示唆される．今後，患者各々のエンドタイプを同定し，患者それぞれに合わせた治療法（今後使用可能になると思われる分子標的薬を含めた）を選択する時代が近づいてきていると思われる．

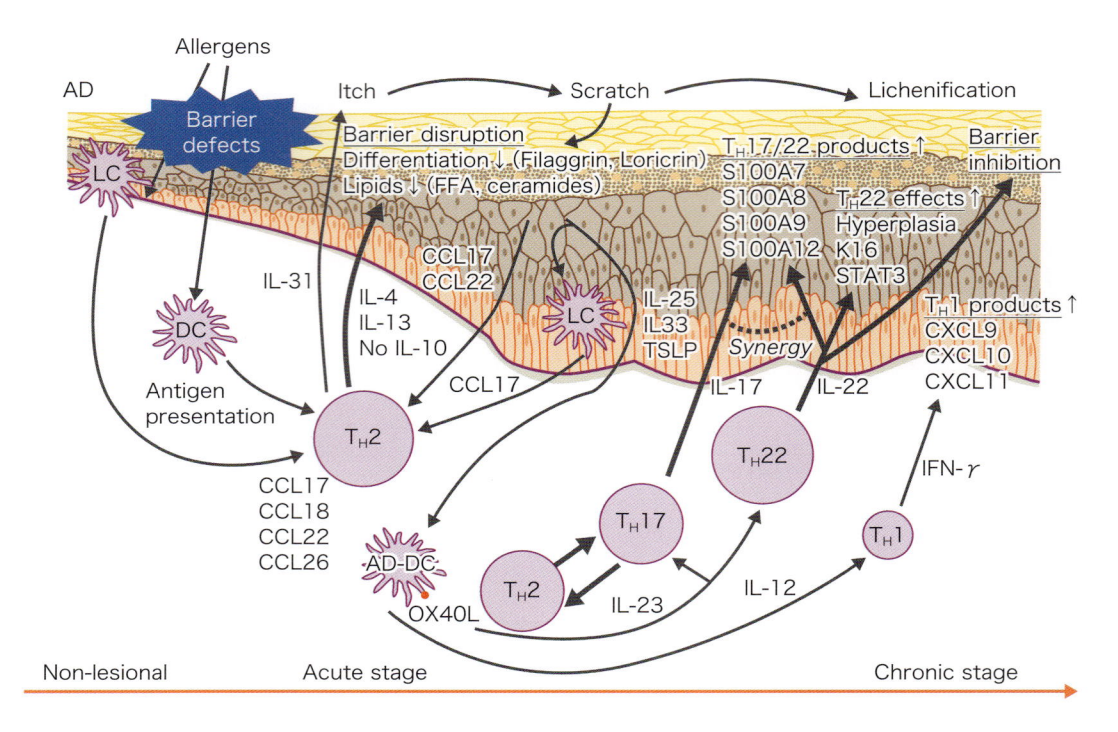

図2　アトピー性皮膚炎の病態
FFA：free fatty acid，K：keratin，STAT：signal transducer and activator of transcription，LC：langerhans cell，DC：dendritic cell，OX40L：OX40 ligand．文献5より引用．

2 各表現型におけるエンドタイプ（図3）

1）年齢層によるエンドタイプ

　ADは年齢により，罹患年数による慢性化を含め，特徴的な皮疹や分布が異なる傾向にある[7]．これまでの生後6カ月未満に発症したAD患児の病変部皮膚における遺伝子発現解析では，Th2サイトカインやケモカイン（IL-13，CCL17，CCL22など）の発現レベルは成人と同程度である一方，Th9やTh17/Th22関連マーカー，抗菌ペプチドの発現が乾癬患者と同程度に亢進していることがわかった[8]．また，表皮バリア機能を反映する分化マーカーであるFLGやLORは低下していなかったが，tight junction（claudin8，23）や表皮における脂質バリアの低下が認められた[9]．

　また，AD患児の血中では皮膚への遊走を示すCLA（cutaneous lymphocyte antigen）陽性Th2細胞だけでなく，CLA陰性Th2細胞も成人と同程度に増加しており，他方CLA陽性Th1細胞の発達が健常児と比較して同程度ではないために，Th1/Th2バランスがより

Th2偏向となっていた[10] [11]．Th9細胞やTh17/Th22細胞では，健常児と比較して差はみられなかった．同時に，AD患児では年齢とともに血中IgEとダニやスギ花粉，黄色ブドウ球菌特異的IgEが有意な相関（$p < 0.01$）をもって上昇していたことから[12]，病初期の段階でみられるバリア機能異常が病態形成に重要な役割を果たしていることを示していると考えられる．

　また，小児ADと比較して成人ADでは血中Th22細胞が増加していたが[11]，成人ADでは加齢に伴いTh2/Th22軸が減少し，Th1/Th17軸が増加していることがわかった[13]．このことは，小児と成人に関してのみならず，成人の各年齢層によってエンドタイプが異なり，治療標的となる分子を見極める必要があることを示唆している．

2）人種によるエンドタイプ

　ADは人種間で有病率に差があることが知られており，ヨーロッパ系アメリカ人（European American：EA）では成人の3〜4％，アジア人では成人の7〜10％程度，アフリカ系アメリカ人（African Amer-

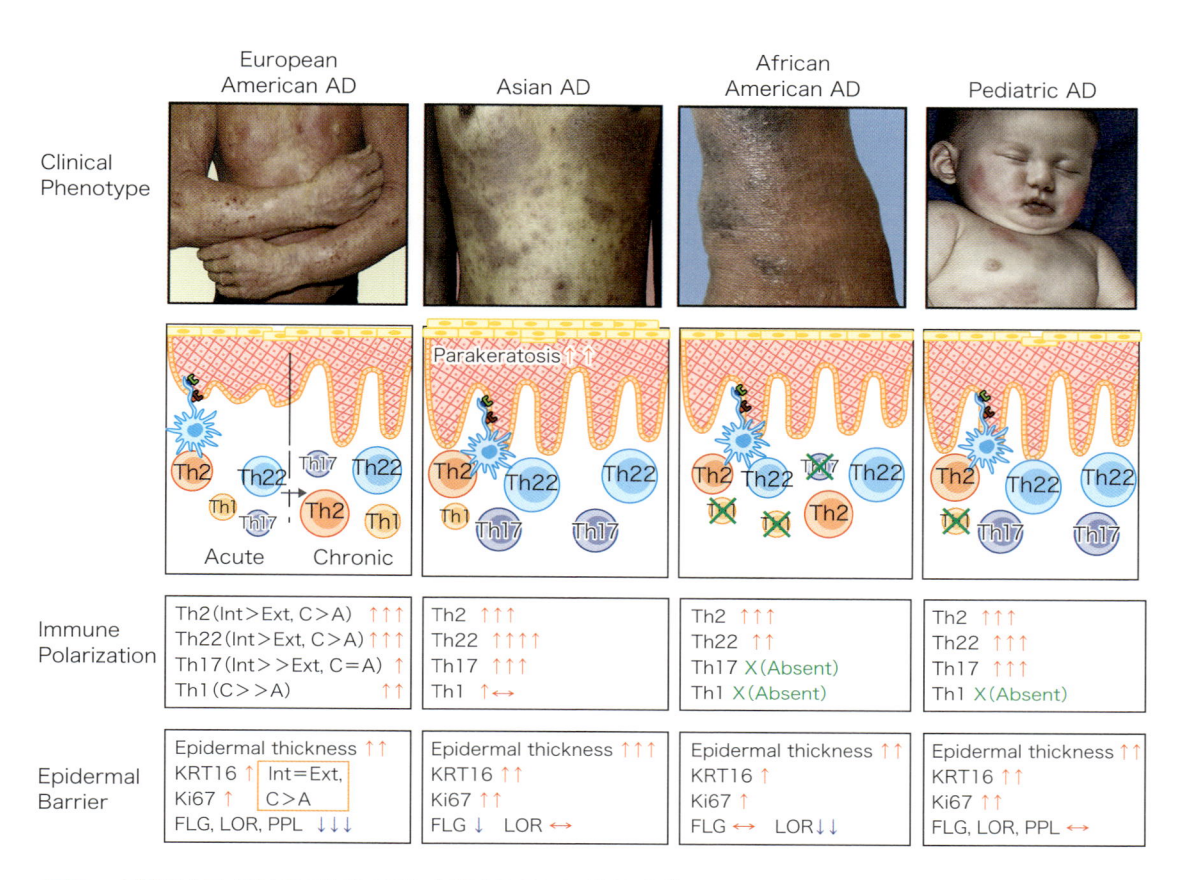

図3　人種によるADエンドタイプと小児ADのエンドタイプ
Int：intrinsic，Ext：extrinsic，C：chronic，A：acute，KRT：keratin，PPL：periplakin．文献6より転載．

ican：AA）ではそれ以上と報告されている[14)〜16)]．AD患者のなかでFLG遺伝子変異を保有するのはEAで30〜40％程度[17)]，日本人で20％程度[18)]，AAでは3％程度であるため[19)]，遺伝的要因のみならず外的な環境要因の関与で有病率に差が生じていると考えられる．

　まず，アジア人の成人AD患者の病変部皮膚では，EAの成人AD患者と同程度のTh2サイトカインやケモカイン（IL-13，CCL17，CCL22）の発現がみられたが，Th17/Th22関連マーカー（IL-17A，IL-19，IL-22，S100A12）の発現はEAの成人AD患者と比較してアジア人の成人AD患者で亢進していた[16)]．また，血中でもTh22細胞レベルがアジア人で増加しており，非病変部皮膚でのIL-22 mRNA発現と相関していたことから[20)]，血中IL-22濃度はバイオマーカーとして有用である可能性がある．一方，IFN-γをはじめとする

Th1関連マーカーについては，皮膚，血中いずれにおいてもアジア人成人AD患者では低下していた．表皮の分化マーカーであるFLGやLORについては，EAの成人AD患者では低下していたが，アジア人の成人AD患者では比較的保たれていた．さらに，日本人成人AD患者においては，血中のTh17細胞レベルが増加し，AD重症度と相関していることが判明しており[21)]，総じてEAと比較するとアジア人の成人AD患者ではTh2型炎症反応に加え，Th17/Th22の活性化がみられ，バリア機能障害は軽度であった．

　次に，EAとAAの成人AD患者を比較すると，Th1/Th17関連マーカー（IFN-γ，MX-1，IL-23p19，CXCL1）の活性化がみられず，Th2/Th22関連マーカー（IL-13，IL-22，S100A12）の活性化がみられた[15)]．表皮の分化マーカーであるFLGやLORについては，AAの成人AD患者ではLORのみ低下し，FLG

は比較的保たれていた．AAの成人AD患者では，Th2型炎症反応に加え，Th22の活性化がみられ，バリア機能障害はLORのみでみられた．

3）外因性・内因性によるエンドタイプ

臨床症状に大差はみられないものの，血中総IgEあるいは特異的IgEレベルの上昇や好酸球増多，アレルギー疾患の家族歴の有無などのアトピー素因により，古典的なADである外因性と内因性ADの2つに大きく分類することができ，それぞれ80％，20％程度の頻度と考えられている[22]．

内因性AD患者の病変部皮膚では，Th2マーカーは外因性成人AD患者と同程度であったが，Th1マーカー（IFN-γ，CXCL9，CXCL10，MX-1）やTh17/Th22関連マーカー（IL-17A，CCL20，IL-22）の上昇がみられた[23]．それに合わせて，外因性AD患者ではTh2マーカーと重症度との相関がみられたが，内因性AD患者ではTh1マーカーやCCL20レベルと重症度が相関していた．また，内因性成人AD患者の血中では，Th1マーカーの活性化がみられ，Th2やTh17マーカーの活性化は認めず，CCL17/TARCの増加もなかった．内因性AD患者では，Th2型炎症反応に加え，Th1/Th17/Th22の活性化が外因性ADと比較すると強くみられ，バリア機能障害においては外因性，内因性で差は認めなかった．

4）その他のエンドタイプ

AD患者にみられる疾患感受性遺伝子変異として，2006年にFLG遺伝子の機能喪失型変異が報告された[24]．FLG遺伝子変異を有しているとADを発症するリスクは上がるものの，すべてのAD患者がFLG遺伝子変異を保有するわけではないため，FLGがADの責任遺伝子とはいえない．ただし，FLG遺伝子変異を有する患者群は有しないAD患者群と比較して明らかなエンドタイプの差異は報告されていないものの，皮膚バリア機能の低下が顕著となる，喘息や食物アレルギーなど経皮感作が増える，ADの重症度が増す，AD罹患期間が長期化する，皮膚感染症が増える，などの特徴がある[25][26]．

他に，黄色ブドウ球菌と黄色ブドウ球菌が産生する毒素が表皮における免疫機構やバリア障害と関連があるとされており[27]，AD増悪との関係については，肥満細胞の活性化が黄色ブドウ球菌の産生するデルタト

キシンにより誘導されることが報告されている[28]．また，黄色ブドウ球菌の定着が確認されるAD患者群では，確認されない患者群と比較して，重症度が増す，好酸球数やCCL17，ペリオスチンなどの2型免疫応答が亢進している，経皮感作が増える，と報告されており，黄色ブドウ球菌の定着の有無でエンドタイプが異なることが示された[29]．

おわりに

ADの病態の中心はTh2型炎症反応であることは間違いなく，そこに掻破による増悪を含めた表皮バリア機能障害が加わり，さらに種々のTh細胞の活性化パターンが組合わさることで，さまざまなエンドタイプが決定されるものと考えられる．

現時点では，上述のようにそれぞれの表現型からある程度のエンドタイプを決定できるが，患者個人のエンドタイプを特定するためには，血液および皮膚組織を採取したうえで，血清中のサイトカインやケモカイン等の測定，全血から単核球を分離させてフローサイトメトリーで細胞表面マーカーやサイトカインの測定を行い，さらに皮膚組織からmRNAを抽出して遺伝子発現解析を行わなければならず，実験室レベルの手法と時間が必要である．ゆえに，今後は臨床においてエンドタイプの同定が簡便に可能となる，それぞれのエンドタイプに特異的なバイオマーカーの検索が進められるべきであると考える．その結果，患者個人のエンドタイプに合わせたprecision medicineが可能になると信じている．

文献

1）SOLO 1 and SOLO 2 Investigators：N Engl J Med, 375：2335-2348, 2016
2）Kabashima K：J Dermatol Sci, 70：3-11, 2013
3）Weidinger S & Novak N：Lancet, 387：1109-1122, 2016
4）Rodríguez E, et al：J Allergy Clin Immunol, 123：1361-1370.e7, 2009
5）Noda S, et al：J Allergy Clin Immunol, 135：324-336, 2015
6）Czarnowicki T, et al：J Allergy Clin Immunol, 143：1-11, 2019
7）Committee for Clinical Practice Guidelines for the Management of Atopic Dermatitis of Japanese Dermatolog-

ical Association：J Dermatol, 43：1117-1145, 2016

8）Esaki H, et al：J Allergy Clin Immunol, 138：1639-1651, 2016

9）Brunner PM, et al：J Allergy Clin Immunol, 141：2094-2106, 2018

10）Esaki H, et al：J Allergy Clin Immunol, 138：1473-1477.e5, 2016

11）Czarnowicki T, et al：J Allergy Clin Immunol, 136：941-951.e3, 2015

12）Czarnowicki T, et al：J Allergy Clin Immunol, 137：118-129.e5, 2016

13）Zhou L, et al：J Allergy Clin Immunol：doi:10.1016/j.jaci.2019.01.015, 2019

14）Brunner PM, et al：Ann Allergy Asthma Immunol, 122：318-330.e3, 2019

15）Sanyal RD, et al：Ann Allergy Asthma Immunol, 122：99-110.e6, 2019

16）Noda S, et al：J Allergy Clin Immunol, 136：1254-1264, 2015

17）Margolis DJ, et al：J Allergy Clin Immunol, 130：912-917, 2012

18）Kono M, et al：Allergy, 69：537-540, 2014

19）Margolis DJ, et al：J Invest Dermatol, 134：2272-2274, 2014

20）Wen HC, et al：J Allergy Clin Immunol, 142：324-328.e11, 2018

21）Koga C, et al：J Invest Dermatol, 128：2625-2630, 2008

22）Tokura Y：J Dermatol Sci, 58：1-7, 2010

23）Suárez-Fariñas M, et al：J Allergy Clin Immunol, 132：361-370, 2013

24）Palmer CN, et al：Nat Genet, 38：441-446, 2006

25）Irvine AD, et al：N Engl J Med, 365：1315-1327, 2011

26）Henderson J, et al：J Allergy Clin Immunol, 121：872-877.e9, 2008

27）Czarnowicki T, et al：J Allergy Clin Immunol Pract, 2：371-379; quiz 380-381, 2014

28）Nakamura Y, et al：Nature, 503：397-401, 2013

29）Simpson EL, et al：J Invest Dermatol, 138：2224-2233, 2018

<著者プロフィール>

江﨑仁一：2005年，九州大学医学部卒業，皮膚科臨床を経て，'09～'13年，九州大学大学院医学研究院皮膚科学（古江増隆教授），'13～'16年，ロックフェラー大学/マウントサイナイ医科大学留学（James G Krueger教授，Emma Guttman-Yassky准教授），帰国後は皮膚科臨床，アトピー性皮膚炎のさらなる病態の解明と治療法開発研究に従事.

2章
疾患研究から次世代の治療に

Ⅱ．アトピー性皮膚炎

2. アトピー性皮膚炎における ブドウ球菌の役割

山崎由里子，松岡悠美

S. aureus は健常人皮膚上では検出されないがアトピー性皮膚炎患者の病変部では90％以上で生着が認められる．*S. aureus* の細胞密度が高まるとquorum sensing機構により *agr* オペロンの発現が活性化され，下流にあるさまざまな病原因子が発現されるようになる．筆者らは *S. aureus* 経皮感染モデルを用いて，*agr* オペロン制御下にある δ–toxin が肥満細胞の脱顆粒を介して Th2 型の皮膚炎を惹起することを示した．また，別の病原因子である PSM α はケラチノサイトを刺激してアラーミンである IL–1α と IL–36α を分泌させ，γδT 細胞および ILC3 を誘導して IL–17 依存性の皮膚炎を惹起することが判明した．

はじめに：アトピー性皮膚炎とは

　アトピー性皮膚炎（atopic disease：AD）とは，強い掻痒感を伴う慢性の皮膚炎疾患で，患者の多くはアトピー素因とよばれる，既往歴，家族歴やIgE抗体を産生しやすい素因を背景にもっている．皮膚炎の分布は左右対称性であることが特徴で，年齢により好発部位が異なっている．2歳未満の乳児期ではまず頬，額，頭の露出部に乾燥および潮紅がはじまり，顔面の症状にやや遅れて頸部，腋窩，肘窩，膝窩などの間擦部に皮疹が出現する．やがて胸腹部，背部，四肢にも紅斑，丘疹が出現するようになる．2〜12歳までの幼児期から学童期にかけては，顔面の皮疹は減少し，かわって

[略語]
AD：atopic disease
AIP：auto inducing peptide
QS：quorum sensing

頸部，腋窩，肘窩，膝窩，鼠径，手首，足首などの皮疹が典型的となる．日本の疫学調査では3歳までの累積発症率が30％強といわれているが，乳児期あるいは幼児期から発症するものは70〜90％程度が小児期に寛解するといわれている[1]．寛解することなく再発をくり返し症状が持続する場合，皮疹は思春期以降では顔面，頸部，胸部，背部など上半身に強く出現する傾向がみられるようになる．ADに伴う皮膚のかゆみは時に睡眠障害をきたすほど強烈であるのとともに，病気による外見の影響や生活の制限は患者にとって大きな負担となっている．

　治療としては皮膚保護のための保湿と，炎症を抑えるための副腎皮質ホルモン剤やタクロリムス水和物を外用することを基本として，重症例では免疫抑制剤の内服や紫外線療法に加え，現在では生物学的製剤などが使用されるようになった．多くの症例では治療により症状を改善させ日常生活に支障のきたすことのない

The role of *Staphylococcus aureus* in atopic dermatitis
Yuriko Yamazaki/Yumi Matsuoka：Department of Dermatology, Chiba University Graduate School of Medicine（千葉大学大学院医学研究院皮膚科学）

程度をめざすことができるが，これらの治療は対症療法であり，症例により程度の差はあるが増悪と寛解を一生のうちに何度もくり返すことが多い．

患者数がこれだけ多く根本的な治療が望まれているのにもかかわらずいまだに疾患そのものを完治させる治療法が見つかっていないのは，ADの病態が複雑で完全には解明されていないことに起因していると考えられる．ADは多病因性の疾患で，遺伝性要素，環境要素，免疫要素などが複合的にかかわって成立する．また，それら病因間にヒエラルキーのないことがアトピー性皮膚炎の症状の重症度や表現型の多様性に貢献していると考えられている[1]．ADの病態に迫る研究は多く報告されているが，そのなかでも近年注目を浴びているのがADと皮膚常在菌叢のかかわり方である．

1 皮膚の常在菌叢・形成のされ方

皮膚は人体最大の臓器であり，病原微生物を含む外界の有害な刺激から人体を守るバリア・免疫機能を担っている．また，皮膚には腸管と同様にさまざまな微生物が生着し細菌叢を形成してわれわれ宿主の免疫と相互作用を形成している．従来の細菌叢解析法では採取したサンプルを培養，分離して個々の微生物の表現型または遺伝型を解析する方法をとっていたため，難培養性の菌株は検出しにくいことが課題となっていた．近年では16S rRNA遺伝子解析やショットガンでの全ゲノム解析を行うことで菌叢全体の割合を知ることができるようになり，健常人および各疾患における細菌叢解析はさかんに行われている．

成人の体表面積はおよそ1.8 m^2で，1 cm^2あたりに10^6個，約40種類の細菌が生息している．皮膚細菌叢は主に*Staphylococcus*，*Corynebacterium*，*Propionibacterium*などで構成されているが，年齢，性別，採取部位などにより異なっており個人差も大きい[2]．例えば乳児期初期に獲得される常在菌叢は出生方法に影響されており，経腟分娩の乳児では母親の腟に似た皮膚常在菌叢を有し，帝王切開では母親の皮膚に似た常在菌叢をもっていると報告されている[3]．また，常在菌叢は個人のなかでも年齢により変化しており，思春期に脂腺が発達するのに伴い脂質好性の*Propionibacterium*や*Corynebacterium*などが優位になってくる

ことも知られている[2]．生理学的な特徴が似ている部位では似たような菌種が生着しており，脂漏部位である眉間，外耳道，前胸部，背部などは主に*Propionibacteria*や*Staphylococcus*で構成され，湿潤になりやすい鼠径部，腋窩，肘窩は*Corynebacterium*が優位になる傾向がある[2]．このように皮膚常在菌叢はさまざまな因子により影響を受けて構成されると考えられている．

2 アトピー性皮膚炎におけるdysbiosis

上記のように構成されている正常細菌叢が変容することをdysbiosisとよぶ．皮膚疾患のうちADは以前からdysbiosisがかかわっていることが知られてきた．というのも，黄色ブドウ球菌（*Staphylococcus aureus*）は健常人皮膚では検出されないにもかかわらず，AD患者の病変部では90％以上で生着が認められるからである[4]．さらに*S. aureus*生着はADの病勢と関連していることも報告されている．16S rRNA遺伝子解析でAD患者の症状がないとき，症状増悪時，治療後における細菌叢解析を経時的に行った研究では，ADの症状が強いときには細菌叢を構成する菌株の種類が減って*Staphylococcus*属が優位になること，そのなかでも特に*S. aureus*の分画が増えていることが示された．しかし治療後には再び*Streptococcus*，*Propionibacterium*，*Corynebacterium*などが増え，無症状の時期と同じような細菌叢を構成していた[5]．この結果は，ADの病態に*S. aureus*が強く関与している可能性を示唆している．しかしながらこのdysbiosisが疾患の原因になっているのか，あるいは疾患の結果として引き起こされている現象なのかは長らく不明であった．

*S. aureus*はAD患者において生着しているのみでなく感染症を引き起こすこともあり，伝染性膿痂疹，毛嚢炎，蜂窩織炎などの表在性皮膚細菌感染症の主要な原因菌となるうえ，皮膚を侵入門戸として皮下膿瘍，感染性心膜炎などの深在性細菌感染症にも至りうる．感染症に至った場合には抗生剤を用いて治療を行うことで制御できることが多いが，感染状態が落ち着いた後でも生着菌が根絶されず，一生のうちに何度も感染症をくり返すこともある．したがってこの菌がADにおいてどのようにかかわっているのか，なぜAD特異

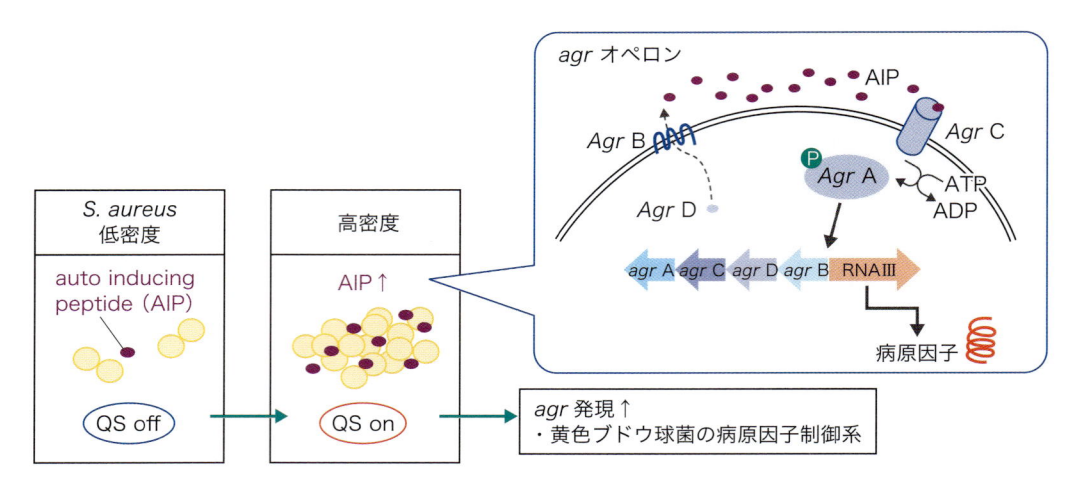

図1 *agr* QS

的に生着するのかを解明することは合併症としての皮膚感染症を制御することにも結びつくと考えられる.

❸ *S. aureus* の外分泌毒素 δ -toxin は肥満細胞の脱顆粒を誘導し，Th2型の皮膚炎を惹起する

そこで筆者らのグループは皮膚上でdysbiosisにより増加した *S. aureus* がどのように病原性を発揮するかに注目して研究を進めてきた. *S. aureus* はさまざまな種類の毒素を産生しているが，そのなかでもdysbiosisに応じて発現量が増加する毒素こそがADの増悪時における病原因子として働いている可能性があると考えることができる.

そもそも細菌はフェロモン様物質を介して細胞間コミュニケーションを行っており，環境における自分たちの生息密度に応じてふるまいを変化させる，QS（quorum sensing）という機構をもっている. *S. aureus* におけるQSではAIP（auto inducing peptide）がフェロモン様物質として働いている（**図1**）. *S. aureus* の細胞密度が高まると細胞環境中のAIP濃度が高まり，ある閾値を越えたところで，AIP受容体であるAgrC以下の *agr* オペロンの発現が活性化される. これをQS機構がオンになったという. *agr* オペロン制御下にはさまざまな遺伝子が存在しており，そのうち毒素としてはPSM α，PSM β，PSM γ（別名 δ -toxin）が知られている[6].

ADの病態には多くの免疫担当細胞がかかわっているが，その1つとなっているのが肥満細胞である（**図2**）. 肥満細胞は皮膚においては真皮に存在し，抗原接触を刺激として細胞膜上にあるIgE結合受容体（FcεRI）がクロスリンクされることなどから活性化される. 活性化した肥満細胞は脱顆粒によりさまざまな前炎症性メディエーターを分泌するが，分泌される数多くのサイトカインのなかでもIL-4やIL-13はTh1/Th2バランスを2型に傾け，IL-31などはアトピー性皮膚炎に特徴的な強い掻痒感をきたし，TNF αやIL-1などの炎症性サイトカインは皮膚炎を起こすことで，複合的にADの皮膚炎を起こしていると考えられている[7].

筆者らの研究では，すでに確立されていたオボアルブミン感作モデルを応用して，*S. aureus* の経皮感染モデルを新たに構築し，菌を感染させてから数日後に δ-toxin依存性に肥満細胞の脱顆粒が誘導され，Th2型の皮膚炎が惹起されるということを *in vivo* で示した. 興味深いことに，δ-toxinによる肥満細胞の脱顆粒は抗原認識の刺激のない状態でも，monomeric IgEにより増強されることが示され，ADのようなIgE高値となるようなアレルギー体質の存在下では，δ-toxinによる肥満細胞の脱顆粒反応が増強している可能性が考えられた[8].

このことから，ADのように細菌叢のdysbiosisが起こり *S. aureus* が無秩序に増殖した結果として *agr* QSが働くようになると，免疫系を刺激する外分泌毒素が

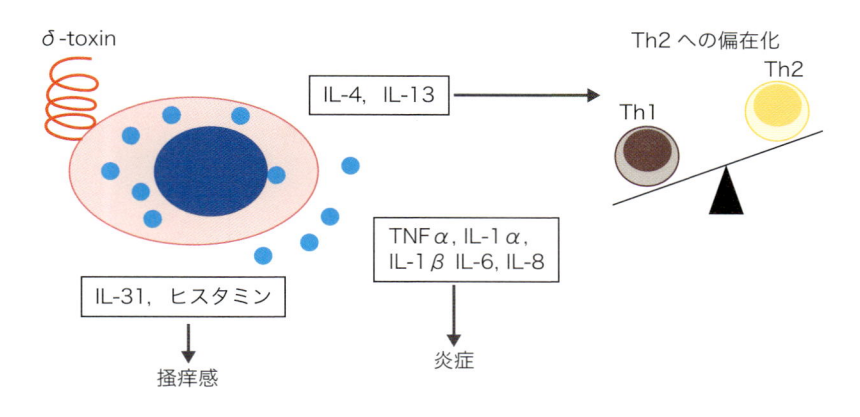

図2　肥満細胞の脱顆粒

産生され皮膚炎を惹起・増悪させていると考えることができる.

4 *S. aureus* の外分泌毒素 PSM α は ケラチノサイトからのアラーミンの 放出を介してインターロイキン17 依存性の皮膚炎を惹起する

さらに筆者らは, *S. aureus* がどのようにケラチノサイトの免疫応答を引き起こすかについても注目して研究を進めてきた. ケラチノサイトは表皮の上層, すなわち皮膚において最も外層に存在する細胞であり, 曝露した環境因子に応じて表皮以下の免疫細胞へ応答を起こすという, 免疫の見張り番としての働きももっている. ケラチノサイトが傷害された際にはアラーミンと総称されるサイトカインやケモカイン, 抗菌ペプチドを細胞外に分泌し免疫細胞に働きかけて炎症が引き起こされる[9].

上述のPSM αは, *agr* QS制御下にある *S. aureus* の外分泌毒素であり, 好中球に対して高い細胞傷害性を示すことが知られていたが, どのようにケラチノサイトに作用して皮膚炎を惹起するかは報告されていなかった.

そこで筆者らは, *S. aureus* 経皮感染モデルを用いて, PSM α刺激を受けたケラチノサイトがアラーミンである IL-1α と IL-36α を分泌すること, および IL-1R と IL-36R 刺激がアダプタータンパク質である MyD88 シグナルを介して IL-17分泌性の γδT 細胞および ILC3

を誘導し, 最終的に IL-17依存性の皮膚炎を惹起することを *in vitro* および *in vivo* で明らかにした (**図3**).

また, 感染7日目に皮膚上に残っている菌数を解析した結果, WTマウスに対する *S. aureus* 感染は, MyD88 ノックアウトマウスに対する *S. aureus* 感染や, WTマウスに対する PSM α欠損株の *S. aureus* に比べて皮膚炎の程度が強いのにもかかわらず, 皮膚から排除されずに生着している菌数が多くみられた. このことから, *S. aureus* は細胞傷害を受けたケラチノサイトから引き起こされる炎症性の反応に利を得てむしろ皮膚へ生着するという機構をもっているのではないかということが示唆された.

加えて本研究が興味深いのは, 皮下に直接 *S. aureus* を打ち込む皮下感染モデルにおいては, Myd88 ノックアウトマウスはWTよりも大きい潰瘍や膿瘍を形成し激しい免疫応答を示すことが既報で報告されているのとは対照的に[10], 経皮感染モデルではMyd88 欠損により炎症が弱められたことである. 表皮上感染と皮下感染においてMyD88 が逆の働きをすることは, 菌が表皮上に細菌叢として存在している状態と, 表皮から宿主体内に侵入した状態では免疫応答が別の働きをもち, *S. aureus* が病原性片利共生菌 (pathobiont) として知られていることを反映しているのであろう.

おわりに

細菌叢解析の技術進歩により皮膚細菌叢が明らかになることは, 感染症だけでなくさまざまな疾患の病態

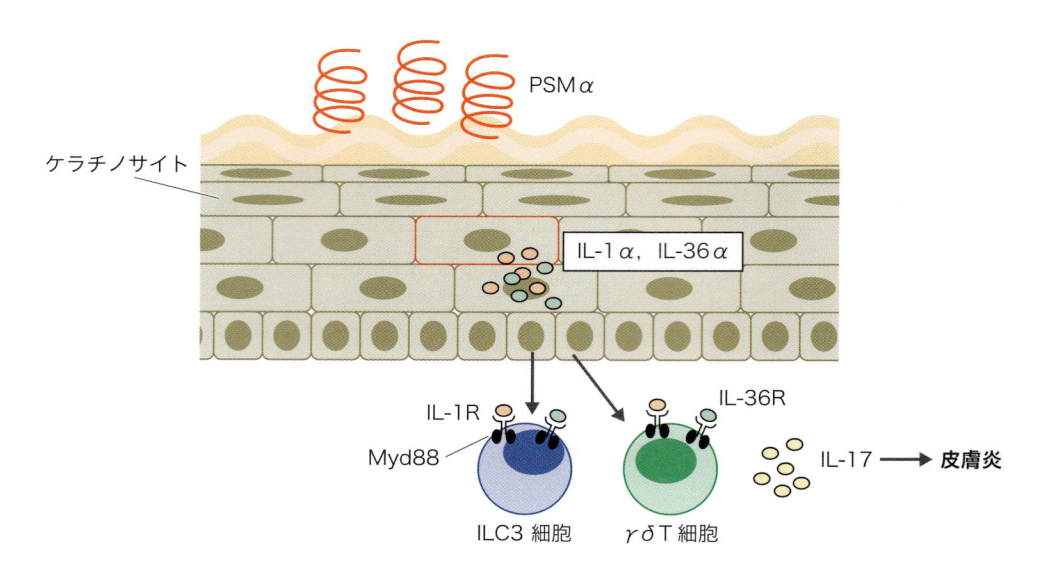

図3 PSMαにより誘導される皮膚炎

解明に劇的な進歩をもたらしている．しかしながら腸管免疫の分野では糞便移植治療が炎症性腸疾患などに対して効果をあげているのとは対照的に，皮膚細菌叢をターゲットとした有効な治療はいまだに開発されていない．これにはdysbiosisが必ずしも病態の原因ではなく，疾患の結果として生み出された現象や病態の修飾因子であるという可能性を考慮する必要があるだろう．また，これまでの研究で，*S. aureus*がADの病態の悪化にどのように関与するかということはある程度明らかとなった．しかしながら，なぜ*S. aureus*がAD皮膚に特異的に生着するのかは解明できていない．筆者らは，*S. aureus*のゲノムの変化がヒト皮膚生着に関係していると考え，研究を進めている．今後，宿主側，病原微生物側の両者の解析から，ADにおける*S. aureus*を制御する因子が同定されることを期待している．

文献

1） Japanese Society of Allergology：Allergol Int, 66：230–247, 2017
2） NISC Comparative Sequencing Program：Science, 324：1190–1192, 2009
3） Dominguez–Bello MG, et al：Proc Natl Acad Sci U S A, 107：11971–11975, 2010
4） Bjerre RD, et al：Br J Dermatol, 177：1272–1278, 2017
5） NISC Comparative Sequence Program：Genome Res, 22：850–859, 2012
6） Le KY & Otto M：Front Microbiol, 6：1174, 2015
7） Kawakami T, et al：Curr Opin Immunol, 21：666–678, 2009
8） Nakamura Y, et al：Nature, 503：397–401, 2013
9） Nestle FO, et al：Nat Rev Immunol, 9：679–691, 2009
10） Miller LS, et al：Immunity, 24：79–91, 2006

＜筆頭著者プロフィール＞
山崎由里子：2014年千葉大学医学部医学科卒業，'14〜'15年初期研修（国立国際医療研究センター），'16年〜後期研修（千葉大学医学部附属病院皮膚科），'17年千葉大学大学院入学（医学研究院皮膚科学）．PIの指導のもと，皮膚常在菌とホストのかかわりについての研究を行っています．

Ⅱ．アトピー性皮膚炎

3. アトピー性皮膚炎の新規治療法（バイオ製剤とJAK阻害薬）

野村尚史，椛島健治

アトピー性皮膚炎の治療は転換期を迎えている．IL-4/IL-13サイトカインを阻害するデュピルマブは，重症アトピー性皮膚炎患者の症状を大きく改善した．今後数年間で，各種サイトカインを標的とする生物学的製剤（バイオ製剤）や，JAK阻害薬／PDE4阻害薬などの小分子化合物が臨床に導入される．これらの新規治療薬は，抗炎症作用，バリア機能補強作用，鎮痒作用に分けると理解しやすい．本稿ではアトピー性皮膚炎の新規治療薬の現況と展望を概説する．

はじめに

　アトピー性皮膚炎（atopic dermatitis：AD）は，日常的に遭遇する皮膚疾患である．現在の標準治療は，ステロイド外用薬やタクロリムス軟膏による炎症抑制と，抗ヒスタミン薬による瘙痒の抑制である．しかし，標準治療では制御できない難治例も多い．国内では，2008年にシクロスポリンの内服が承認され，重症患者への選択肢が1つ増えたが，その後，ほぼ10年にわたり新薬が導入されない状態が続いていた．

　しかし，2018年，抗IL-4受容体α（interleukin-4 receptor α：IL-4Rα）抗体デュピルマブ（dupi-lumab）が承認され，10年ぶりにADの新薬が追加された．さらに，IL-13，IL-31，IL-22などに対する生物製剤や，JAK（Janus-associated kinase）阻害外用薬，STAT（signal transducer and activator of transcription）阻害外用薬，PDE4（phosphodiesterase 4）阻害外用薬などの有効性が，臨床試験で検証されつつある．

　ADの新薬開発の流れは，ADの病態解明の歴史でもある．本稿では，まずADの病態論を解説する．次いでサイトカインを中心に，新薬開発の背景にある理論を解説したい．最後に，近い将来に認可が見込まれる新薬を含めて，生物製剤，JAK阻害薬，PDE4阻害薬

［略語］

AD：atopic dermatitis
Cγ：common gamma chain
FLG：filaggrin
IFN-γ：interferon-gamma
IL：interleukin
IL-4R：interleukin-4 receptor
ILC：innate lymphoid cell

JAK：Janus-associated kinase
NK：natural killer
PDE4：phosphodiesterase 4
STAT：signal transducer and activator of transcription
TSLP：thymic stromal lymphopoietin

Novel treatments for atopic dermatitis
Takashi Nomura/Kenji Kabashima：Department of Dermatology, Kyoto University School of Medicine（京都大学大学院医学研究科皮膚科学）

について解説する.

1 アトピー性皮膚炎の病態論

　1923年，Cocaは，ヒトに特有で，遺伝性の先天性過敏症の1つをアトピー（atopy）と称した．アトピー素因とは，①家族歴・既往歴に気管支喘息・アレルギー性鼻炎・結膜炎・アトピー性皮膚炎を有し，②IgE抗体を生じやすい状態をいう[1]．ADという病名は，Cocaの概念にもとづき，Sulzbergerが1933年に提唱したものである．命名の当初の趣旨は，眼・鼻・気管支・皮膚などに多彩な炎症が発現し，「奇妙，不思議」と思われたことに起因するという[2]．

　21世紀に入り，3つの発見を通して，ADの病態論が大きく進んだ[2]．第1は，皮膚バリア機能障害という概念である．2006年に，尋常性魚鱗癬の原因遺伝子であるフィラグリン（filaggrin：FLG）[※1]が，一部のADの発症に重要な役割を果たすことが明らかになった．FLGは，表皮角層のバリア形成に重要な機能を果たすタンパク質である．さらに，小麦成分を含有する石鹸の使用者が小麦に対するアナフィラキシーショックを発症する事例が国内で発生し，皮膚バリア機能の重要性が認識された[3]．第2に，皮膚バリア障害とTh2型免疫反応の一体論である．前述の小麦成分含有石鹸による小麦アナフィラキシーの発症[3]，皮膚バリア障害下の経皮感作によるピーナッツアレルギーの発症[4]などがその傍証である．さらに，IL-4やIL-13などのTh2型サイトカイン[※2]が，表皮ケラチノサイトのFLG産生を抑制し，皮膚バリアを弱体化することも示された[5][6]．第3に，Th2型サイトカインが，ヒスタミン非依存性瘙痒を惹起することの発見である．この発見

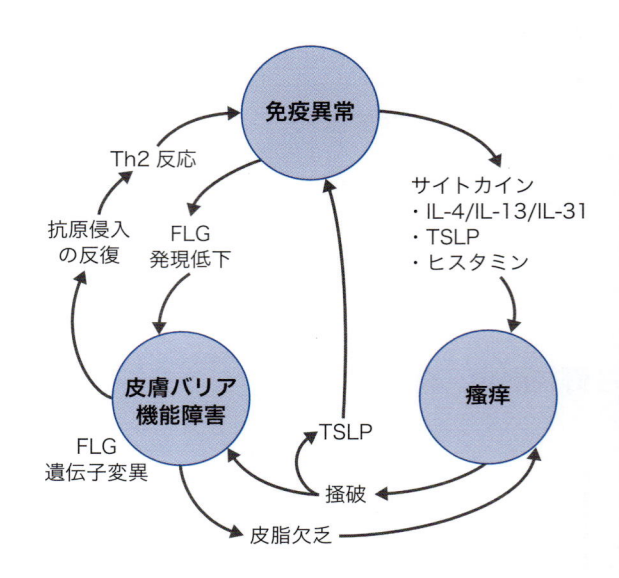

図1　アトピー性皮膚炎の三位一体病態論

　アトピー性皮膚炎は，皮膚バリア機能障害，免疫異常，瘙痒が大きな役割を担う．これらの3要素が，サイトカインなどを介して相互作用することで，複雑な病態が形成される．フィラグリン（FLG）は，皮膚バリア機能を担う重要なタンパク質である．Th2型反応の増強が免疫異常の中核だが，実際はTh1/Th17/Th22型反応も関与する．IL-4/IL-13/IL-31/TSLP（thymic stromal lymphopoietin）などのTh2型サイトカインやヒスタミンは，瘙痒を惹起する．瘙痒は搔破を惹起し，皮膚バリア機能障害につながる．アトピー性皮膚炎患者では，痒くてかく，さらに痒くなる，というitch-scratch cycleの存在が知られている．

により，抗ヒスタミン薬（H1受容体ブロッカー）に抵抗性の瘙痒（anti-histamine refractory itching）を理論的に解釈できようになった．さらに，本稿で紹介するデュピルマブ/dupilumab（IL-4受容体α阻害によるIL-4/IL-13サイトカイン機能阻害）やネモリズマブ/nemolizumab（IL-31受容体A阻害によるIL-31サイトカイン機能阻害）の臨床試験を通して，この概念の正しさが立証された[7][8]．

　これらのエビデンスに基づき，皮膚バリア障害，免疫異常，瘙痒の3要素が有機的に相互作用することでADの病態が形成されるという「ADの三位一体病態論」が，現在，広く受け入れられている（**図1**）[5]．

2 アトピー性皮膚炎の治療標的

　皮膚バリア障害，免疫異常，瘙痒は，ADの病態の3

※1　フィラグリン

フィラグリンはケラチノサイト内で産生されるタンパク質である．ケラチン線維を束ね，細胞壁を強化する．最終的にアミノ酸レベルに分解され，NMF（natural moisturizing factor：自然保湿因子）として，皮膚バリア機能の維持に寄与する．

※2　Th2型サイトカイン

活性化したCD4陽性ヘルパーT細胞は，その機能から大きくTh1，Th2，Th17に分けられる．このうちTh2が産生するサイトカインをTh2型サイトカインという．IL-4，Il-13，IL-5，IL-31がその代表である．

要素であると同時に，新規治療薬の標的でもある．これらの3要素は，独立ではなく，サイトカインを介して密接に相互作用する（**図1**）．標準治療と新規治療薬も，これら3要素に当てはめると薬効を理解しやすい（**図2**）．

ここでは，ADで中心的役割を果たすTh2型サイトカインと，皮膚肥厚を誘導するIL-22，さらに，何らかの修飾的役割を果たすと考えられるIL-17，インターフェロンガンマ（interferon-γ：IFN-γ）を解説し，新規治療薬の理論的背景を解説する（**図3**）．

1）病態の中心をなすTh2型サイトカイン

ADの皮膚病変で産生されるサイトカインは，IL-4，IL-13，IL-5，IL-31などのTh2型サイトカインに代表される．IL-4/IL-13は，表皮ケラチノサイトのFLG産生を抑制し，皮膚バリア機能を弱体化する．また，IL-4/IL-13/IL-31は，末梢神経末端に発現する受容体を介して瘙痒を誘発する[6)9)]．

IL-5は，主に好酸球の増殖因子，遊走因子として作用する[6)9)]．ADを対象としたIL-5中和抗体/mepolizumabの臨床試験では，明らかな改善効果はなく，ADにおけるIL-5の役割は不明である[9)]．

瘙痒は，掻破行動を誘発する．掻破は角層を破壊し，皮膚バリア機能を低下させ，アレルゲンの侵入を許し，免疫反応をさらに活性化する．掻破により刺激された表皮ケラチノサイトは，IL-33やTSLP（thymic stromal lymphopoietin）を放出する．これらもTh2型免疫反応を誘導する．またTSLPは，神経を介して，瘙痒を惹起する[6)9)]．

Th2型サイトカインは，獲得免疫を担うTh2細胞だけではなく，2型自然リンパ球（group 2 innate lymphoid cell：ILC2）や好塩基球などの自然免疫細胞も産生する[10)11)]．今後は自然リンパ球も標的とした創薬が進むと考えられる．

2）皮膚肥厚に関与するIL-22

IL-22は，ヘルパーT細胞，natural killer（NK）細胞，NKT細胞，γδT細胞，ILC3など多数の細胞が産生する．当初は，尋常性乾癬の原因であるTh17細胞が産生するサイトカインの1つとして理解されていた．IL-17を産生せず，もっぱらIL-22を産生するT細胞が同定され，Th22細胞と命名された[12)13)]．IL-22を産生するCD8⁺T細胞も存在し，Tc22細胞とよばれる．

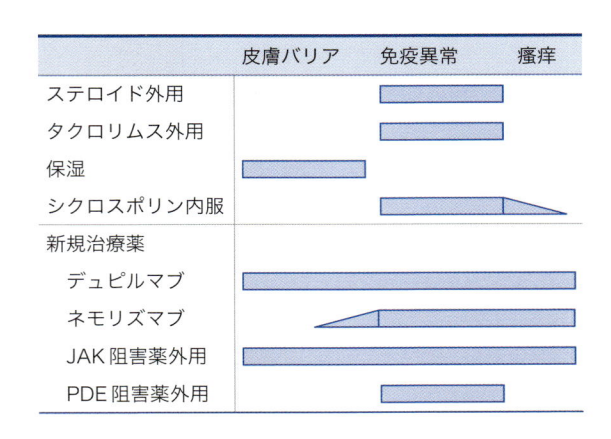

図2　アトピー性皮膚炎の代表的治療薬とその標的
標準治療で用いられるステロイド外用薬，タクロリムス外用薬は，免疫異常を調整し，保湿薬は皮膚バリアを改善する．シクロスポリン内服も免疫異常を調整するが，鎮痒作用もある．これはTh2細胞のサイトカイン産生を抑制する効果の間接的作用と考えられる．シクロスポリンは不可逆な腎機能障害を生じるため使用に注意が必要である．一方，新規治療薬は，皮膚バリア回復，免疫異常調整，鎮痒など幅広い作用をもつ．

Th22とTc22をまとめてT22細胞ともいう．

IL-22は，表皮角化細胞の増殖と，抗菌ペプチドの産生を誘導する．尋常性乾癬だけでなく，AD病変部でもIL-22の産生増加が確認されている．その役割の全貌は不明だが，表皮肥厚に寄与すると考えられる．しかしながら，AD患者で認められる苔癬化（表皮の顕著な肥厚）にIL-22がどれほど貢献しているかは，現時点では不明である．

3）IL-17とインターフェロンガンマ（interferon-gamma：IFN-γ）

マウスでは，Th17細胞が産生するIL-17Aが，Th2細胞への分極を増強し，表皮ケラチノサイトのFLG産生を抑制する[14)]．また，ヒトでは，アジア人のAD患者の皮膚病変部からIL-17遺伝子の発現増加が確認されている[6)9)]．これらのことから，IL-17が，ADのサブセットにおいて何らかの役割を果たすものと考えられる．

炎症が遷延した慢性期皮膚病変では，IL-22とIFN-γの発現が増加する[6)9)]．IL-22は，ケラチノサイトに作用してFLG発現を抑制する一方，ディフェンシンなどの抗菌ペプチドの産生を増強する．ディフェンシン

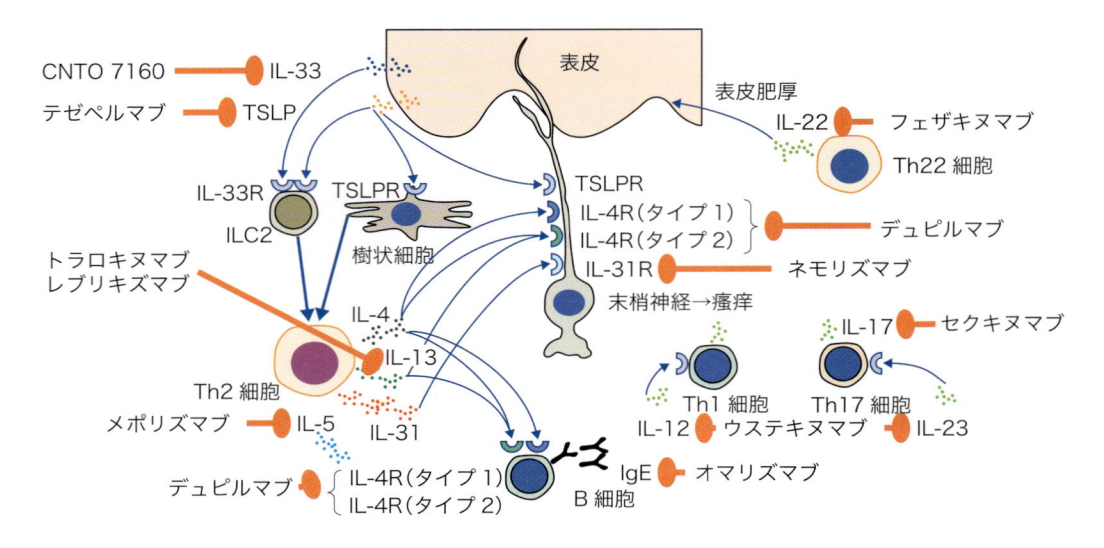

図3　アトピー性皮膚炎の病態に関連するサイトカインと対応する生物製剤
アトピー性皮膚炎の病態を形成するサイトカインと，それらを阻害する生物製剤（モノクローナル抗体製剤）を図示した．表皮は外部刺激に反応してIL-33，TSLPを産生し，IL-33受容体（IL-33R）やTSLP受容体（TSLPR）を発現する2型自然リンパ球（ILC2）や樹状細胞を活性化し，Th2細胞を刺激する．Th2細胞は，IL-4，IL-13，IL-31，IL-5などのTh2型サイトカインを分泌し，フィラグリン発現低下による表皮バリアの弱体化，B細胞からのIgE産生，末梢感覚神経を介した瘙痒惹起などを誘導する．Th22細胞はIL-22を分泌し，表皮細胞の増殖を誘導し，表皮を肥厚させる．Th17細胞が分泌するIL-17や，Th1細胞が産生するIFN-γは，アジア人のアトピー性皮膚炎患者の皮膚病変で増加しており，病態形成への関与が疑われている．なお，IL-4受容体（IL-4R）はタイプ1とタイプ2があり，タイプ1はIL-4を結合し，タイプ2はIL-4とIL-13を結合する．

は，Th1細胞を誘導することが知られており，慢性期病変におけるIFN-γの発現増強は，IL-22によるディフェンシンの誘導を反映するのかもしれない．

　このように，ADの慢性期皮膚病変では，Th2型からTh1型まで，種々のサイトカインが混在する，多極的サイトカイン環境が形成される．FLG発現の低下，ディフェンシン等の抗菌ペプチドの増加，IFN-γの産生増強，多極的サイトカイン環境，といった微小環境が，ADの病態形成にどのように寄与するかは，今後の課題である．

3 IL-4/IL-13 シグナルを抑制するデュピルマブ

　デュピルマブは，IL-4Rαに対する完全ヒト型IgG4モノクローナル抗体である．IL-4RαはIL-4とIL-13のシグナル伝達に関与するため，デュピルマブはIL-4とIL-13のシグナルを阻害する．

　ここで，なぜ，IL-4とIL-13の両方のシグナルが阻害されるか解説したい．IL-4受容体（IL-4R）は，タイプ1とタイプ2の2つが存在する（**図4**）[15) 16)．タイプ1受容体は，IL-4Rαとcγ（common gamma chain）の二量体である[15) 16)．IL-4がIL-4Rαに結合するとcγが会合し，細胞内にシグナルが伝達される．IL-4Rαは多くの細胞が発現し，cγは主に造血系細胞が発現する．そのためタイプ1受容体は，T細胞，B細胞などの造血系細胞に発現する[15) 16)．タイプ2受容体は，IL-4RαとIL-13Rα1の二量体である．タイプ2受容体は，IL-4とIL-13の両方のシグナルを伝達する．IL-4がIL-4Rαに結合すると，IL-13Rα1が会合しシグナルが伝達される．IL-13がIL-13Rα1に結合すると，IL-4Rαが会合し，シグナルが伝達される．タイプ2受容体は，造血系細胞の一部も発現するが，上皮細胞などが主な発現部位である[15) 16)．

　さて，2016年に報告された，中等症から重症のAD患者を対象としたデュピルマブ第3相治験では，ステロイド外用を中止した状態で，デュピルマブ300 mgを毎週または隔週投与し，第16週での重症度が偽薬群

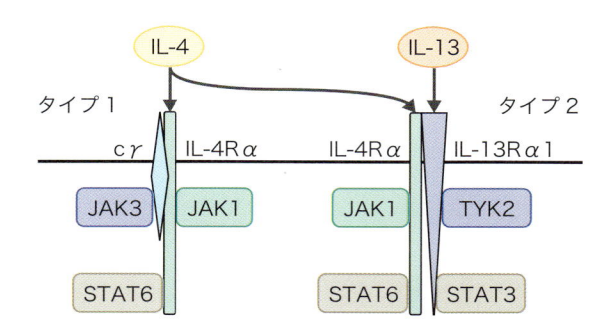

図4 IL-4受容体とJAK/STATの関係
IL-4受容体はタイプ1とタイプ2があり，それぞれ特定のJAK/STATが会合する．タイプ1は，サイトカイン受容体共通γ鎖（common γ chain：cγ）とIL-4受容体α鎖（IL-4Rα）の二量体で，IL-4を結合する．タイプ2は，IL-4RαとIL-13Rα1からなり，IL-4とIL-13を結合する．JAK/STATの組合わせは，受容体によって異なる．

と比較された．毎週／隔週投与とも，IGA（investigator global assessment）スコア0/1達成率は，実薬38%，偽薬10%，EASI（eczema area and severity index）75達成率は，実薬50%，偽薬15%だった[7]．2017年の報告では，54週（約1年）にわたり長期投与した際の安全性と有効性が検討された[17)18]．以上の結果から，2017年に米国食品医薬品局（FDA）で認可され，わが国でも2018年に保険適用された．

4 JAK阻害薬

JAK（Janus kinase）はサイトカイン受容体に会合するチロシンキナーゼで，JAK1，JAK2，JAK3，TYK2の4種類がある．受容体1つに，JAK分子が2つ会合する．サイトカインが受容体に結合すると，JAKがリン酸化され活性型になる．活性型JAKは，近傍のSTAT（signal transduction and activator of transcription）をリン酸化する．リン酸化STATは，核に移動し遺伝子発現を調節する．

受容体によって，特定のJAK/STATの組合わせがある．IL-4Rの場合，タイプ1には，JAK1/JAK3とSTAT6が会合し，タイプ2にはJAK1/TYK2とSTAT6/STAT3が会合する（**図4**）．したがって，特定のJAKを阻害すると，特定のサイトカイン機能を抑制できる．外用薬とすることで，全身への副作用を回避できる．

NC/NgaマウスにJAK1/JAK3阻害薬であるJTE-052を外用すると，IL-4/IL-13シグナルが抑制され皮膚炎が軽減されるとともに，皮膚バリア機能が回復する[19]．一方，JAK1/JAK3阻害薬トファシティニブ（tofacitinib）外用薬の二重盲検第2相臨床試験（NCT02001181）の結果が，2016年に報告された[20]．軽度から中等度の成人AD患者69人を1：1に分け，2%トファシティニブ外用薬または基剤外用薬を1日2回塗布した．第4週でのEASIスコアのベースラインからの変化は，実薬は−81.7%，偽薬は−29.9%だった（$p < 0.001$）．EASIスコアの改善は第1週で認められ，瘙痒は第2日で改善した．

5 IL-31シグナルを阻害するネモリズマブ

ネモリズマブ（nemolizumab）は，IL-31受容体A（IL-31RA）に対するヒト化モノクローナル抗体である．IL-31受容体は，IL-31RAとオンコスタチンM（oncostatin M）のヘテロ二量体である．ネモリズマブがIL-31RAと結合することで，IL-31のIL-31RAへの結合を阻害する．

2017年，中等症から重症のAD患者を対象としたネモリズマブの第2相二重盲検試験の結果が報告された[8]．被験者は，4週ごとの実薬0.1，0.5，2.0 mg/kg，または8週ごとの実薬2.0 mg/kgが投与された．第12週での瘙痒VAS（visual analogue scale）スコアは，4週ごと実薬で，−43.7%，−59.8%，−63.1%，偽薬で−20.9%だった．EASI変化率は，−23.0%，−42.3%，−40.9%，偽薬で−26.6%だった．

実薬群では，睡眠の質が向上することも確認された[8]．偽薬群と比較すると，ネモリズマブ開始1週間後で入眠潜時が15分短縮し，総睡眠時間も20分増加した．3週間後では，総睡眠時間が40〜50分増加した[8]．

この臨床試験から，AD治療における鎮痒の重要性が検証されたといえる．

6 PDE4阻害外用薬

ホスホジエステラーゼ（PDE）は，環状ヌクレオチドの分解に関与する酵素で，細胞内のcAMP（cyclic

AMP）濃度を制御し，細胞の活性化を調節する[21]．哺乳類は11種類のPDEファミリーを有し，リンパ球はPDE4を発現する．活性化したリンパ球は，PDE4活性が高く，細胞内cAMP濃度が減少している．乾癬治療のPDE4阻害内服薬apremilastは，免疫細胞からのiNOS，TNF-α，IL-23発現を抑制し，IL-10を増強することが知られている[21]．

　ADでも，PDE4の関与が示唆されていた（1996年）[22]．複数のPDE4阻害薬が開発されるなか，2009年に抗炎症作用を有するホウ素含有小分子AN2728（クリサボロール，crisaborole）が報告された[23]．

　2％クリサボロール含有外用薬の有効性を示す第3相試験結果が，2016年に発表された[18][24]．第29日のIGAスコア0/1達成率は，実薬31.4％（513人），偽薬18.0％（250人）だった．48週にわたる長期外用の安全性評価では，クリサボロール関連の有害事象は，全体で10.2％に観察された[18][25]．その主な事象は，ADの悪化（3.1％），塗布部の疼痛（2.3％），塗布部の感染（1.2％）だった[25]．有害事象の発症機構は，今後の解析が必要である．

おわりに

　IL-4が発見されてから30年以上が経過し，ADの治療にも分子標的薬が導入される時代となった．そして臨床研究の重要性が一段と際立つ時代ともなった．デュピルマブの臨床試験は，IL-4/IL-13シグナルの抑制が，Th2型炎症を抑制するだけでなく，皮膚バリアの回復（肌のしっとり感の回復），鎮痒による生活の質の大幅な改善など，動物実験では評価が困難だった薬効作用をもつことを明らかにした．このような臨床研究は，今後ますます重要になると考えられる．例えば，IL-4/IL-13の機能は不明な点が多く，Th2細胞の分化誘導やIgE産生以外の生理活性は不明であるが，これらの疑問は臨床研究を通して解明されていくのかもしれない．

　革新的治療が導入されつつある一方，ADの治療評価・治療選択・予後予測に有用なバイオマーカーが少ないことが，臨床現場での問題として残されている．今後，血清タンパク質などを用いて，患者ごとの治療最適化が可能になれば，ADのオーダーメイド医療も夢ではなくなるだろう．さらに言えば，アトピー性皮膚炎の根本治療はまだ確立されておらず，今後の研究課題として立ちはだかる．さらなる基礎研究，臨床研究が必要である．

文献

1) 公益社団法人日本皮膚科学会，他：日本皮膚科学会雑誌，128：2431-2502，2018
2) 宮地良樹：Progress in Medicine，38：461-463，2018
3) Chinuki Y, et al：Contact Dermatitis, 65：55-57, 2011
4) Du Toit G & Lack G：Clin Exp Allergy, 33：1019-1022, 2003
5) Kabashima K：J Dermatol Sci, 70：3-11, 2013
6) Nomura T, et al：Int Immunol, 30：419-428, 2018
7) SOLO 1 and SOLO 2 Investigators：N Engl J Med, 375：2335-2348, 2016
8) Ruzicka T, et al：N Engl J Med, 376：826-835, 2017
9) Weidinger S, et al：Nat Rev Dis Primers, 4：1, 2018
10) Kim BS：J Invest Dermatol, 135：673-678, 2015
11) Otsuka A, et al：Immunol Rev, 278：246-262, 2017
12) Duhen T, et al：Nat Immunol, 10：857-863, 2009
13) Fujita H, et al：Proc Natl Acad Sci U S A, 106：21795-21800, 2009
14) Nakajima S, et al：J Invest Dermatol, 134：2122-2130, 2014
15) Nelms K, et al：Annu Rev Immunol, 17：701-738, 1999
16) Luzina IG, et al：J Leukoc Biol, 92：753-764, 2012
17) Blauvelt A, et al：Lancet, 389：2287-2303, 2017
18) Kennedy K, et al：J Allergy Clin Immunol, 142：1740-1747, 2018
19) Amano W, et al：J Allergy Clin Immunol, 136：667-677.e7, 2015
20) Bissonnette R, et al：Br J Dermatol, 175：902-911, 2016
21) Schafer P：Biochem Pharmacol, 83：1583-1590, 2012
22) Hanifin JM, et al：J Invest Dermatol, 107：51-56, 1996
23) Akama T, et al：Bioorg Med Chem Lett, 19：2129-2132, 2009
24) Paller AS, et al：J Am Acad Dermatol, 75：494-503.e6, 2016
25) Eichenfield LF, et al：J Am Acad Dermatol, 77：641-649.e5, 2017

＜筆頭著者プロフィール＞
野村尚史：1991年，筑波大学医学専門学群卒業．'97年，京都大学大学院医学研究科博士課程修了．'97〜2000年，米国NIH客員研究員．'00〜'08年，京都大学再生医科学研究所生体機能調節学分野．'08〜'11年，京都大学AK拠点．'11〜'12年，京都大学大学院医学研究科皮膚科学．'13〜'15年，医仁会武田総合病院皮膚科．'15〜'16年，京都大学医学部附属病院臨床研究総合センター．'16年より，京都大学大学院医学研究科皮膚科学．研究テーマ：皮膚免疫制御機構の解明．

Ⅲ．アレルギー性鼻炎

1. アレルギー性鼻炎に対する舌下免疫療法の作用機序とバイオマーカーの研究

櫻井大樹，岡本美孝

アレルゲン免疫療法はアレルギー性鼻炎の自然経過を改善させることが期待できる唯一の治療法であり，高い治療効果と効果の持続が期待できる．近年，安全性と簡便性に優れた舌下免疫療法が開発され利用できるようになった．しかし3年以上の治療期間を必要とするにもかかわらず，治療を行っても効果の低い患者も存在することが知られる．そこで治療開始早期に治療効果を予見できれば，個別化治療を進めて患者負担を軽減できる可能性がある．機序の解明とともに効果予測や効果判定を可能にするバイオマーカーの研究が進められている．

はじめに

　近年，アレルギー性鼻炎の患者数は増加を続けており，特にスギ花粉症の罹患率は国民の30％に達するとも見積もられている．特に，スギ花粉症は低年齢での発症が増加している一方，いったん発症すると中高年まで自然寛解は稀であり，寛解も一部にとどまると考えられる[1]．アレルギー性鼻炎に対し，抗ヒスタミン薬などの薬物療法が一般的に用いられているが，長期

間使用し症状を抑制しても根本的な改善にはつながらないと考えられている[2]．現在まで特に有効な予防法は確立されていないため，アレルギー性鼻炎の自然経過を改善させることが期待できるアレルゲン免疫療法は，根本的な治療として重要な位置づけにある．

　アレルゲン免疫療法は，これまで減感作療法や抗原特異的免疫療法ともよばれており，アレルギー性鼻炎の原因となるアレルゲン（抗原）を体内に投与することにより，アレルゲンによって誘発される症状を緩和させる治療法である．アレルゲン免疫療法の投与ルートとして，従来からの皮下注射による皮下免疫療法は，使用できる抗原の種類が多いというメリットがあるが，頻回の通院による注射が必要であること，また頻度は低いもののアナフィラキシーなど全身性の副反応を起こすリスクがある．これに対し新しく開発されたアレルゲンを口腔底（舌下）に投与する舌下免疫療法は，皮下投与法に比べ，安全性と簡便性に優れることが大きなメリットであり，現在，スギ花粉症とダニによる

[略語]
CTV：CellTrace Violet
ELISPOT：enzyme-linked immunospot
FcεRI：high-affinity IgE receptor
　（高親和性IgE受容体）
IFN：interferon（インターフェロン）
IL：interleukin（インターロイキン）
TGF：tumor growth factor
Th：helper T cells（ヘルパーT細胞）
Treg：regulatory T cell（制御性T細胞）

Mechanism and biomarker researches into sublingual immunotherapy for allergic rhinitis
Daiju Sakurai/Yoshitaka Okamoto：Department of Otorhinolaryngology, Head and Neck Surgery, Graduate School of Medicine, Chiba University（千葉大学大学院医学研究院耳鼻咽喉科・頭頸部腫瘍学）

アレルギー性鼻炎に対し治療が可能である．2014年に本邦初のスギ花粉症に対する舌下免疫療法の液剤が保険適応となり，2018年には抗原量を高めた舌下錠が発売されている．さらに，ダニアレルギー性鼻炎に対しては2015年に舌下免疫療法の錠剤が承認され販売が開始された．これまでの国内でのこれらの舌下免疫療法の臨床試験の結果から，高い割合での症状改善効果と薬物治療の減量効果とともに[3]～[5]，一般薬物治療ではみられない治療終了後の持続効果もみられている．

このように根本的な治療効果が期待される舌下免疫療法であるが，いくつか課題も存在する．安定した持続的な効果を得るために3年以上の治療期間を必要とすること，また長期間の治療を行っても効果がみられない，もしくは効果の低い患者も存在することが知られている．もし治療開始前もしくは治療開始後早期にあらかじめ最終的な治療効果を予見することができれば，治療効果が期待できる患者に適応を絞り，効果の期待できない患者の負担を軽減できる可能性がある．これまで，治療効果の予測や治療効果を客観的に判定できるバイオマーカー[※1]は臨床応用されておらず，その確立が求められている．またアレルギー性鼻炎の発症契機はいまだ不明であり，その機序の解明が待たれている．そして根本的な改善につながるアレルゲン免疫療法の作用機序の解明は，アレルギー性鼻炎を含めアレルギー疾患の新たな根本治療の開発につながる可能性があり研究の進展が待たれる．

1 アレルギー性鼻炎の発症機序について

アレルギー性鼻炎は吸入性のアレルゲンにより引き起こされる代表的なⅠ型アレルギー疾患である．ダニや花粉等のアレルゲンが鼻粘膜に到達すると，樹状細胞が取り込み，所属リンパ節に遊走してT細胞へ抗原提示が行われると考えられる（**図1**）．アレルゲンの提示を受けたCD4陽性T細胞はTh2細胞[※2]へと分化・増殖し，Ⅰ型アレルギーの病態形成に重要なIL-4，IL-5，IL-13など2型サイトカインを産生する．特異的Th2細胞の活性化によるCD40Lの発現とIL-4の産生は，B細胞に対し特異的IgE抗体の産生を誘導し，産生された特異的IgE抗体は，マスト細胞や好塩基球の

細胞表面上に発現する高親和性IgE受容体（FcεRI）と結合し感作が成立する．その後，アレルゲンの再曝露を受け，マスト細胞上のFcεRIに結合した特異的IgEとアレルゲンとが結合すると，FcεRIが架橋され細胞の活性化が起こり，ヒスタミンの放出やロイコトリエンの合成等を引き起こす．これらは発作性のくしゃみ・鼻水・鼻づまりといったアレルギー性鼻炎に特徴的な即時反応としての症状を引き起こす．さらに放出されるさまざまなケミカルメディエーターの作用により好酸球・好塩基球・T細胞などの炎症細胞を動員し，慢性アレルギー性炎症を誘導し，遅発性の鼻閉を特徴とした遅発反応を引き起こす[2]．

一方，アレルギー性鼻炎の発症要因・発症契機についてはいまだよくわかっていない．遺伝要因と環境要因が考えられているが，同じような環境下で長年アレルゲンに曝露されながら感作されない人も存在し，また感作されても未発症のまま経過する人も存在する．スギ特異的抗体をもつ感作陽性者は，スギ発症者の2～3倍存在することが知られている．これまでのわれわれの検討からは，スギ感作陽性の未発症者の約2割が翌年の花粉飛散期に発症がみられたが，未感作者から発症がみられないことから，"感作の成立"と"発症"とは別の段階であり，段階的な病態変化が存在すると考えられる．近年，粘膜上皮の障害により放出されるIL-33など上皮性サイトカインがアレルギー疾患の病態形成にかかわることが報告され，上皮性サイトカインはアレルギー性鼻炎の鼻粘膜においても同定されている．最近，IL-33の受容体であるST2を発現しIL-5を多量に産生するメモリーTh2細胞サブセットが，喘息や慢性好酸球炎症性疾患の病態形成に重要な役割をもつことが明らかとなり，病原性Th2細胞とよばれている[6]．われわれは，抗原特異的に反応するST2

※1 バイオマーカー

体の血液や組織などから採取して得られるタンパク質や遺伝子などの生体物質で，疾患の存在や進行度，治療による効果などを反映するもの．

※2 Th2細胞

T細胞は表面抗原の違いにより，CD4陽性とCD8陽性のT細胞に分けられる．さらにCD4陽性T細胞は産生するサイトカインの違いによって1型ヘルパーT細胞（Th1）や2型ヘルパーT細胞（Th2）などサブセットに分けられる．

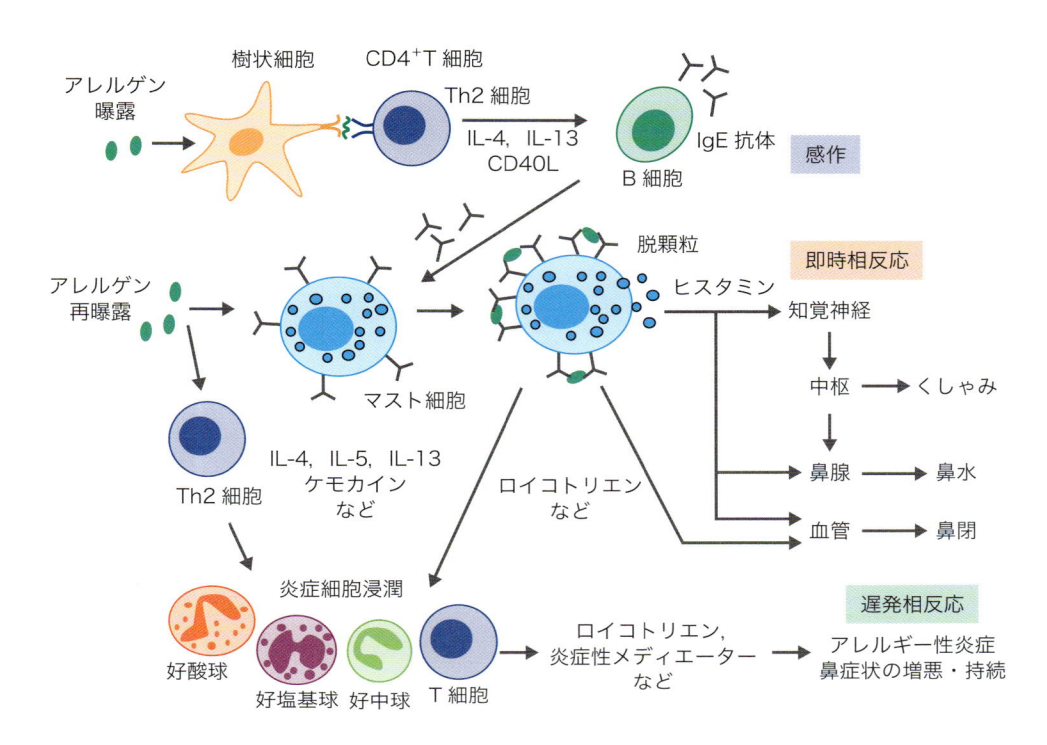

図1　アレルギー性鼻炎の発症機序
アレルゲンが鼻粘膜に到達すると樹状細胞が取り込み，CD4陽性T細胞へ抗原提示が行われる．分化したTh2細胞は2型サイトカイン産生，CD40Lの発現により，B細胞に特異的IgE抗体の産生を誘導する．特異的IgE抗体がマスト細胞の高親和性IgE受容体と結合すると感作が成立する．その後，アレルゲンの再曝露を受けると，細胞の活性化が起こりヒスタミンやロイコトリエンの放出を引き起こす．放出されるさまざまなケミカルメディエーターの作用により炎症細胞が動員され，アレルギー性炎症に特徴的な症状を引き起こす．

陽性Th2細胞の存在がアレルギー性鼻炎患者にも認められ，IL-33の存在下に抗原刺激を行うとIL-5産生がアレルギー性鼻炎発症者において有意に亢進していることを見出した[7]．これらより，特異的メモリーTh2細胞のST2の発現上昇，抗原に対するIL-5産生亢進は，アレルギー性鼻炎の発症において重要な契機となっている可能性がある．

2 舌下免疫療法とその臨床効果と安全性

　舌下免疫療法の臨床効果について，これまで国内外で多くの臨床試験が行われ，その有効性が客観的に示されている[3)〜5) 8) 9)]．アレルゲン免疫療法を適切に行った場合，鼻症状，眼症状などに効果があり，治療終了後も効果の持続が期待でき，一般的な薬物治療の

使用量を減らすことができる．国内では，スギ花粉症およびダニアレルギー性鼻炎に対する舌下免疫療法のプラセボ対象二重盲検比較第Ⅲ相試験が施行され，いずれの薬剤もプラセボ群に比べアレルギー性鼻炎症状を有意に軽減させることが示されている[3)〜5)]．さらに，スギ花粉舌下免疫療法の第Ⅲ相試験に参加し，千葉大学で解析した40症例の追跡調査の結果からは，治療終了後の次の花粉飛散期においても，実薬群はプラセボ群に対し症状スコアの改善が認められており，治療終了後の効果の持続が確認されている．また抗原濃度を増加させたスギ舌下錠の第Ⅲ相臨床試験の結果からは，スギ舌下錠の1年目の効果は，スギ舌下液の2年目の効果に匹敵し，より早く高い効果が期待される結果が得られている．

　舌下免疫療法の副反応としては，局所のかゆみ・口腔内の浮腫，消化器症状など軽度なものがみられるが，

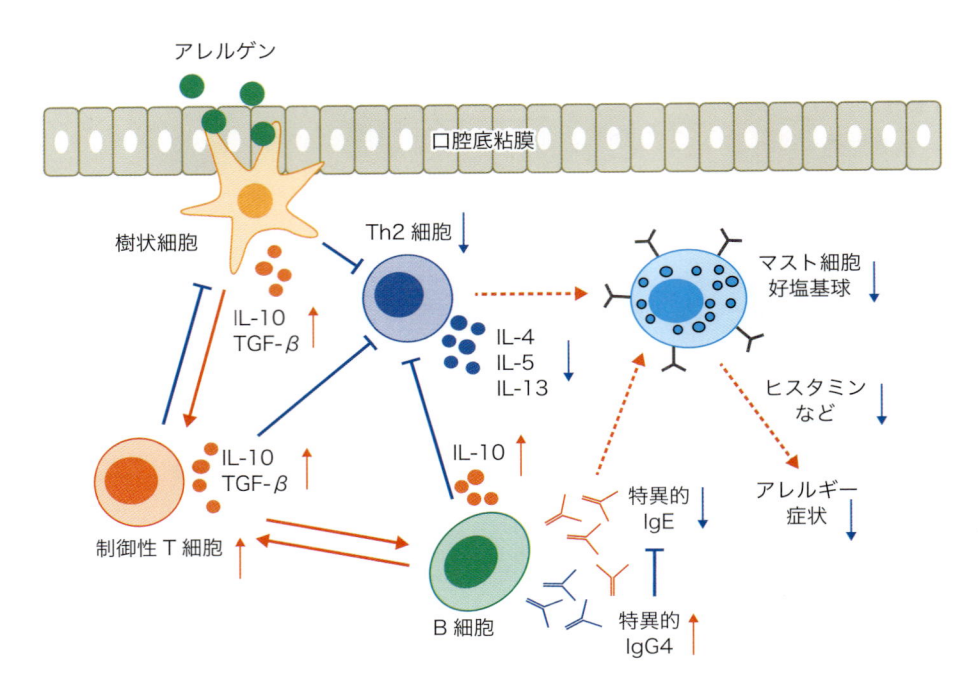

図2　舌下免疫療法の作用機序
　舌下に投与された大量のアレルゲンは，口腔底粘膜の樹状細胞に取り込まれると樹状細胞の成熟を抑制し，抑制性サイトカインの産生を介して制御性T細胞を誘導する．制御性T細胞は，Th2細胞の抑制，B細胞のIgG4の産生促進，IgEクラススイッチの抑制を引き起こす．特異的IgG4は特異的IgEに対し阻害抗体として作用する．Th2細胞の抑制により好酸球やマスト細胞の抑制が働き，結果としてアレルギー性鼻炎症状の誘導は抑制される．

重篤な全身性の副反応は稀であり，これまで致死例の報告はなく安全性が高い投与法である．適応となる患者は，特異的IgE抗体検査などによってアレルゲン感作が確認され，かつ臨床症状が感作アレルゲンと合致し，アレルギー性鼻炎の診断がなされている患者である．鼻アレルギー診療ガイドラインでは，アレルゲン免疫療法は，通年性アレルギー性鼻炎および花粉症に対し，軽症から重症までどの段階においても推奨される治療と位置づけられている[2]．特に，症状が強くこれまで薬物療法が効きにくい症例などがよい適応と考えられる．

3 舌下免疫療法の作用機序

　舌下免疫療法により引き起こされる免疫学的変化から臨床効果に至る過程において，以下のような機序が推定されている（**図2**）．液剤や錠剤として舌下に投与された大量のアレルゲンは，口腔底粘膜の樹状細胞のFcεRIに結合した特異的IgE抗体を介して取り込ま

れ，樹状細胞の抑制分子B7H1やB7H3の発現増強とともに，補助刺激分子やケモカイン受容体の発現低下を引き起こし，樹状細胞の成熟が抑制される．成熟の抑制された樹状細胞はIL-10やTGF-βなど抑制性サイトカインを産生し，制御性T細胞（Treg）を誘導する．誘導されたTregは，さらにIL-10やTGF-βの産生を介してTh2細胞の活性化や増殖を抑制する．誘導されたTregは，樹状細胞の機能抑制を介してT細胞を抑制する可能性も示唆されている．IL-10はB細胞に対しIgG4の産生を促進し，IgEへのクラススイッチを抑制する．またIL-10を産生する制御性B細胞の誘導も示唆されている[10) 11]．特異的IgG4は特異的IgE抗体が抗原と結合するのを阻止するブロッキング抗体として作用する可能性がある．抑制されたTh2細胞からはIL-4やIL-5など2型サイトカインの産生が抑制される．これらは好酸球やマスト細胞の活性化，炎症細胞の動員を抑制する方向へ働き，結果としてアレルゲンの曝露に対するアレルギー性鼻炎症状の誘導は抑制されると考えられる[8) 12]．

4 アレルゲン免疫療法のバイオマーカー

　アレルゲン免疫療法のバイオマーカーとしてコンセンサスが得られたものはいまだないが，これまでさまざまな抗体，分子，遺伝子など候補マーカーが報告されている[8) 13)]．特異的IgE抗体はアレルゲン免疫療法の開始早期から増加がみられ長期的には減少へと転じるが，スギ舌下免疫療法においても治療効果との関連性は認められていない[3) 14)]．治療前の特異的IgE値と総IgE値の比が効果予測マーカーとなる可能性についても報告があるが，一定した結果は得られていない．特異的IgG4抗体は，アレルゲン免疫療法の早期から増加することが報告されているが，治療効果との明確な関連性は示されていない[14)〜16)]．その他，血清中のサイトカイン（IFN γ，IL-12，IL-10，TGF），ケモカイン，アポリポタンパク質，補体，レプチン，サイトカイン産生細胞の変動などが報告されている．その他，好塩基球活性化応答の抑制が報告されているが，一定の見解は得られていない．樹状細胞の補助刺激分子CD86の発現低下やIL-12産生の減少，抑制性樹状細胞マーカーの発現増強，Th2誘導型樹状細胞マーカーの低下などの報告がある[12) 13)]．

5 アレルゲン免疫療法のバイオマーカー探索研究

　千葉大学においてわれわれはこれまで舌下免疫療法の臨床試験から作用機序に関連したバイオマーカーの探索研究を進めている．制御性T細胞（Treg）は，T細胞応答を抑制することが知られ，アレルゲン免疫療法の施行によって誘導がみられ効果発現の機序として示唆されている．これまでいくつかのアレルゲン免疫療法の臨床試験から，治療によってFoxp3[+]Tregが増加することが報告されている．われわれは，スギ舌下免疫療法の第Ⅲ相臨床試験に参加した実薬20例とプラセボ20例の計40例について，治療前および治療後花粉飛散期前後の採血から末梢血単核球を回収し，スギ抗原で刺激しIL-10を産生する制御性T細胞（IL-10[+]Treg）についてフローサイトメトリーにて解析を行った．プラセボ群および実薬群で効果の乏しかった無効症例では，治療経過中にIL-10[+]Tregの有意な

変動は認めなかったのに対し，実薬群で改善効果が強くみられた有効群では治療経過中にスギ花粉反応性のIL-10[+]Tregの有意な上昇を認め，治療効果との関連が示唆された[15)]．

　また，Th2細胞はアレルギー性鼻炎の病態形成において中心的な役割を担う細胞であるが，われわれは先のスギ花粉症舌下免疫療法の第Ⅲ相試験に参加した症例40例について末梢血中のスギ反応性Th2細胞の解析を行った．末梢血単核球にスギ抗原を加えて培養した後，Th2型サイトカイン（IL-4，IL-5）を産生するTh2細胞数をELISPOT法にて測定した．その結果，プラセボ群および実薬群の無効例では花粉飛散後にスギ反応性IL-4およびIL-5産生細胞の有意な増加を認めたのに対し，実薬群の有効例ではその変動は認められず，花粉飛散期の季節性の増加が抑制されており，スギ反応性Th2細胞の変化は舌下免疫療法の治療効果を反映する可能性が示唆された[15)]．

　最近，千葉大学免疫学教室において，上皮障害で放出されるサイトカインIL-33の受容体であるST2を発現しIL-5を産生するメモリーTh2細胞がアレルギー疾患の病態形成に重要な役割をもつことが示されている[6)]．われわれは，抗原特異的なST2陽性メモリーTh2細胞がアレルギー性鼻炎の発症にも関与することを見出し報告したが[7)]，さらにST2陽性メモリーTh2細胞が舌下免疫療法によって受ける影響と，舌下免疫療法の治療効果との関連について解析を行った．ダニ舌下免疫療法の国内第Ⅲ相試験に参加した実薬群およびプラセボ群の計89症例の末梢血を用いて，治療前と治療後52週におけるダニ抗原に反応したST2陽性メモリーTh2細胞の変動を調査した．末梢血より単核球分画を分離し，蛍光色素であるCTV（CellTrace Violet）を用いて細胞核を染色することで，ダニ抗原刺激後に特異的に反応し分裂増殖した細胞をCTVの減弱した細胞として捉える方法を用いた（**図3**）．CTVで染色した末梢血単核球をダニ抗原と，IL-2，IL-33の存在下に1週間培養を行いフローサイトメトリーにて解析した．実薬群においてST2陽性メモリーTh2細胞は有意に減少しており，さらに実薬群の有効群は無効群より有意にST2陽性メモリーTh2細胞が減少していた[17)]．抗原特異的なST2陽性メモリーTh2細胞は，アレルゲン免疫療法の治療効果を反映するバイオマーカーとして期

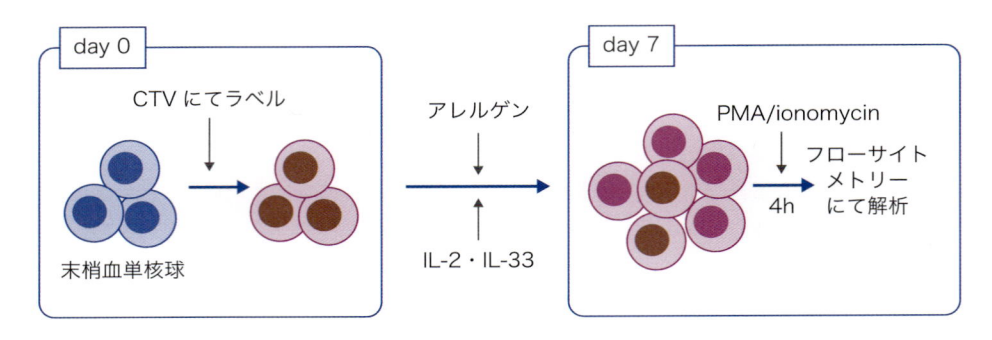

図3 CTV を用いたアレルゲン特異的に反応した T 細胞の同定
末梢血単核球を蛍光色素の CTV（CellTrace Violet）で染色後，IL-2 と IL-33 の存在下にダニ抗原により刺激を加え培養した．CTV は細胞分裂とともに核内で減少することから，ダニ抗原特異的に反応して分裂した細胞は CTV が低下した細胞集団として捉えることが可能である．1週間の培養後にサイトカイン産生，細胞表面分子の発現をフローサイトメトリーにて評価した．

待される結果であるとともに，アレルギー性鼻炎の発症と寛解に関連するメモリー Th2 細胞として病態形成にかかわる可能性が示唆された．

おわりに

　アレルギー性鼻炎に対する舌下免疫療法は，長期の症状改善や薬物使用量の減量など根本的な改善が期待できる．小児への適応が広がり今後さらなる普及が期待されている．一方で，アレルゲン免疫療法は一部効果のみられない症例も存在することから，客観的な有効性評価法や効果予測を可能にするバイオマーカーの確立が求められている．治療開始前もしくは治療開始後早期に最終的な効果を予測できれば患者への恩恵は大きい．アレルギー性鼻炎の発症機序，アレルゲン免疫療法の作用機序はいまだ完全には解明されていないが，発症・寛解の機序の解明は，アレルギー性鼻炎も含めたアレルギー疾患の新たな予防法や根本的な治療の開発につながる可能性もあり，今後のさらなる研究の進展を期待したい．

文献

1）Yonekura S, et al：Int Arch Allergy Immunol, 157：73-80, 2012
2）「鼻アレルギー診療ガイドライン—通年性鼻炎と花粉症—2016年版（改訂第8版）」（鼻アレルギー診療ガイドライン作成委員会／編），ライフ・サイエンス，2015
3）Okamoto Y, et al：Int Arch Allergy Immunol, 166：177-188, 2015
4）Okamoto Y, et al：Allergy, 72：435-443, 2017
5）Okubo K, et al：J Allergy Clin Immunol, 139：1840-1848.e10, 2017
6）Nakayama T, et al：Annu Rev Immunol, 35：53-84, 2017
7）Iinuma T, et al：Allergy, 73：479-489, 2018
8）アレルギー性鼻炎に対する舌下免疫療法の指針作成委員会：日本鼻科学会会誌，53：579-600，2014
9）Masuyama K, et al：Auris Nasus Larynx, 43：1-9, 2016
10）van de Veen W, et al：J Allergy Clin Immunol, 138：654-665, 2016
11）van de Veen W：Curr Opin Allergy Clin Immunol, 17：447-452, 2017
12）Shamji MH & Durham SR：J Allergy Clin Immunol, 140：1485-1498, 2017
13）Shamji MH, et al：Allergy, 72：1156-1173, 2017
14）Yonekura S, et al：Allergol Int, 67：201-208, 2018
15）Sakurai D, et al：Rhinology, 54：221-230, 2016
16）Roberts G, et al：Allergy, 73：765-798, 2018
17）Ihara F, et al：Allergy, 73：1823-1832, 2018

＜筆頭著者プロフィール＞
櫻井大樹：1997年，千葉大学医学部卒業．同年，千葉大学医学部附属病院耳鼻咽喉科入局（今野昭義教授）．'99〜2004年，千葉大学大学院医学研究科博士課程〔遺伝子制御学，齊藤隆教授（現・理化学研究所）〕．'05年，カロリンスカ研究所留学（Rolf Kiessling 教授）．'07年，千葉大学医学部附属病院助手（岡本美孝教授）．'11年〜現所属講師．アレルギー性鼻炎・アレルゲン免疫療法の研究，頭頸部腫瘍・がん免疫治療の研究に取り組んでいる．

2. 好酸球性副鼻腔炎

藤枝重治，二之宮貴裕，加藤幸宣，意元義政，高林哲司

著しい好酸球浸潤を特徴とする難治性副鼻腔炎である好酸球性副鼻腔炎の発症機序はいまだ不明である．欧米では黄色ブドウ球菌が産生するエンテロトキシンが重要な役割を担っているとされているが，本邦ではまだ明確な関連は報告されていない．好酸球性副鼻腔炎鼻茸，従来型慢性副鼻腔炎鼻茸，正常粘膜を網羅的に解析すると発現に差があるいくつかの因子が判明した．それぞれの因子において機能解析，病態との関連，臨床マーカーとしての有用性が検討されている．本稿ではそのなかで明確になってきたものを紹介する．

はじめに：好酸球性副鼻腔炎とは

慢性副鼻腔炎（chronic rhinosinusitis：CRS）は，蓄膿症の別病のもと昔から日本人に多い疾患であった．この疾患は，産生された粘液が排出障害などのため副鼻腔に貯留することで炎症が遷延化する病気である．患者のなかには，鼻腔のなかに鼻茸（鼻ポリープ）ができ，鼻呼吸ができなくなる人もいる．それ以外の症状としては，鼻閉，膿性鼻汁，頭痛，嗅覚障害，頬部痛などがある．そのような日本の慢性副鼻腔炎に伴う鼻茸や副鼻腔粘膜組織には，多数の好中球が浸潤していた．1986年から内視鏡下鼻副鼻腔手術が開発され，

術後のマクロライド少量長期療法を併用することで慢性副鼻腔炎の予後は飛躍的に向上した．しかし1990年代後半から，これらの治療を行っても手術で摘出したはずの鼻茸がすぐに再発し，治らない症例が増加してきた．そのような患者を調査すると，嗅覚障害を主訴とし気管支喘息を合併し，鼻茸組織中には好中球ではなく好酸球の浸潤が強いことが判明した．そこでそのような難治性慢性副鼻腔炎を慈恵医大耳鼻咽喉科の春名・森山らは，好酸球性副鼻腔炎と命名した．しかしながら好酸球性副鼻腔炎の診断基準はあいまいなものであった．そこでall Japan体制の大規模疫学調査が行われ，JESRECスコアなる診断基準が作成され

[略語]

CLCs：Charcot–Leyden crystals
CRS：chronic rhinosinusitis
CRSsNP：chronic rhinosinusitis without nasal polyp
CRSwNP：chronic rhinosinusitis with nasal polyp
ROCK：Rho–associated coiled–coil kinase

SEB：Staphylococcal enterotoxin B
（ブドウ球菌エンテロトキシンB）
SEs：Staphylococcal enterotoxins
Spls：Staphylococcal serine protease–like proteins
TRPV3：transient receptor petential vanilloid 3

Eosinophilic chronic rhinosinusitis
Shigeharu Fujieda/Takahiro Ninomiya/Yukinori Kato/Yoshimasa Imoto/Tetsuji Takabayashi：Department of Otorhinolaryngology Head & Neck Surgery, Univeristy of Fukui（福井大学学術研究院医学系部門耳鼻咽喉科・頭頸部外科学）

た[1]．これにより好酸球性副鼻腔炎の研究はさかんになってきた．

1 欧米での慢性副鼻腔炎

一方欧米では，慢性副鼻腔炎を2つのタイプに分類していた．1つは鼻茸のない慢性副鼻腔炎（CRSsNP）であり，もう1つは上述の鼻茸を伴う慢性副鼻腔炎（CRSwNP）である．CRSwNPは慢性副鼻腔炎の20％程度存在し，内視鏡下鼻副鼻腔手術を必要とする．欧米のCRSwNPは以前から好酸球浸潤が優位であり，気管支喘息との合併が多く，Th2型の免疫反応によって起こっているとされていた．それに対してCRSsNPは感染によってTh1型の免疫反応が惹起され好中球浸潤が優位とされている．また1980年代後半からone airway, one diseaseの概念も普及し，好酸球浸潤優位の慢性副鼻腔炎と気管支喘息は同じような病態ではないかとも考えられるようになってきた．そのため臨床的に採取が困難な気管支粘膜に代えて，採取が容易な鼻茸組織を利用した病態解明がさかんになってきた．

2 好酸球性副鼻腔炎とCRSwNPの関係

欧米におけるCRSwNPの60〜90％が，好酸球浸潤優位であるとされている．そのような欧米の患者に対して内視鏡下鼻副鼻腔炎手術を行うと50〜60％に再発を認める．さらに気管支喘息を伴うことも多いので，欧米におけるかなりのCRSwNPは日本における好酸球性副鼻腔炎とほぼ同じ疾患であると考えられる．本稿では欧米のCRSwNPを日本の好酸球性副鼻腔炎とほぼ同等と考えて述べることとする．

3 黄色ブドウ球菌が原因なのか？

好酸球性副鼻腔炎・CRSwNPはアレルギー性鼻炎と同じTh2環境下で発症すると考えられている．アレルギー性鼻炎の場合には，花粉やダニなどのアレルゲンが鼻粘膜に侵入すると樹状細胞が捕捉をしてナイーブCD4陽性T細胞に情報を伝え，IL-4存在下でTh2細胞へ分化させ，IL-4，IL-5，IL-13を産生させる．B細胞は，IL-4存在下でアレルゲン特異的IgE産生形質

細胞に分化し，IgEを産生するとされる．好酸球性副鼻腔炎の場合そのアレルゲンが明確にはわかっていないが，細菌はアレルゲンの有力因子である．鼻腔内におけるブドウ球菌のコロニー形成を調べると，CRSwNPが健常人やCRSsNPよりもコロニー形成が高い．ベルギー・ゲント大学のBachertグループは，黄色ブドウ球菌（*Staphylococcus aureus*）が産生するブドウ球菌エンテロトキシン（Staphylococcal enterotoxins：SEs）に対するSE特異的IgEを鼻茸中に証明し，SEがCRSwNP形成のアレルゲン，起因物質であると提唱した[2]．さらにSE自身はスーパー抗原としても働き，抗原非特異的にT細胞を活性化させ，IL-4，IL-5，IL-13などのTh2サイトカインを放出させる．それらによりさまざまな抗原特異的B細胞を活性化し，ポリクローナルなIgEを産生させる．さまざまなIgEは肥満細胞に結合し，さまざまな抗原と反応することで，肥満細胞からはケミカルメディエイターとりわけ好酸球遊走因子が放出され，好酸球炎症を惹起する（**図1**，**図2**）．

SEのなかのエンテロトキシンB（SEB）は鼻茸細胞を刺激してIL-5，IL-13，RANTESを産生する．プロスタグランジンE_2（PGE_2）はSEBによるそれらの産生を抑制する[3]．グラム陰性菌の構成成分であるLPSは，SEBにて刺激された鼻茸細胞からのIL-5，IL-13産生をPGE_2を介して抑制する[4]．一方で，SEB自身は鼻上皮細胞からのPGE_2やシクロオキシゲナーゼ2（COX-2）の産生を抑制するので，その機序によって好酸球炎症の鎮静を回避し，炎症を継続しているといえよう（**図2**）．マウスにおいて黄色ブドウ球菌の感染はIFN-λ1によって防御される[5]．健常人の鼻粘膜細胞に黄色ブドウ球菌を *in vitro* で感染させる実験系にIFN-λ1を加えると，感染数は有意に減少する．それにはIFN-λ1−IL-28−reactive oxidase substrate（ROS）−Janus kinase−STAT signalが関与する．しかし鼻茸細胞を用いて同様の実験を行ってもIFN-λ1は黄色ブドウ球菌の感染を減少できず，CRSwNPではこのシグナルが何らかの原因で働いていないことが判明した[6]．

最近，ヒトIgG4が結合する黄色ブドウ球菌の細胞外タンパク質の解析から，A〜Fまで6種類のSpls（Staphylococcal serine protease-like proteins）が同定された．それぞれのSpl特異的T細胞からはIL-4，

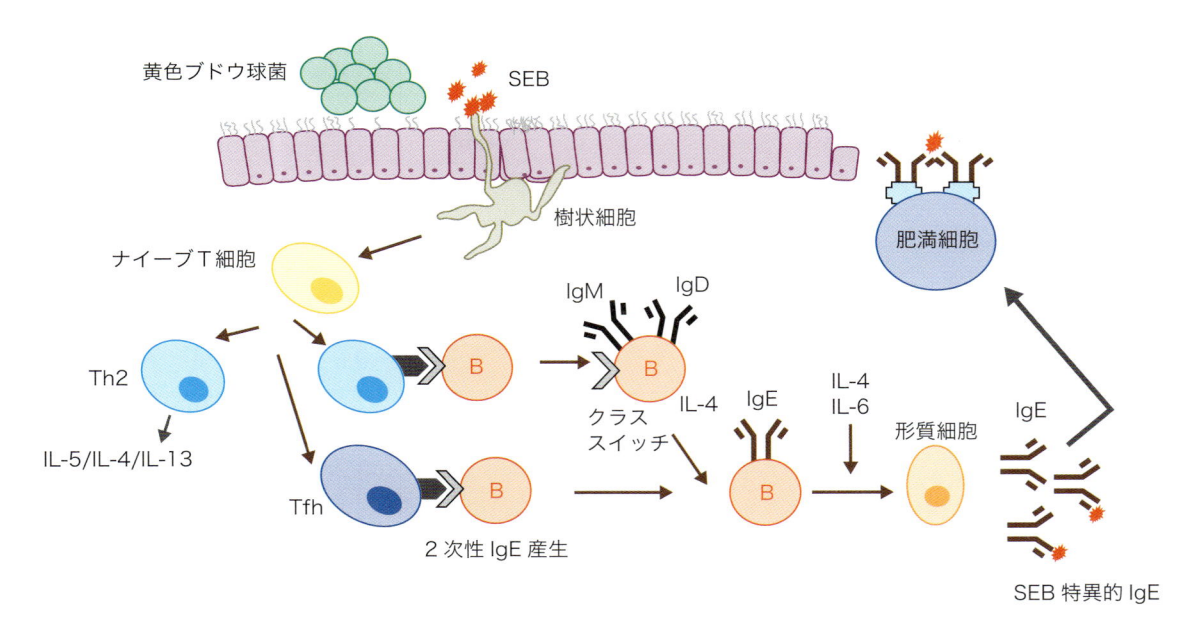

図1　ブドウ球菌エンテロトキシン（Staphylococcal enterotoxins：SEs）特異的IgE産生機序

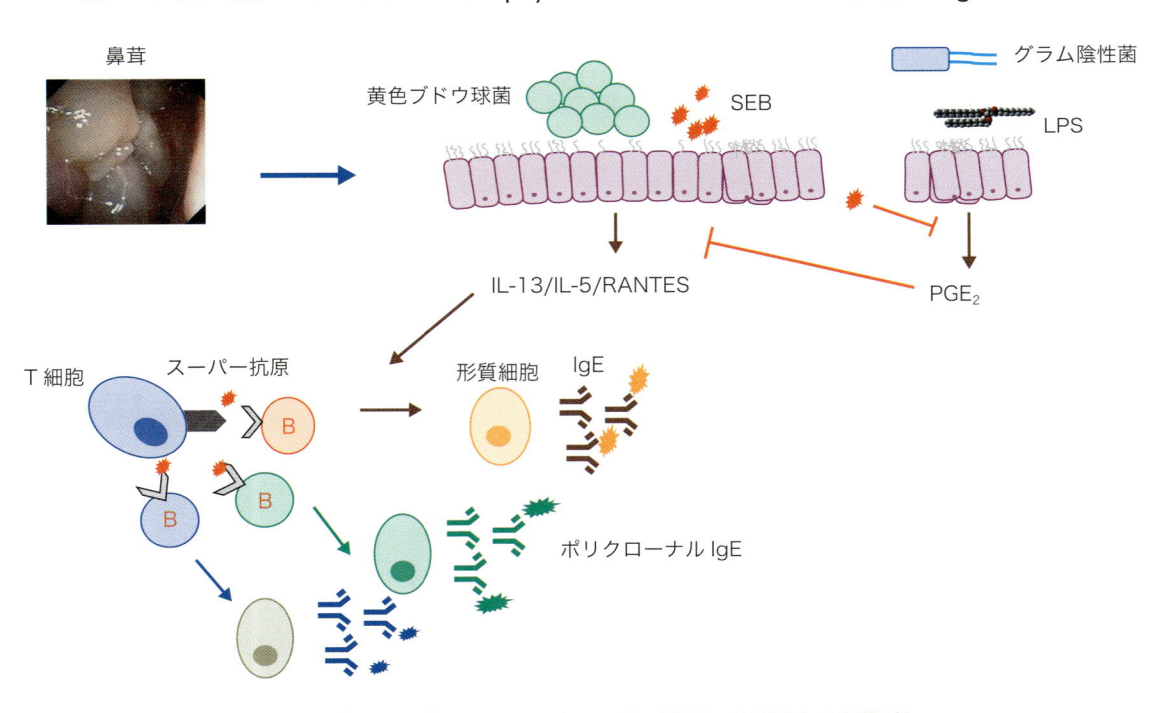

図2　ブドウ球菌エンテロトキシンB（SEB）の特殊な作用機序

IL-5，IL-13が有意に産生されていた．しかしその濃度はSEBに比べかなりの高濃度を要した．一方で気管支喘息患者ではSplA，SplB，SplD，SplE特異的IgEが健常人よりも有意に高く検出された．*in vivo*実験と

してマウスの気管にSplDを反復投与すると肺に好酸球浸潤を認めるとともに，血清中にSplD特異的IgEが誘導された[7]．このようなSplDによる好酸球炎症は，可溶化ST2受容体によるIL-33活性ブロッキング試験に

よって抑制されるので，これらはIL-33/ST-2を介して起こることが判明した[8]．

4 黄色ブドウ球菌だけが原因菌なのだろうか？

実際に鼻茸組織にエンテロトキシン非産生性の黄色ブドウ球菌を感染させるとIL-33，TSLP，IL-5，IL-13の産生が亢進した．健康人下鼻甲介組織に同様の黄色ブドウ球菌を感染させるとTSLPのみの産生が亢進した．表皮ブドウ球菌（*S. epidermidis*）を鼻茸組織と健常人下鼻甲介組織に感染させても何も産生亢進しなかった．以上から，上皮系サイトカイン亢進には黄色ブドウ球菌が関与していた[9]．

以前は，特定の黄色ブドウ球菌は，細胞間接着因子を破壊して上皮の線毛輸送系およびバリア機能を退化させるとされていた．しかし最近の研究では，健康人鼻粘膜では黄色ブドウ球菌の存在によって，細胞間接着因子の発現が亢進してよりバリア機能が保たれるが，CRSwNPではそのような効果はなく，逆に細胞間接着因子の発現が抑制されることが報告された[10]．CRSwNP患者鼻茸由来初代培養上皮細胞株に黄色ブドウ球菌の成分を曝露すると，ラメリポディア形成縮小および細胞の移動活性減少によって，コントロールの正常上皮細胞株に比べ修復および創傷治癒が遅れた[11]．さらに黄色ブドウ球菌培養上清中の物質は，CRSwNP患者鼻茸由来初代培養上皮細胞株の修復機構をさらに遅延させた．一方で，Rho-associated coiled-coil kinase（ROCK）inhibitorはその遅延を正常の修復に戻すことができた．すなわち黄色ブドウ球菌およびその上清中物質は，鼻粘膜上皮にROCKを活性化させることで修復機構を遅らせることが判明した．

また高性能質量分析器によって黄色ブドウ球菌が検出された鼻茸組織では，IL-5の放出が認められた．さらに抗菌薬で黄色ブドウ球菌を殺すとIL-5の放出量が有意に低下した[12]．

IgEクラススイッチは鼻粘膜において起こりうる．鼻茸中にSE特異的IgEが証明されたことから黄色ブドウ球菌が原因菌とされているが，化膿連鎖球菌（*Streptococcus pyogenes*），インフルエンザ菌（*Haemophilus influenzae*），緑膿菌（*Pseudomonas aeruginosa*）に

表 好酸球性副鼻腔炎鼻茸と下鼻甲介粘膜において有意な遺伝子発現差を認めた遺伝子

POSTN	CCL18
CST1	FDCSP
SERPINB3	CXCL17

対するIgG，IgA，IgEも鼻茸組織から証明されるとともに，それらのクラススイッチにはTfh細胞の存在が重要であることが示された．また細菌特異的IgGもしくはIgA1からのシークエンシャルスイッチによって鼻腔内に存在する細菌特異的IgEができることも証明された[13]．これらのことから，鼻茸はおそらく一定の条件下では複数の細菌によって形成されると推測される．

5 次世代シークエンサーによる解析

われわれは，好酸球性副鼻腔炎のバイオマーカー候補因子を見つけるために，慢性副鼻腔炎鼻茸と同一患者の下鼻甲介粘膜の遺伝子発現を次世代シークエンサーで検討した[14]．その結果1,264遺伝子が鼻茸組織中で有意な発現を認め，899遺伝子が有意な発現低下を認めた．発現が亢進していた620遺伝子のうち，鼻茸で最も発現していた遺伝子はPOSTN（ペリオスチン）であった（**表**）．

6 好酸球性副鼻腔炎とペリオスチン

好酸球性副鼻腔炎鼻茸と従来型慢性副鼻腔炎鼻茸においてペリオスチンの免疫組織化学を行うと，好酸球性副鼻腔炎鼻茸でびまん性に強い染色が得られた．そこで非好酸球性副鼻腔炎，軽症好酸球性副鼻腔炎，中等症好酸球性副鼻腔炎，重症好酸球性副鼻腔炎の血清中のペリオスチンをELISA（シノテスト社）にて測定すると，**図3**のように好酸球性副鼻腔炎の重症度が上がるにつれて，血清中ペリオスチン値も有意に上昇することが判明した．さらに血清中ペリオスチンは末梢血中好酸球率と有意な正の相関を示した[14]．そこでペリオスチンのカットオフポイントを決め，ROCカーブを描き，内視鏡下鼻副鼻腔手術後の鼻茸再発率をカプランマイヤー法で求めると，ペリオスチン高値群では有意に再発率が高いことが判明した．この結果，術前

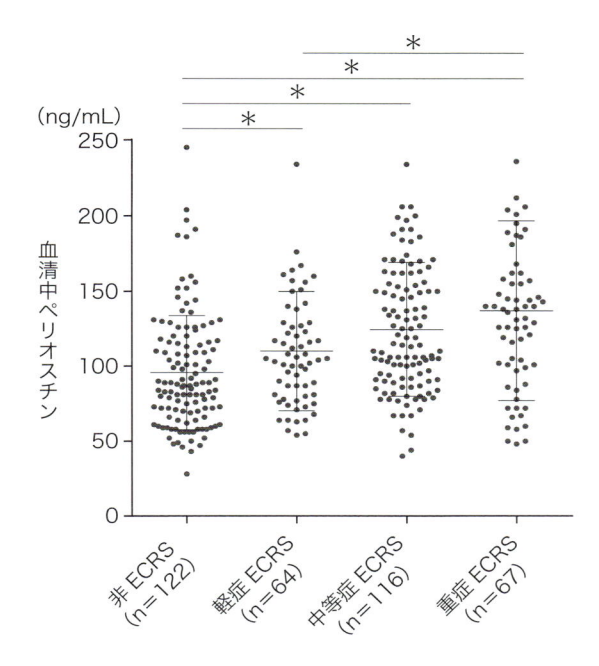

図3 好酸球性副鼻腔炎の重症度別における血清中ペリオスチンの比較

Steel–Dwass's test. *$P < 0.05$.

血清中ペリオスチンが，内視鏡下鼻副鼻腔手術後の再発に関する臨床マーカーになりえることが判明した．

ペリオスチンはVEGF（vascular endothelial growth factor），RANTES（regulated on activation normal T expressed and secreted）とも関連性が高く，ともに好酸球性副鼻腔炎では高値を示していた．さらにペリオスチンを *in vitro* で上昇もしくは低下させると，VEGF と RANTES も同じように変動し，好酸球性副鼻腔炎の発症や予後に関係が深いと別のグループも報告している[15]．気管支喘息には鼻茸合併慢性副鼻腔炎を伴うことが多いが，そのような症例は，鼻茸を伴わない気管支喘息症例よりも血清中ペリオスチンが有意に高く，副鼻腔CTスコア（Lund–Mackayスコア）と有意な正の相関を認めた[16]．

7 プロテアーゼインヒビターと好酸球性副鼻腔炎

ペリオスチンに次いで発現が多かったのは，CST-1（cystatin SN）であった．CST-1 はシスタチンプロテ

アーゼ阻害物質であり，アレルゲンや細菌，ウイルスのシスタチンプロテアーゼ（タンパク質分解酵素）に対して，鼻粘膜から産生される．CST-1 に対して，ペリオスチンと同様に鼻茸組織の免疫組織化学を行うと，好酸球性副鼻腔炎が重症化するにつれてCST-1 の染色強度が高まり，びまん性に染色されるようになった．非好酸球性副鼻腔炎では弱い染色であった．染色結果をスコア化すると好酸球性副鼻腔炎では非好酸球性副鼻腔炎に対して有意に高値であり，重症度と正の相関を示した．さらに鼻茸中のCST1 mRNAは，鼻茸組織内の好酸球数，TSLP・IL-33・CCL11（eotaxin-1）・periostinのいずれのmRNAとも有意な正の相関関係が認められた．鼻粘膜上皮細胞においては，IL-4，dsRNA，CST-1 の刺激によってTSLP産生は亢進し，鼻粘膜線維芽細胞においてCST-1 刺激でeotaxin-1 とペリオスチンの産生が亢進した[17]．以上のことからCST-1 は好酸球性副鼻腔炎において好酸球浸潤亢進に関与している可能性が示された（**図4**）．

一方で，同じプロテアーゼ阻害物質，cystatinファミリーであるcystatin A は，逆に好酸球性副鼻腔炎の粘膜では減少していた．鼻粘膜上皮細胞株ではアレルゲンによってTSLP，IL-25，IL-33が誘導されるが，リコンビナント cystatin A の前処理でTSLP，IL-25，IL-33の誘導が抑制された[18]．

また黄色ブドウ球菌からのSplなどセリンプロテアーゼは，ともにアレルゲンとして働く．これら細菌，カビ，ダニなどからのプロテアーゼはそれぞれが絡み合うとともに，生体も阻害薬を産生して互いに作用し，アレルギー性鼻炎や好酸球性副鼻腔炎などを引き起こしている可能性が高い[19]．

8 TRPV3 と好酸球性副鼻腔炎

好酸球性副鼻腔炎鼻茸と好中球浸潤優位の非好酸球性副鼻腔炎鼻茸を同様に次世代シークエンサーで検討した．両者の発現に違いがあったものは，TRPV3（transient receptor petential vanilloid 3）であった．TRPV3は，口腔上皮のバリア機能に重要な角化細胞（ケラチノサイト）に多く発現するCa^{2+}透過性の非選択的陽イオンチャネルであり，温度に反応する温感の受容と伝達に関連することが示されたタンパク質であ

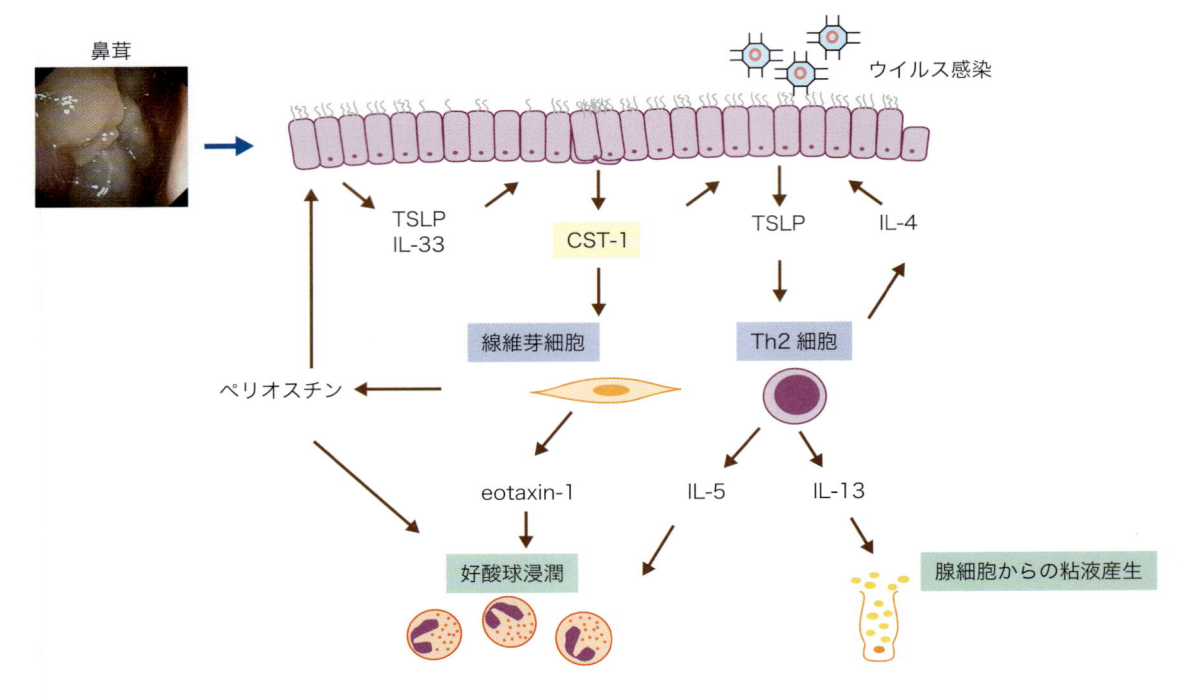

図4　好酸球浸潤におけるCST-1の作用機序

る．好酸球性副鼻腔炎においてTRPV3発現を免疫組織化学で調べると，TRPV3は浸潤細胞と粘膜上皮に発現し好酸球性副鼻腔炎の重症度と正の相関を示した．また鼻茸好酸球数と正の相関を示し，TRPV3陽性細胞は，高いECP（好酸球塩基性タンパク質）発現を認め，好酸球である可能が高い[20]．TRPV3の機能は現在まだ不明である．

9 フィブリンと好酸球性副鼻腔炎

好酸球性副鼻腔炎鼻茸においては過剰なフィブリン網が形成されていることをわれわれは見つけた[21]．フィブリン網は組織の創傷治癒過程で起こり炎症細胞の浸潤を誘導するが，通常は数日でフィブリン網が分解され浮腫が改善する．しかし好酸球性副鼻腔炎の鼻茸においては，フィブリン網の代謝をコントロールする凝固系・線溶系の異常が病態形成に関与していると思われる（図5）．そこですべての凝固因子について遺伝子発現のスクリーニングを行った．その結果，凝固因子第XIII–A（F XIII–A）の発現量が本疾患の鼻茸において著明に増加していることがわかった[22]．F XIIIはタンパク

質を架橋するトランスグルタミナーゼであり，凝固系の最終段階でフィブリン網を安定化させ強固なフィブリン塊を形成させる働きがある．好酸球性副鼻腔炎の鼻茸におけるF XIII–Aの局在を免疫組織化学で検討したところ，粘膜下に浸潤したM2マクロファージにその発現を認めた．好酸球性副鼻腔炎鼻茸中には**表**にあるCCL18を発現したM2マクロファージの増加が報告されており[23]，CCL–18による線維化とフィブリン網形成にも関連を認めた．

一方線溶系は肝臓で合成されたplasminogenがplasminに変換されることによってフィブリン網の分解を行う一連の反応であり，生体内では凝固系と線溶系の絶妙なバランスによって恒常性が保たれている（**図5**）．線溶系の強度はフィブリン網の分解産物であるFDPやd–dimerで測ることができる．好酸球性副鼻腔炎の鼻茸では，凝固系の亢進によってフィブリン網が過剰に生成されているにもかかわらず，d–dimerの量が極端に少ない．このことは本疾患において線溶系が抑制されていることを示している．われわれはplasminogenをplasminに変換する2つのプロテアーゼ（urokinase plasminogen activator：u–PA, tissue

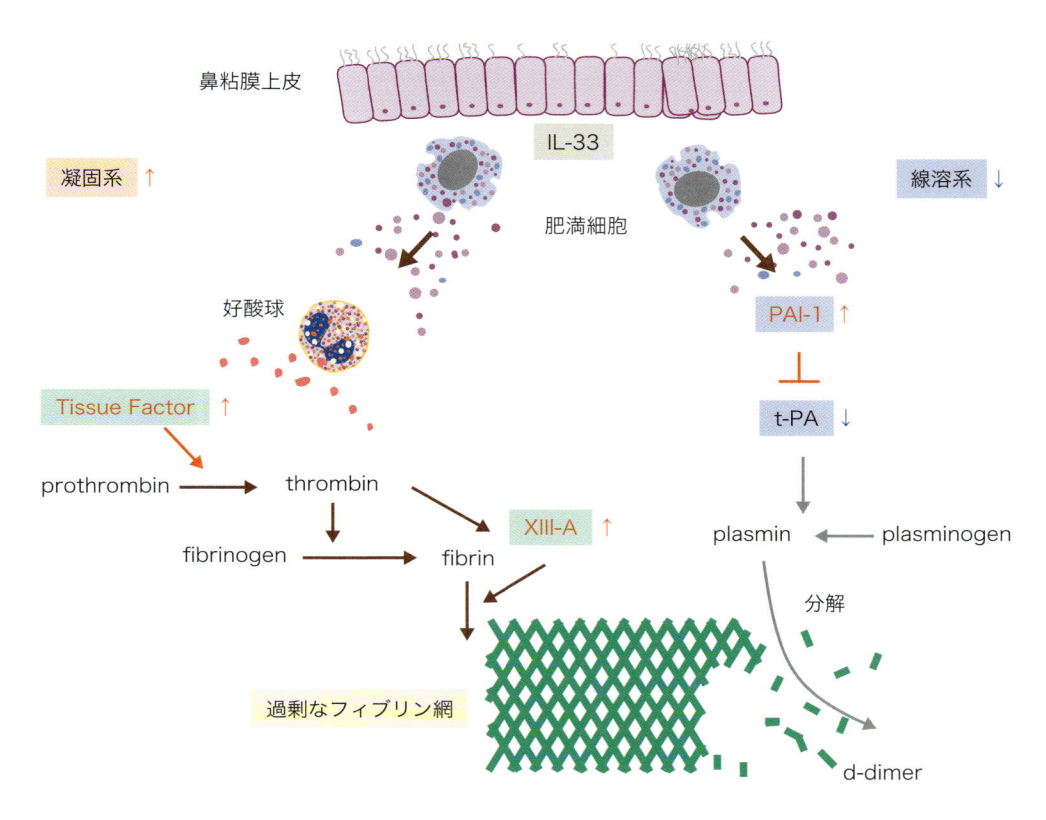

図5　好酸球性副鼻腔炎における凝固系亢進と線溶系抑制機序

plasminogen activator：t-PA）について検討を行った
結果，t-PAの発現が好酸球性副鼻腔炎の鼻茸において
著明に低下していることを明らかにした[21]．さらに
mRNAやタンパク質の量だけでなくt-PAの活性自体
も下がっていることから，u-PAやt-PAに対して抑制
的に働くPAI-1（plasminogen activator inhib-
itor-1）も関与していた．

t-PAは鼻上皮細胞からも産生されるが，細菌が産生
する短鎖脂肪酸で処理をするとt-PA発現が有意に上昇
した．その作用は上皮細胞に発現する短鎖脂肪酸の受
容体GPR41とGPR43を介していた．このことから，
鼻腔内の常在菌や何らかの菌の存在でフィブリンを分
解して鼻茸を軽快できる可能性が示された[24]．

🔟 好酸球と副鼻腔炎

好酸球性副鼻腔炎の重症型はアスピリン不耐症を合
併していることが多い．アスピリン不耐症患者鼻茸と

非好酸球性副鼻腔炎鼻茸の網羅的タンパク質解析をす
ると，L-plastin（LCP-1）とCLCs（eosinophil lyso-
phospholipase），別名シャルコー・ライデン結晶
（Charcot-Leyden crystals：CLCs）がアスピリン不耐
症鼻茸で有意な発現を認めた[25]．L-plastinの発現はほ
とんど好酸球であり，好酸球細胞株（EoL-1細胞）の
L-plastinをsiRNAでノックダウンさせると，GM-CSF
による細胞浸潤，血管内皮細胞からの浸潤能が抑制さ
れた．さらにL-plastinの発現は後述する凝固因子であ
るtissue factorの発現と関連していた．

一方，シャルコー・ライデン結晶も好酸球性副鼻腔
炎に有意に存在していた．好酸球のextracellular trap
cell death（ETosis）過程で，細胞内でのgalectin-10
の局在化と放出によってCLCsが形成された[26]．好酸
球性副鼻腔炎では，ETosisが病態に関与し，粘稠性分
泌物は壊れたDNAではないのだろうかとも考えられ
ている．

おわりに

　好酸球性副鼻腔炎の病因・病態はまだ明確にはなっていない．他の好酸球浸潤疾患（好酸球性食道炎，好酸球性毛嚢炎，好酸球性胃腸炎など）とは，合併することはほとんどない．どの好酸球浸潤の作用のみが共通なのかすら不明であり，それらを解明できると共通した画期的な治療が確立できると思われる．

文献

1 ）Tokunaga T, et al：Allergy, 70：995-1003, 2015
2 ）Bachert C & Gevaert E：J Allergy Clin Immunol, 138：1277-1283, 2016
3 ）Okano M, et al：J Allergy Clin Immunol, 123：868-874.e13, 2009
4 ）Higaki T, et al：Clin Exp Allergy, 42：1217-1226, 2012
5 ）Satorres SE, et al：Immunol Lett, 123：185-188, 2009
6 ）Lan F, et al：J Allergy Clin Immunol, 143：1416-1425.e4, 2019
7 ）Stentzel S, et al：J Allergy Clin Immunol, 139：492-500.e8, 2017
8 ）Teufelberger AR, et al：J Allergy Clin Immunol, 141：549-559.e7, 2018
9 ）Lan F, et al：Am J Respir Crit Care Med, 198：452-463, 2018
10）Altunbulakli C, et al：J Allergy Clin Immunol, 142：665-668.e8, 2018
11）Valera FCP, et al：J Allergy Clin Immunol, 143：591-603.e3, 2019
12）Bachert C, et al：J Proteomics, 180：53-60, 2018
13）Takeda K, et al：J Allergy Clin Immunol, 143：1163-1175.e15, 2019
14）Ninomiya T, et al：Sci Rep, 8：11450, 2018
15）Xu M, et al：Sci Rep, 7：9479, 2017
16）Asano T, et al：Ann Am Thorac Soc, 14：667-675, 2017
17）Kato Y, et al：Am J Respir Cell Mol Biol, 59：448-457, 2018
18）Kouzaki H, et al：Am J Respir Crit Care Med, 195：737-747, 2017
19）Krysko O, et al：Allergy, 2019［Epub ahead of print］
20）Tokunaga T, et al：Allergol Int, 66：610-616, 2017
21）Takabayashi T, et al：Am J Respir Crit Care Med, 187：49-57, 2013
22）Takabayashi T, et al：J Allergy Clin Immunol, 132：584-592.e4, 2013
23）Peterson S, et al：J Allergy Clin Immunol, 129：119-127.e1, 2012
24）Imoto Y, et al：Clin Exp Allergy, 48：544-554, 2018
25）Takabayashi T, et al：Allergy, 2018［Epub ahead of print］
26）Ueki S, et al：Blood, 132：2183-2187, 2018

＜筆頭著者プロフィール＞
藤枝重治：1986年福井医科大学卒業，'93～95年UCLAに文部省長期在研究員として滞在，2002年福井医科大学（現在：福井大学）耳鼻咽喉科・頭頸部外科学教授．アレルギー性鼻炎・好酸球性副鼻腔炎の疫学，遺伝学，分子病態，新規治療開発に関する研究に従事している．

Ⅳ. 結膜炎

1. アレルギー性結膜疾患の病態と新規治療法の可能性

海老原伸行

重症アレルギー性結膜疾患には春季カタルとアトピー性角結膜炎がある．0.1％タクロリムス点眼液と0.1％シクロスポリン点眼液の登場により，重症の春季カタルやアトピー性角結膜炎の急性期もステロイド点眼液なしに治療できるようになった．しかし，重症例の2〜3割に上記の免疫抑制薬点眼液の治療に抵抗する症例がある．難治症例の次世代シークエンサーによる遺伝子解析や動物実験モデルの解析により，難治症例では十分なT細胞の活性化抑制や自然型アレルギー反応の抑制ができていないことが明らかになった．将来，IL–4，IL–13，IgEを標的とした抗体製剤や自然型アレルギー反応の発症を予防するオキュラーサーフェスの恒常性維持，アトピー性角結膜炎の慢性期における線維化の抑制などが新しい治療標的になる．

はじめに

アレルギー性結膜疾患には季節性（花粉性）アレルギー性結膜炎，通年性アレルギー性結膜炎，春季カタル，アトピー性角結膜炎，巨大乳頭性結膜炎がある．季節性と通年性は，原因抗原が期間限定のものか通年性のものかで分かれる．春季カタルは年少男子に多く，上眼瞼結膜に巨大乳頭組織を呈する重症アレルギー性結膜疾患であり，多彩な角膜病変を起こす（**図1**）．成長とともに寛解していくが，角膜混濁や不正乱視を残し，恒久的な視力障害につながるので注意が必要である．アトピー性角結膜炎はアトピー性皮膚炎（特に顔面に重症のアトピー性皮膚炎を認め，アトピー眼瞼炎を合併する）に合併する重症アレルギー性結膜疾患である．急性期には春季カタル様の巨大乳頭組織を上眼瞼結膜に生じるが，寛解・増悪をくり返していくうちに結膜上皮層の角化，結膜上皮下組織の線維化，杯細胞の消失を認め，結膜の線維化を認める（**図2**）．春季カタルと異なり成人以降も寛解・増悪をくり返す．巨大乳頭性結膜炎は，コンタクトレンズ，縫合糸，義眼などの物理的刺激によって上眼瞼結膜に巨大乳頭組織を生じる疾患で，純粋なアレルギー性炎症疾患ではない．春季カタル様の巨大乳頭組織を認めるが，病理学的に好酸球浸潤は少なく，角膜障害も合併することは少ない．春季カタルやアトピー性角結膜炎の診断，現

> **[略語]**
> **CALT**：conjunctiva associated lymphoid tissue（結膜関連リンパ装置）
> **DAMP**：damaged associated molecular pattern
> **ILC2**：innate lymphoid cell 2（2型自然リンパ球）
> **PAR**：protease activated receptor

New strategy for severe allergic disorders
Nobuyuki Ebihara：Department of Ophthalmology, Juntendo University Urayasu Hospital（順天堂大学医学部附属浦安病院眼科）

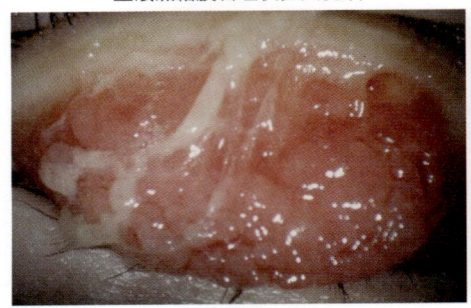
上眼瞼結膜石垣状巨大乳頭

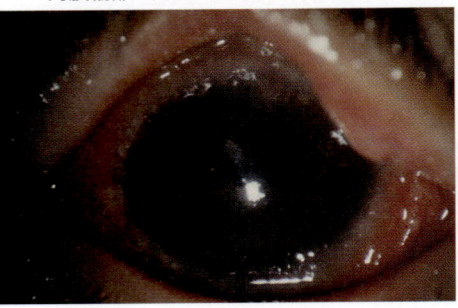
角膜輪部の充血・肥厚・トランタス斑

図1 春季カタル（vernal keratoconjunctivitis：VKC）
左の写真は海老原伸行：アレルギー，66：1001–1006, 2017 より転載.

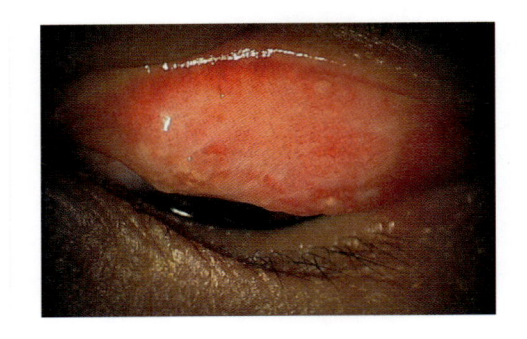

図2 アトピー性角結膜炎
結膜上皮細胞の角化と結膜組織の線維化が起こり，
杯細胞の減少・角結膜上皮細胞のムチン産生低下が
生じる.

在の治療については第2章-IV-2を参照していただくとして，本稿では，春季カタル，アトピー性角結膜炎の病態から考えられる新規治療法の可能性を示す.

1 春季カタルの新しい治療戦略

1）0.1％タクロリムス点眼液の限界

　現在7〜8割の春季カタル患者においては，0.1％タクロリムス点眼液で寛解に誘導することができる[1]．しかし，2〜3割の患者は治療に抵抗する．タクロリムスはT細胞内でFKBP12と結合し，カルシニューリンの作用を阻害し，NFATの脱リン酸化を抑制し，NFATが核内へ移行するのを阻止することで，T細胞の増殖・サイトカイン産生を抑制する（**図3，表**）．0.1％タクロリムス点眼液や高力価ステロイド点眼液の治療に抵抗する難治性春季カタル患者の巨大乳頭組織を治療目

的で切除し，次世代シークエンサーにてその遺伝子発現を検討した[2]（コントロールとして非炎症性結膜疾患である結膜弛緩症患者の手術時に切除した結膜組織を使用した）．ボルケイノ解析により2倍以上遺伝子発現が増強していた遺伝子が872遺伝子，2倍以下に発現低下した遺伝子が674遺伝子あった．発現増強を認めた遺伝子をontology解析にてカテゴリー別トップ20をみてみると，6番目にT cell receptor signaling pathway，8番目にT cell costimulation，11番目にadaptive immune response，16番目にpositive regulation of T cell proliferationと，T細胞の増殖・活性化やサイトカイン産生に関与する遺伝子群の発現増強が認められた．すなわち，難治症例では0.1％タクロリムス点眼液を1日2回使用しても十分にT細胞の増殖・活性化・サイトカイン産生が抑制されない.

2）強力なT細胞の活性化抑制

　現在使用しているタクロリムス点眼液は0.1％だが，より濃度の高い0.2〜0.3％タクロリムス点眼液の開発が待たれる．また局所点眼のみでなく，シクロスポリン（ネオーラル®）やタクロリムス（プログラフ®）の内服の併用が効果的である.

3）サイトカイン・IgEを標的とした抗体療法

　著明な好酸球浸潤を特徴とするアレルギー性疾患（喘息・アトピー性皮膚炎・好酸球性副鼻腔炎・好酸球性中耳炎）に対し，IL-4, IL-5, IL-13, IgEなどを標的とした抗体製剤の開発，臨床治験，臨床使用がはじまっている．Dupilumab（デュピクセント®）はヒト化抗IL-4受容体α抗体で，IL-4とIL-13の両方のシグナル伝達を阻害する．喘息・アトピー性皮膚炎・好

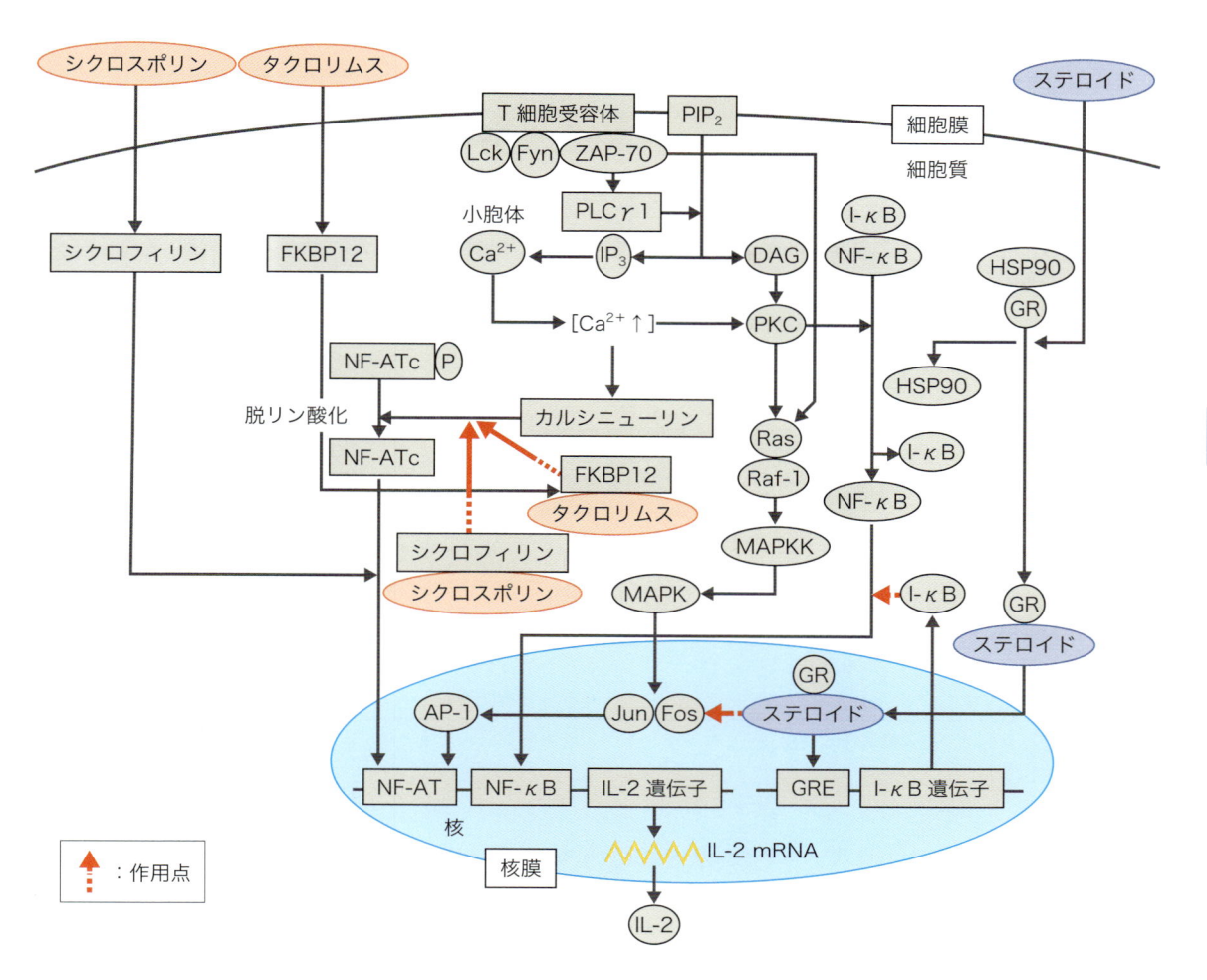

図3　免疫抑制薬（タクロリムス，シクロスポリン）のT細胞における作用点

酸球性副鼻腔炎への効果が報告されている[3]〜[5]．私たちは，アトピー性皮膚炎を合併し0.1％タクロリムス点眼液抵抗性の難治性春季カタル患者に，アトピー性皮膚炎治療目的でDupilumabを投与すると，春季カタルの再燃が著明に抑制された症例を経験している．一方Dupilumabには，強膜炎様の結膜炎が生じる副作用も報告されており，注意が必要である[6]．IL-5やIL-5受容体に対するヒト化抗体であるMepolizumab（ヌーカラ®）は著明に血中の好酸球数を減少させ，喘息や好酸球性鼻茸での効果が報告されている[7][8]．巨大乳頭組織に著明な好酸球浸潤を認める春季カタルへの応用が期待される．また，ヒト化抗IgE抗体であるOmalizumab（ゾレア®）の0.1％タクロリムス点眼液抵抗症例に対する効果も報告されている[9]．抗体製剤は高

価で，将来春季カタルに保険適応が承認される可能性は少ない．ゆえに小型化した安価で点眼投与可能な抗体製剤の開発が待たれる．

4）異所性に誘導された結膜リンパ装置を標的とした治療

　正常結膜組織には多くのリンパ濾胞があり，結膜関連リンパ装置（conjunctiva associated lymphoid tissue：CALT）が形成されている．CALTはウイルス・抗原・異物に対する抗原特異的な分泌型IgAを産生・分泌して感染防御に働いている．春季カタル患者の涙液中には高濃度のIgEが検出されるが，血清中IgEは正常値のことが多い．涙液中IgE値と血清中IgE値の乖離は，涙液中のIgEが春季カタル巨大乳頭組織に異所性に誘導されたリンパ装置によって産生されて

表　免疫抑制薬点眼液

	パピロックミニ®	タリムス®
免疫抑制物質	シクロスポリン	タクロリムス
分子量	1202.6	804.6
濃度	0.1%	0.1%
作用	T細胞の増殖・サイトカイン産生抑制	T細胞の増殖・サイトカイン産生抑制
内服・軟膏	ネオラール®	プログラフ®，プロトピック®軟膏
剤型	防腐剤free，ユニットドーズ	懸濁液

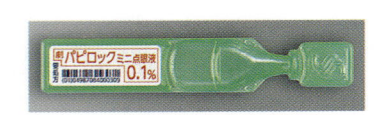
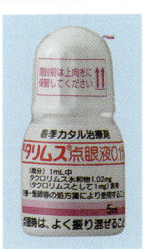

点眼回数	3回／日	2回／日
薬価	208.90円	9,651.30円
発売年度	2008年	2010年

写真提供：参天製薬株式会社（パピロックミニ®），千寿製薬株式会社（タリムス®）．

いるからである[10]．また次世代シークエンサーによる解析でも，巨大乳頭組織には高親和性IgE受容体（FcεRI），FcεRI受容体をもつ肥満細胞の顆粒タンパク質であるトリプターゼ，カルボキシペプチダーゼA3，ランゲルハンス細胞のマーカーであるCD11CやCD207（Langerin）などの遺伝子発現が増強している[2]．巨大乳頭組織には多くの肥満細胞・ランゲルハンス細胞が浸潤しており，局所で産生されたIgEを介してアレルギー反応が生じていると思われる[11]．また前述したように，Omalizumabが免疫抑制薬点眼液に抵抗する症例にも著効することより，巨大乳頭組織で産生されるIgEを標的とした治療が期待される．小型化した安価で点眼投与可能な抗体製剤の開発が待たれる．また，リンパ濾胞の形成過程には濾胞CD4ヘルパーT細胞や病原性記憶Th2細胞の関与が知られており，このような細胞を標的とした治療も期待される．

5）自然型アレルギー反応を標的とした治療

プロテアーゼ活性をもつ抗原（スギ花粉・ダニ）が上皮細胞と接触すると，PAR（protease activated receptor）を介し，上皮細胞よりIL-33，TSLP，IL-25などの上皮由来Th2誘導サイトカイン（Th2 driving cytokine derived from epithelial cells）が産生され自然型アレルギー反応が始動する．また，IL-33はDNAクロマチン結合タンパク質であり，細胞がネクローシスを起こしたり，強いストレスがかかったとき放出されるDAMP（damaged associated molecular pattern）またはAlarmins分子である．ゆえにIL-33はPARを介する刺激だけでなく，上皮細胞に強い炎症や掻破などの物理的ストレスで細胞がネクローシスに陥れば放出され，自然型アレルギー反応を始動させる．自然型アレルギー反応はT細胞を介さないアレルギー反応で，抗原提示細胞やT細胞を中心とする獲得型アレルギー反応とは異なり，一般に免疫抑制薬やステロイド薬に抵抗性の反応である．培養ヒト結膜上皮細胞にダニと同様のプロテアーゼ活性をもつ植物抗原であるパパインを添加すると，IL-33，TSLP，IL-25が誘導できる．また，春季カタル患者の巨大乳頭組織の上皮層にIL-33およびTSLPの強い発現を認める[12]．さらにマウスにプロテアーゼを含有したコンタクトレンズを装用させると好酸球浸潤とIL-33，IL-4，IL-13な

どのTh2サイトカインが誘導され，IL-33ノックアウトマウスを用いると好酸球浸潤が抑制される[13]．次世代シークエンサーによる解析でも，難治症例の巨大乳頭組織ではIL-33，IL-7Rなどの自然型アレルギーが関与する遺伝子発現が増強している[2]．さらに，巨大乳頭組織や自然型アレルギー反応誘導マウスモデルの結膜局所には自然型リンパ球であるILC2（innate lymphoid tissue 2）が増加している．以上のことより，春季カタルの病態形成にはT細胞を中心とした獲得型免疫反応と，ILC2を中心とした自然型アレルギー反応が共存している．特に，免疫抑制薬点眼液に抵抗する症例では自然型アレルギー反応が優位な状態になっている可能性がある．IL-33，TSLP，ST2（IL-33受容体）を標的とした抗体製剤，低分子，microRNAなどを利用した治療法の開発が期待される．

2 アトピー性角結膜炎の新しい治療戦略

1）慢性期の線維化を標的とした治療

　アトピー性角結膜炎は寛解と増悪をくり返す．急性期には上眼瞼結膜に春季カタル様の巨大乳頭組織を認め，慢性期には結膜組織の線維化，杯細胞の消失を認める．結膜組織の線維化に最も重要な役割をする細胞外基質はペリオスチン（periostin）とテネイシンである．ペリオスチンは組織の線維化のマーカーとして，喘息・アトピー性皮膚炎・好酸球性中耳炎・好酸球性副鼻腔炎の組織液や血清中に疾患の重症度に相関して高値に認められる．また前述のような好酸球疾患だけでなく，強皮症・肺線維症・増殖性硝子体網膜症などの線維化疾患においても上昇が報告されている．アトピー性角結膜炎患者の涙液中には非常に高濃度のペリオスチン（血清の10〜20倍）が検出される[14]．春季カタルでも涙液中に高濃度のペリオスチンが検出できるが，アトピー性角結膜炎ほどではない．ペリオスチンは他の細胞外基質であるテネイシン，コラーゲン，フィブロネクチンなどと結合し，強力な線維性組織を形成する．このペリオスチン複合体がアトピー性角結膜炎の結膜組織の線維化の原因と思われる．結膜のペリオスチンは結膜線維芽細胞がIL-13によって刺激されることにより産生される[14]．慢性化・線維化を抑制するに

は，急性期・増悪期の炎症をステロイド点眼液や免疫抑制薬点眼液で抑制しても，線維化を止めることはできないと思われる．また組織の線維化には局所に常在する線維芽細胞のみでなく骨髄由来のfibrocyteが重要であることは，他の線維化疾患において明らかになっている．血中からfibrocyteが結膜局所へ遊走し，線維芽細胞に形質転換してペリオスチンを産生している可能性もある．結膜局所へのfibrocyteの遊走，ペリオスチンの産生・沈着を標的とした薬剤（点眼液）の開発が期待される．

2）オキュラーサーフェスの恒常性の維持

　角結膜の表面（オキュラーサーフェス）は涙液で満たされている．涙液には構造があり，最表層から油層，水層（分泌型ムチン・分泌型IgA・ライソザイム・トランスフェリン・ディフェンシンetc.），そして角結膜上皮細胞のmicropliaeの先端に串刺しするように膜型ムチンが存在し，glycocalyx構造を形成している（図4）．外界から結膜嚢内に侵入してきた花粉などの抗原は，涙液中の分泌型ムチンに絡みとられ涙液とともに外界に流されてしまう．たとえ結膜嚢内に抗原が滞留しても，膜型ムチンによって抗原が直接角結膜上皮細胞と接触することを防止している．なぜ抗原が直接角結膜上皮細胞と接触するとよくないのか？　プロテアーゼ活性をもつ抗原（花粉，ダニ）が角結膜上皮細胞に発現しているPARを介し，TSLP，IL-33，IL-25などの自然型アレルギー反応を惹起するサイトカインを産生させるからである．ドライアイとアレルギー性結膜炎が合併しやすいことはよく知られている．ドライアイ患者の涙液は単に水分量が少ないだけでなく，分泌型ムチンの産生，膜型ムチンの発現も低下している．ゆえに抗原除去ができず自然型アレルギー反応が起こりやすくなる．またヒト涙液中には抗原プロテアーゼに対するプロテアーゼインヒビター（例：SLPI）が含まれており，抗原のプロテアーゼ活性を抑制する働きがある[16]．以上のことより，アレルギー性炎症の予防のため涙液の恒常性を維持することが大切である．アトピー性角結膜炎では結膜組織が線維化を起こし杯細胞が減少するので，涙液中の分泌型・膜型ムチンが減少し，アレルギー反応が生じやすくなっている．一方，春季カタルではムチン量が増加しているが，それと同時に膜型ムチンを架橋し，角結膜上皮細胞での発

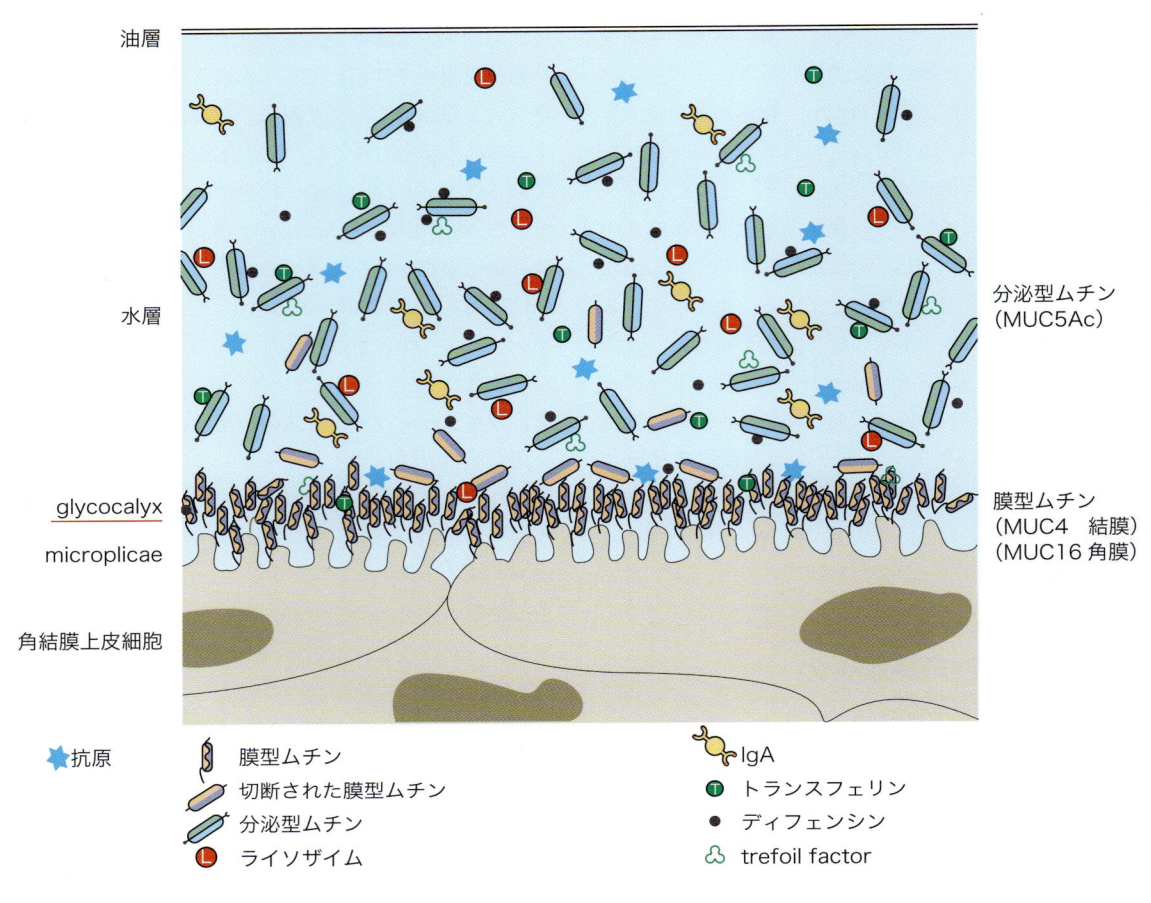

油層

水層

分泌型ムチン
（MUC5Ac）

glycocalyx

microplicae

膜型ムチン
（MUC4　結膜）
（MUC16 角膜）

角結膜上皮細胞

★ 抗原

膜型ムチン

切断された膜型ムチン

分泌型ムチン

L ライソザイム

IgA

T トランスフェリン

● ディフェンシン

trefoil factor

図4　涙液層の構造
文献15をもとに作成.

現を安定化させるgalectin-3の涙液中への放出が増大している．すなわち，ムチン量が増加してもその安定性が低下しているためバリアとしての機能が不十分である．現在のドライアイ治療点眼液のなかでムチンの安定性を亢進させる薬剤があり，アレルギー性結膜疾患への臨床応用が期待される．

おわりに

免疫抑制薬点眼液（0.1％タクロリムス）の登場により，多くの春季カタル症例の治療が眼圧上昇なしにできるようになった．しかし，春季カタル難治症例，アトピー性角結膜炎における線維化の抑制，結膜バリア機能の維持などについて今後の研究が待たれる．

文献

1）Miyazaki D, et al：Ophthalmology, 124：287-294, 2017
2）Matsuda A, et al：J Allergy Clin Immunol, 143：1610-1614.e6, 2019
3）Pelaia C, et al：Expert Opin Biol Ther, 17：1565-1572, 2017
4）Silverberg JI, et al：Br J Dermatol：doi:10.1111/bjd.17791, 2019
5）Bachert C, et al：J Allergy Clin Immunol, 136：1431-1440, 2015
6）Akinlade B, et al：Br J Dermatol, doi: 10.1111/bjd.17869, 2019
7）Ortega HG, et al：N Engl J Med, 371：1198-1207, 2014
8）Bachert C, et al：J Allergy Clin Immunol, 140：1024-1031.e14, 2017
9）Heffler E, et al：JAMA Ophthalmol, 134：461-463, 2016
10）Matsuda A, et al：J Allergy Clin Immunol, 126：1310-1312.e1, 2010

11) Ebihara N, et al：Jpn J Ophthalmol, 46：357-363, 2002
12) Matsuda A, et al：Invest Ophthalmol Vis Sci, 50：4646-4652, 2009
13) Sugita J, et al：Immun Inflamm Dis, 5：515-525, 2017
14) Fujishima H, et al：J Allergy Clin Immunol, 138：459-467.e2, 2016
15) Govindarajan B & Gipson IK：Exp Eye Res, 90：655-663, 2010
16) Seto T, et al：Biochem Biophys Res Commun, 379：681-685, 2009

＜著者プロフィール＞

海老原伸行：1989年順天堂大学医学部卒業，臨床研修医．'95年順天堂大学医学部免疫学教室（奥村康教授）研究員，'97年順天堂大学アトピー疾患研究センター（羅智靖博士）眼科部門研究員．2012年順天堂大学医学部附属浦安病院眼科教授．現在，オキュラーサーフェス（眼表面）の免疫機構について興味をもって研究をしている．

2章

疾患研究から次世代の治療に

Ⅳ. 結膜炎

2. アトピー性角結膜炎，春季カタルなどの重症眼アレルギー性疾患の臨床像

藤島 浩

重症眼アレルギー性疾患にはアトピー性角結膜炎，春季カタルが含まれ，結膜巨大乳頭増殖や角膜病変を伴う場合が多い．自覚症状は痛みや視力低下である．免疫抑制剤は1990年頃より臨床で使用されはじめ，主に臓器移植後の拒絶反応に対する薬として使用されてきた．その後は自己免疫疾患，アレルギー疾患へと応用されてきている．本剤の代表であるシクロスポリンやタクロリムスは日本では重症アレルギー性結膜炎の代表である春季カタルから点眼での使用が認められ，すでに発売から10年以上経過している．日本は世界で唯一2剤の免疫抑制剤点眼液が臨床で使用でき，評価もさらに具体的になっており，本疾患への第一選択点眼と考えられる．

はじめに

重症眼アレルギー性疾患は自覚症状が一般的なアレルギー性結膜炎とは異なり，疼痛や視力低下など，より重篤である．特に角膜病変を生じると疼痛が激しく，開瞼も不能となり日常生活に多大な影響を及ぼす．異物感，眼痛，視力低下は他覚所見での角膜病変に随伴した症状であり，重症度に関連して炎症の強さを増す．

1 他覚所見

特徴的な所見として，結膜乳頭増殖がある．乳頭は1 mm以上の場合には巨大結膜乳頭増殖に分類される．春季カタルでは巨大結膜乳頭増殖は高度である．充血も高度である場合が多く，腫脹も激しい（**図1**）．アトピー性角結膜炎の多くは眼瞼皮膚にも炎症を認め（**図**

2），より強い痒みがあるが，高度な充血のみで巨大結膜乳頭増殖を認めない症例もある．角膜所見を伴う場合が多く，前述した角膜所見を伴う場合が重症と定義する医師もいる．角膜潰瘍の他に角膜所見ではトランタス斑や角膜輪部の堤防状隆起を認めることもある（**図3**）．シールド潰瘍は角膜潰瘍底に好酸球などの沈着物が堆積したものと考えられ，重症化の視点の1つである（**図4**）[1][2]．

2 診断

1）検査と所見の読み方

重症眼アレルギー性疾患は臨床像が特徴的なものが多いので，フルオレセインによる角膜染色を含めた細隙灯による検査が有用な検査法となる．また，局所からの好酸球浸潤の同定も比較的簡単であり，スパーテ

Clinical feature or severe type of ocular allergy
Hiroshi Fujishima：Department of Ophthalmology, Tsurumi University School of Dental Medicine（鶴見大学歯学部眼科）

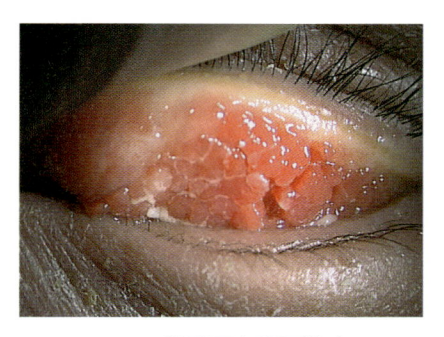

図1　結膜巨大乳頭増殖

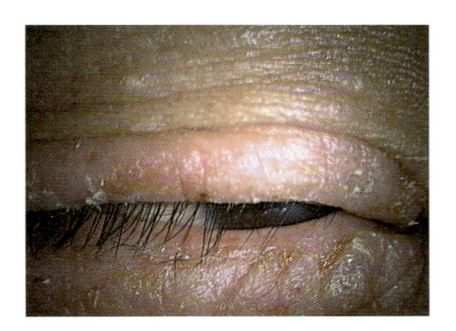

図2　アトピー性眼瞼炎

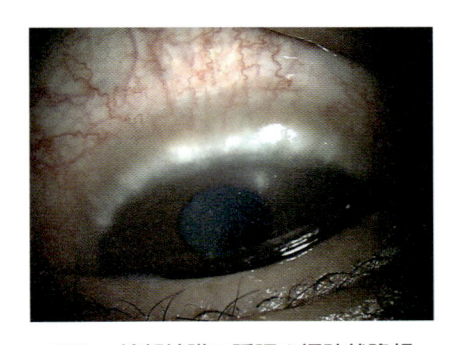

図3　輪部結膜の腫脹や堤防状隆起

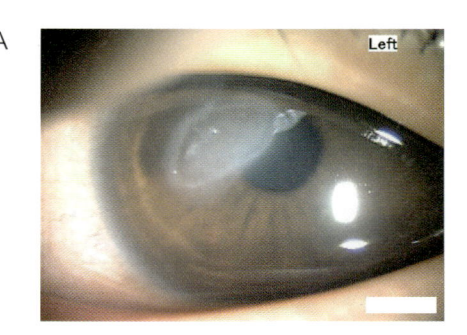

図4　角膜病変
A）シールド潰瘍．B）角膜プラーク．

重症症例の多くは結膜に増殖性病変を認める．増殖性病変としては上眼瞼結膜の巨大乳頭や球結膜輪部に堤防上の隆起を認める（**図1**）．角膜病変としては角膜輪部のトランタス斑や点状表層角膜炎，角膜びらん，遷延性角膜上皮欠損，角膜潰瘍，シールド潰瘍，角膜プラークがある（**図3**，**図4**）．アトピー性皮膚炎を合併したものは難治性となることが多く，皮膚所見から診断は容易である（**図2**）．さらに，円錐角膜（**図5**）や白内障（**図6**），網膜剥離（**図7**）といった眼疾患を起こすので，眼科医として多くの病態で治療対象となる疾患であるとともに診断の一助になっている．

2）新しい診断法

眼アレルギー疾患などの結膜炎の診断，治療効果は時に苦慮する場合がある．その理由として，確実な診断を得るバイオマーカーなどが存在しなかったことが考えられる．近年，局所の“微小環境”がアレルギーの増悪に重要であることが示唆されている．この微小環境を構成する重要なタンパク質の1つに細胞外マトリクスがある．これらが，細胞の増殖・分化や炎症を制御するシグナルを細胞内に伝達していることがわかり，細胞機能制御因子としての役割が注目されるよう

ルやブラッシュサイトロジーを用いなくても涙液を採取し遠心分離するだけで多量の好酸球を確認できる．全身検査としては血清特異的IgEの測定があるが，春季カタルでは血清IgEが上昇していない症例もあり，本疾患のI型アレルギー反応との関連は不明なところもある．自然免疫系については現在検討中である．血清特異的IgEでは特にダニ抗原が陽性の場合が多い．アトピー性皮膚炎は特に顔面の皮膚炎とアトピー性角結膜炎が関係深いが，皮膚科とも充分に連絡をとって，診断や治療について相談することが望ましい．一方，

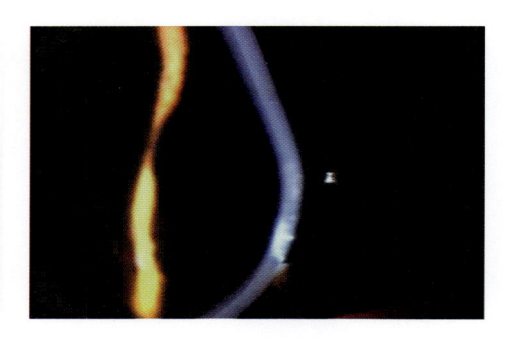

図5　円錐角膜

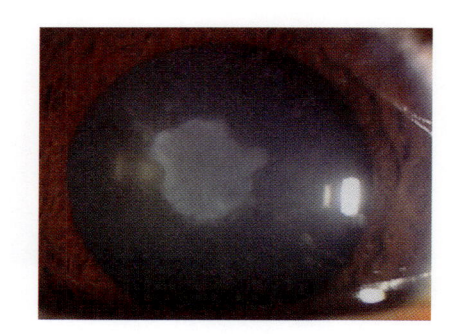

図6　白内障

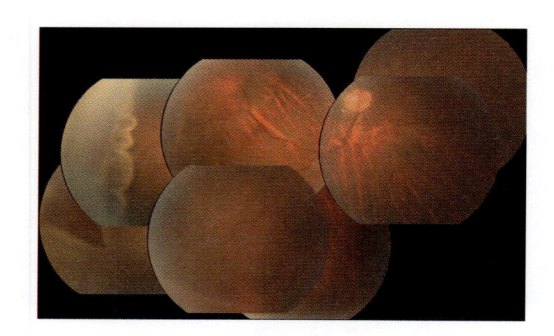

図7　網膜剥離

になってきた．これらは"マトリセルラータンパク質"とよばれ，さまざまな病態に関与していることが明らかにされている．PeriostinはFasciclinファミリーに属するマトリセルラータンパク質の1つである．これまでにさまざまなアレルギー性炎症疾患や線維化を伴う疾患で，血中Periostin濃度が上昇することが明らかにされている．われわれは，アレルギー性結膜炎患者の涙液に着目したところ，涙液中にPeriostinが高濃度で存在し，かつIL-13よりも著明な変化があった．また，アレルギー性結膜炎の症状や疾患の重症度と非常

に関連性が高いことが明らかになった．非侵襲性に採取可能な涙液Periostin濃度測定は，新たなバイオマーカーとしてアレルギー性結膜炎の診断治療に有用性が高いことが示された[3]．現在われわれは涙液中のPeriostinを診断のバイオマーカーにできることを報告し，測定キットを開発中であり，今後より確実な診断と治療効果判定ができることが期待されている．

3　治療

1）免疫抑制剤点眼

　眼科領域での治療におけるトピックスは，何といっても免疫抑制剤点眼液の発売であろう．免疫抑制剤というのは免疫を抑制するわけであるから，臓器移植後の拒絶反応に対する薬として使用されてきたのみならず，その後は自己免疫疾患，アレルギー疾患へと応用されてきている．それ以前の免疫抑制剤点眼の代表はステロイド点眼であるが，副作用も多く，特にステロイド緑内障への慎重な使用が必要であった．

　眼科領域で一般に使用される抗アレルギー点眼は抗ヒスタミン点眼などであるが，痒み主体の花粉症などに用いられる．アトピー性角結膜炎や春季カタルなどの重症眼アレルギー疾患には免疫抑制剤点眼が使用されている．重症眼アレルギー疾患は昨今では自然免疫が関与している疾患として考えられてきており，結膜炎のみならず，角膜にも炎症が波及し，自覚症状も痒みなどから痛みや視力低下となり，早期の効果的な治療が望まれている．その意味でも免疫抑制剤点眼は有効であり，現在第一選択として用いられる場合も多い．点眼薬に応用されたシクロスポリンやタクロリムスはステロイドに比べると副作用も少ないようで，自ずとそれらの臨床応用は増えている．

　シクロスポリンは，*Tolypocladium inflatum* Gamsの培養液中から得られた11個のアミノ酸からなるポリペプチドであり，強力な免疫抑制作用を有するため，1978年以来，腎臓をはじめとする臓器移植における拒絶反応抑制剤として広く使用されている．また，Bechet病，再生不良性貧血，ネフローゼなど種々の自己免疫疾患に対してもその適用を拡大している．これら眼科領域でも免疫疾患には，それまではステロイド一本で治療していたのであるが，ステロイド緑内障が

非常に問題になっていた．新たな免疫抑制剤点眼液は眼圧に対する影響はなく，長期使用にもステロイドに比べて安全に使用できることから，使用が増えている．アメリカではシクロスポリンは自己免疫疾患性のドライアイから臨床使用されている．日本ではパピロックミニ点眼液0.1％（0.1％シクロスポリン点眼液：参天製薬株式会社）が重症アレルギー性結膜炎の代表である春季カタルに適用が認められ，すでに10年以上の使用経験がある[1]．パピロックミニ点眼液0.1％は2006年の1月に発売され，全例調査で収集された約1,000例の報告を総括すると，相当の効果がみられており，また副作用も少ない．また，ステロイド点眼の離脱も可能になる例もあり，ステロイド点眼によるステロイド緑内障などにより苦しんでいた患者にはさらに朗報である．われわれの施設でも30例ほどの経験があるが，自覚症状，他覚症状とも使用後1カ月から効果があり，それは6カ月を過ぎても継続しており，非常によい薬であると思われた．症状にあわせてパピロックミニ点眼液0.1％を抗アレルギー点眼液に加えて使用し，悪化した場合にはステロイド点眼液を加えて使用する場合もある．現在までの治験などでの本剤への感想であるが，比較的効果がマイルドで副作用も少ない．角膜輪部型の春季カタルには非常に有効である．BAK-free（点眼液に含まれる防腐剤）になっており，外科的治療や内服治療を行って比較的安定した時期にも使用することができる．

タクロリムスはタリムス点眼液0.1％（0.1％タクロリムス点眼液：千寿製薬株式会社）として承認され，眼科専門医を中心に使用されており，今年発売10周年を迎える[2]．タクロリムスは，1984年，藤沢薬品工業株式会社（現・アステラス製薬株式会社）の研究陣により筑波山の土壌細菌（*Streptomyces tsukubaensis*）より分離され，23員環マクロライド・マクロラクタム構造をもつ．1994年に肝臓移植時の拒絶反応抑制剤として認可され，後に腎臓，肺，骨髄などの移植に用いられた．さらにアトピー性皮膚炎，重症筋無力症，関節リウマチ，ループス腎炎へも適応が拡大された．こうした新しい免疫抑制剤点眼液が臨床で使用されるにつれ，評価もさらに具体的になってきている[4][5]．今後はアレルギー以外の眼免疫疾患への応用も考えられる．そうなると新たな治療ガイドラインをつくる必要

があり，眼免疫疾患への治療指針も変わってくるものと思われる．タリムス点眼液は非常に強力である．単独使用でも充分に眼瞼型の重症アレルギー性結膜炎を治療可能である．ただ，熱感や異物感を訴える場合があるので，使用感に関する事前説明が必要である．熱感等の自覚症状が強い場合は，臨床所見が安定してきたら点眼回数を漸減させる等の方法が考えられる．軽症例には副作用の方が目立ってしまうこともあるので，注意が必要である．眼科医以外の医師よりアトピー性疾患悪化を伴う目の痛みなどで眼科に紹介された際に，眼科医は結膜炎に加えて角膜炎症を認めれば，ほぼ本剤を第一選択として治療を開始しているものと思われる．

これらの免疫抑制剤点眼を用いても炎症が遷延したり，症状をより早く取りたい場合には外科的結膜切除を行っている眼科施設もある．

2）その他の治療と注意点

ステロイド内服は上述の免疫抑制剤点眼液が認可されたことで，使用の必要な症例は格段に減ると思われる．内服しなくてよいということは非常によい．なぜなら，春季カタルなどは基本的に児童に多く，発達期の患者にステロイドを全身投与することは成長にも非常に悪影響を与えることは間違いないからである．

増殖性アトピー性角結膜炎の多くは上記の重症型であるが，眼瞼にも炎症があり（**図2**），眼の周りの皮膚が痒いことを，間違って「眼が痒い」と言ってしまう患者もいる．特にアトピー性角結膜炎が比較的若年者に多いことから，眼瞼縁炎による眼の痒みと眼の周りの痒みが区別できないこともあるようである．こういった患者さんには保湿剤をはじめとする眼瞼皮膚の治療が必要だが，保湿剤よりも免疫抑制剤軟膏（プロトピック軟膏：アステラス製薬株式会社）を用いてアトピー性眼瞼縁炎の治療を行うと良好な症例もある．また最近はこの軟膏を眼軟膏と混ぜて使用して，免疫が関与した眼疾患に使用し，良好な結果を報告しているグループもある[6]〜[8]．

一方で免疫抑制剤点眼は感染症への注意が必要である．われわれもアトピー性角結膜炎患者に免疫抑制剤点眼液を使用して，再発性のヘルペスが悪化した症例を経験した（**図8**）．本症例がステロイドも使用していることから，単に免疫抑制剤点眼液だけの因果関係と

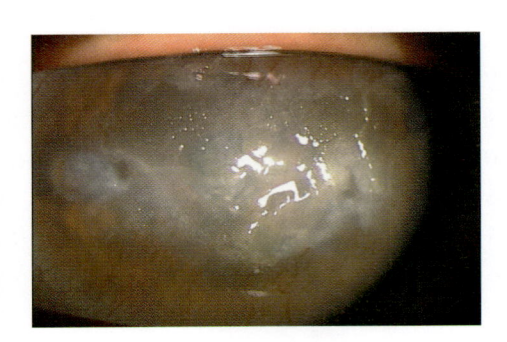

図8　ヘルペス角膜炎

はいえないが，やはり副作用として注意すべき疾患である．そういった意味でも免疫抑制剤点眼液の使用中は角結膜所見には充分注意して観察する必要がある．さらに眼瞼の所見や，またアトピー患者では白内障や網膜剥離，そして稀に円錐角膜に注意して観察することが必要である．これらはやはり眼科専門医が行わないといけないので，自ずと免疫抑制剤点眼液の処方は眼科専門医が行う必要がある．他科の医師でこういった重症アレルギー性結膜炎の患者を診た場合には，眼科専門医に依頼する必要がある．

4 結膜乳頭増殖機転の推測

なぜ乳頭が巨大に増殖するのかというメカニズムは不明である．しかし，気管におけるアレルギー炎症でのリモデリングと同じ炎症→気管上皮下線維細胞増殖というメカニズムが働いていると思われる．眼瞼には瞼板という強い下敷きのような組織があり，気管のように閉空間ではないので瞼板の上に炎症細胞が結膜内に貯積し，それが眼球方向に大きく増殖してくるのではないかと思われる．実際，外科的乳頭切除を行うと瞼板の上に結膜乳頭が増殖しており，病理学的には乳頭内線維増殖像よりも，好酸球を主体とした炎症細胞が集積している．つまり炎症細胞の風船のようになっており，ここに存在する炎症細胞から（ヒスタミンなどよりはるかに強い）組織障害を起こすタンパク質（ECPなど）が放出され対岸にある角膜まで炎症が及び，角膜病変を起こすものと思われる．

おわりに

昨今，抗体製剤によるアトピー性皮膚炎の治療で結膜炎症が問題になっている．喘息に使用しても結膜炎が悪化を認めないことから，果たして副作用なのか不明な点があり，われわれも注意深く経過を診ているところである．

文献

1）Ebihara N, et al：J Ocul Pharmacol Ther, 25：365–372, 2009
2）Ohashi Y, et al：J Ocul Pharmacol Ther, 26：165–174, 2010
3）Fujishima H, et al：J Allergy Clin Immunol, 138：459–467.e2, 2016
4）Ebihara N, et al：Allergol Int, 61：275–282, 2012
5）Fukushima A, et al：Br J Ophthalmol, 98：1023–1027, 2014
6）Miyazaki D, et al：Ophthalmology, 124：287–294, 2017
7）Miyake-Kashima M, et al：Cornea, 23：190–193, 2004
8）Kawakita T, et al：Cornea, 23：468–471, 2004

＜著者プロフィール＞
藤島　浩：1985年3月日本大学医学部卒業．同年5月慶應義塾大学医学部眼科学講座研修医．'95年7月ハーバード大学免疫学教室研究員．2002年4月東京歯科大学市川総合病院眼科専任講師．'05年1月慶應義塾大学医学部眼科専任講師．'10年4月東京都済生会中央病院顧問．'11年4月鶴見大学歯学部眼科学教授．現在に至る．

V．食物アレルギー

1. 食物アレルギーの新しい治療の方向

伊藤浩明

食物アレルギーに対する経口免疫療法は，自然には早期に耐性獲得が期待できない患者を対象として，計画的にアレルゲンを摂取させ，閾値上昇または脱感作状態をめざす治療法である．その有効性は確立しているが，一部の患者では完全な耐性獲得が得られないことと，治療経過中の安全性の確保が課題となっている．安全性を高めるための変法として，目標摂取量を少なくする緩徐微量経口免疫療法，舌下免疫療法，経皮免疫療法，さらに抗ヒト IgE 抗体併用療法などが試みられている．

はじめに

食物アレルギー診療ガイドライン 2016（Japanese Pediatric Guideline for Food Allergy 2016：JPGFA2016）では，食物アレルギーを「食物によって引き起こされる抗原特異的な免疫学的機序を介して生体にとって不利益な症状が惹起される現象」と定義している[1]．免疫学的機序の代表は IgE 依存性反応であり，臨床的にはアレルゲン曝露から2時間以内に発症する即時型反応の形をとることが多い．

日本における食物アレルギーの診療原則は「正しい診断に基づく必要最小限の原因食物の除去」と表現さ

れ，一般診療のなかでは「食べられる範囲」を見極めて食べる指導が広く普及している．一方諸外国では，食物アレルギーと診断したら除去を指導して自然耐性獲得を待つことが原則で，アレルゲンを摂取する指導はすべて経口免疫療法[※1]（oral immunotherapy：OIT）と位置づけられる[2]．

本稿では，こうした即時型食物アレルギーの診療と OIT の現状を総括し，さらに最近の臨床研究の取り組みと次世代に向けた課題を紹介したい．

1 食物アレルギーの診断と栄養食事指導

食物アレルギーの診断は，原因食物の摂取によるアレルギー症状誘発を確認することを基準としている．

[略語]
JPGFA2016：Japanese Pediatric Guideline for Food Allergy 2016（食物アレルギー診療ガイドライン 2016，日本小児アレルギー学会）
OFC：oral food challenge（食物経口負荷試験）
OIT：oral immunotherapy（経口免疫療法）
QOL：quality of life（生活の質）
SU：sustained unresponsiveness

> ### ※1　経口免疫療法
> 自然には早期に耐性獲得が期待できない患者を対象として，計画的にアレルゲンを摂取させ，閾値上昇または脱感作状態をめざす治療法．

Future treatment of food allergies
Komei Ito：Department of General Pediatrics, Aichi Children's Health and Medical Center（あいち小児保健医療総合センター総合診療科部）

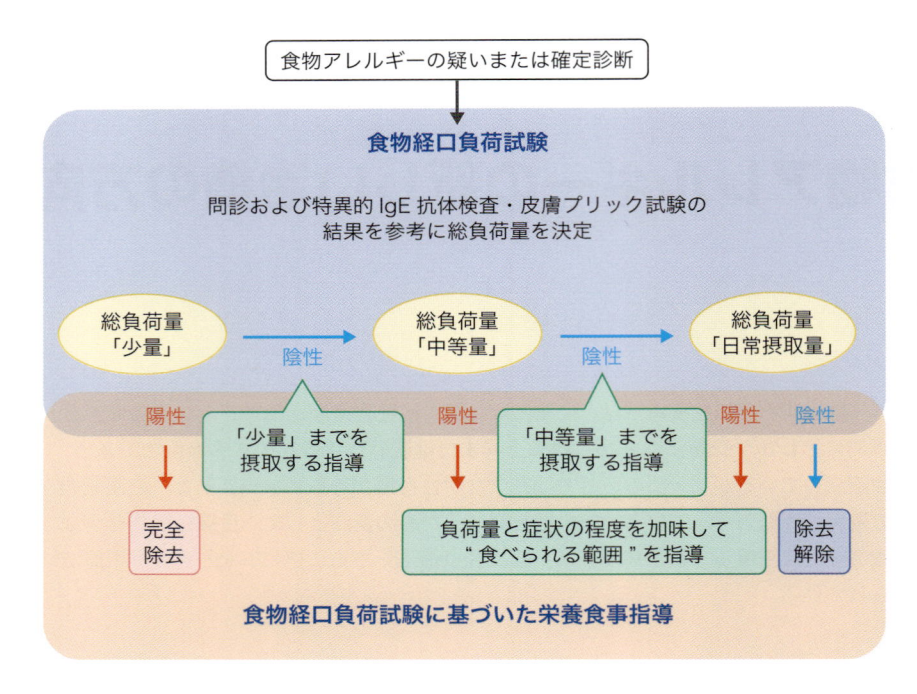

図1 食物除去の解除をめざした食物アレルギー診断，管理のフローチャート
文献3より転載.

食物経口負荷試験（oral food challenge：OFC）は，被疑食物を病院内で摂取して誘発症状を直接観察するもので，これにより症状が誘発される閾値量と症状の程度を正確に把握できる.

しかし，日本で行われているOFCでは，必ずしもアレルギー症状を誘発する閾値量まで摂取せず，総負荷量を少量に留めて，まずはそこまでの摂取を指導することも広く行われている[1]．さらに，OFCが陽性であっても，一定の安全域を見込んだ量の摂取を指導することもある．少量の摂取を数カ月間安全に行うことができれば，総負荷量を増やしたOFCを行って増量をめざし，これをくり返すことによって食物除去を解除していく（**図1**）[3].

2 経口免疫療法の定義

食物アレルギーに対するOITは，その他のアレルゲン免疫療法と同様に，症状誘発閾値量以下のアレルゲンを経口摂取することによって免疫寛容を誘導し，脱感作[※2]状態に至らせる治療である[4]．しかしそれは，患者が自発的に摂取を進めたり，上記のように「食べ

られる範囲を食べる」食事指導によって除去解除に至る過程でも同様であり，OITと食事指導の違いはきわめて曖昧である.

JPGFA2016では，OITを次のような言葉で定義した[1].

「自然経過では早期に耐性獲得が期待できない症例に対して，事前の食物経口負荷試験で症状誘発閾値を確認した後に原因食物を医師の指導のもとで経口摂取させ，閾値上昇または脱感作状態とした上で，究極的には耐性獲得[※3]を目指す治療法」

このなかでも最も重要なキーワードは，「自然経過では早期に耐性獲得が期待できない症例」という対象者の選択基準である．そこには，患者の年齢，原因食物

※2　脱感作

継続的にアレルゲンを摂取していれば反応しない状態．そのなかでも，アレルゲン摂取を2〜8週間中止した後に再投与しても症状が出ない状態をsustained unresponsivenessという.

※3　耐性獲得

アレルゲンをどのように摂取してもアレルギー反応が全く生じない状態になること.

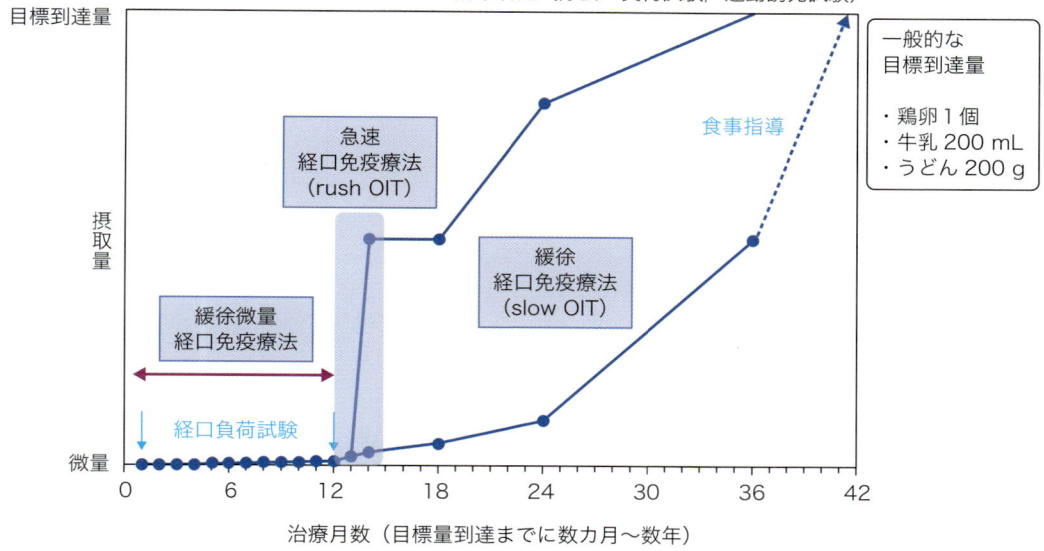

図2　代表的な経口免疫療法のイメージ図
筆者作図.

表1　経口免疫療法の分類と特徴

| | | | 目標 | |
			脱感作	閾値上昇
			日常摂取量*まで摂取することをめざす	日常生活のリスクを回避できる程度をめざす
増量計画	急速法	入院で1日複数回摂取する期間を含むもの	・目標量到達まで2〜4週間の入院 ・治療中の強い誘発が多い ・目標到達後，症状誘発によって減量を余儀なくされることがある	・1〜2週間の入院 ・急速期に1/4full dose程度をめざし，その後緩徐に増量する ・治療経過に応じて到達目標量を柔軟に調整する
	緩徐法	自宅で徐々に摂取量を増やすもの	・目標量到達まで数カ月〜数年かかることがある ・導入初期は必ずしも安全ではなく，日常生活のリスクが軽減されるまで長期間，自宅で摂取を継続する負担が大きい	・確認された誘発閾値量を超えない程度まで，数カ月〜1年間かけて増量する ・その後，誘発閾値量を再評価して次のステップの免疫療法または食事指導に移行する

*日常摂取量（full dose）：加熱鶏卵1個，牛乳200 mL，うどん200 g（食パン1枚）を目安とすることが多い．筆者私案.

の種類，症状誘発閾値量，過去に経験した症状の重症度，特異的IgE抗体価などさまざまな要因が関与するが，いずれにしろ日常診療における栄養食事指導では摂取させられないレベルの重症者に対する計画的な治療を意味している．

3 経口免疫療法のプロトコール

　OITのプロトコールは，増量計画と目標到達量という2つの要素で分類できる（**図2，表1**）．

　増量計画は，急速法（rush OIT）と緩徐法（slow OIT）に分けられる．急速法とは，治療開始時に一定期間（数日〜数週間）入院して，1日複数回の摂取を行うことで短期間で摂取量を増やすものである．入院

表2 臨床研究に基づく治療効果のまとめ

抗原	国（年）	対象	治療効果	誘発症状の頻度	誘発症状と治療内容
鶏卵	米国 (2012)	5〜11歳 OIT：40人 Control：15人	脱感作：75% 除去負荷陰性：28% 中止：15%	初日：27%[*1] 自宅：24%[*1]	軽度または中等度の症状のみ アドレナリン筋肉注射：なし
	イタリア (2015)	5〜11歳 OIT：17人 Control：14人	脱感作：94% 除去負荷陰性：29% 中止：6%	31%[*2]	アドレナリン筋肉注射：1回
牛乳	イタリア (2008)	5〜17歳 OIT：30人 Control：30人	脱感作：36% 中止：10%	急速期：100%[*2] 自宅：57%[*2]	アドレナリン筋肉注射：5回
	イタリア (2010)	4〜13歳 OIT：15人 Control：15人	脱感作：67% 中止：13%	80%[*2]	ほとんどは軽度の皮膚症状，次いで消化器・呼吸器症状 アドレナリン筋肉注射：2回
ピーナッツ	米国 (2011)	1〜16歳 OIT：19人 Control：9人	脱感作：84% 中止：16%	初日：47%[*2] 自宅：データなし	アドレナリン筋肉注射：2回
	米国 (2014)	7〜16歳 OIT：49人 Control：46人	脱感作：62% 中止：20%	13%[*1]	多くは軽度の症状 アドレナリン筋肉注射：2回
小麦	日本 (2015)	5〜13歳 OIT：18人 Historical Control：11人	脱感作：89% 除去負荷陰性：61% 中止：11%	急速期：26%[*1] 自宅：6.8%[*1]	多くは軽度の症状 呼吸器症状，次いで消化器・皮膚症状 アドレナリン筋肉注射：3回

＊1：摂取1回当たり，＊2：総症例数当たり．文献1より転載．

期間終了後に，目標到達量まで緩徐に増量する期間（slow-increasing phase）を設けることもある．

目標到達量は，日常の食事で自由に摂取できるレベル（full dose）までめざすもの[5]と，誘発閾値量の上昇をめざすものがある．前者のゴールとして，継続的な摂取を中断しても症状が誘発されない状態（sustained unresponsiveness：SU）[6]や，摂取後の運動によって症状が誘発されない状態を確認することが重要となる．一定の注意のもとで摂取を継続すれば症状を認めない状態を脱感作状態（desensitization）といい，これは食物アレルギーが完全に治った状態である耐性獲得（tolerance）とは区別して評価される．

一方，閾値上昇をめざすOITの代表的なものとして，ピーナッツに対するOITがあげられる[7]．目標到達量を低く設定してもそれを上回る閾値上昇が得られ，免疫学的変化も同等に認められることから[8]，最近では目標到達量を低く設定するOITの報告が増える傾向にある．

4 経口免疫療法の成績

JPGFA2016では，これまでに報告された代表的なOITの治療効果および誘発症状についてまとめている（**表2**）．

OITの有効性を世界に印象づけたLongoらの報告[9]では，30人の超重症牛乳アレルギー患者に対して1年間で150 mLをめざすOITを行い，36％が目標を達成した．一方で54％は到達量が5〜150 mLに留まり，10％はそれ以下または脱落という結果であり，アドレナリン使用が5回含まれていた．Burksらは，アナフィラキシー既往のない鶏卵アレルギー40人にOITを行った結果，経過中にアドレナリン使用者はなく，75％は脱感作状態に至ったが，SUが確認されたのは28％に留まった[6]．

NurmatovらはOITまたは舌下免疫療法に関する論文25報についてメタアナリシスを報告した[10]．その結果，OITは脱感作状態を誘導する点で，コントロールと比較して明らかな有効性（RR＝0.16，95％ CI 0.10-0.26）を認めた．一方安全性評価として，全身

症状を1回でも経験した患者の割合は，除去指導群と比べて有意差を認めなかった（RR＝1.089，95％CI 0.996-1.190）．

このように，OITの有効性は，少なくとも症状誘発閾値を上昇させて脱感作状態を誘導する点では，十分なエビデンスを有している．しかし，OITが食物アレルギーの治癒（耐性獲得）を誘導する効果には限界がある．牛乳OITの治療成績は，特異的IgE抗体が認識するコンポーネントの種類[11]やエピトープ数と関連するという報告[12]もあり，本質的に治療抵抗性を示す患者が存在することが示唆されている．

筆者らは急速OITを行った全症例に対して，通常摂取量に到達した後に摂取後運動誘発試験を行っている．その結果，牛乳と小麦では約半数でアレルギー症状が誘発され，治療後2年以上経過した誘発試験でもアドレナリンを必要とするアナフィラキシーを経験している．この運動誘発は，5〜7年間 full dose の摂取を継続しても残存する症例がある（論文未発表）ことから，OIT後に残存する運動誘発も何らかの免疫学的素因によるものではないかと推察している．

5 安全性に関する課題

OITの安全性は主として治療初期に問題となり，経過とともに症状誘発頻度は減少する．その頻度は対象者の重症度や感作の強さと関連することが知られている[13]．

OIT中に誘発症状を起こしやすい状況として，体調不良（特に喘息発作），疲労，空腹，月経，身体・精神的ストレスなどがあげられる．経過中に摂取頻度や摂取量の管理が乱れてくると，継続摂取で維持されている脱感作状態が不安定になって症状誘発のリスクが高まる．また，摂取前後の運動や入浴も，症状誘発の引き金として重要である[1]．

6 緩徐微量経口免疫療法

食物アレルギーに対する免疫療法をより安全に施行するために，さまざまな変法が開発されている．

最もシンプルかつ現実的な方法は，OITの目標摂取量を低く設定して，時間をかけて緩徐に増量するプロトコールである．国立病院機構相模原病院では，治療開始時の5日間入院およびその後の自宅増量を含めて，牛乳3 mL[14]，鶏卵1/32個[15]，ピーナッツタンパク質133 mg[16]を目標量として，1年間治療を継続した．その結果，特異的IgE抗体価は低下傾向を示し，一部の症例では維持量におけるSUが確認され，なかには維持量を超えた摂取まで可能となった症例も認められている．ピーナッツ1/2〜1粒相当を目標としたOITで，74％は1粒まで，なかにはそれ以上のピーナッツ摂取が可能となり，生活の質（quality of life：QOL）の改善が得られたという報告[17]もある．

筆者らも同様に，鶏卵・牛乳・小麦において経口負荷試験で確認された誘発閾値の1/10以下の量から摂取を開始して，1年かけて誘発閾値量を超えない程度の増量をめざす「緩徐微量経口免疫療法」を行っており，完全除去継続者と比較して明らかに閾値が上昇する効果を確認している（論文作成中）．

舌下免疫療法[18]も同様の発想で試みられており，閾値を上昇させる効果と治療中の安全性の高さが報告されている．

こうした方法は，重症者にも比較的安全に導入できる一方で，このプロトコール終了後には次のステップの経口免疫療法または食事指導に移行する必要がある．

7 次世代の免疫療法

経皮免疫療法は，食物アレルギーの治療においても期待される方法の1つである．Viaskin®を用いたピーナッツ経皮免疫療法では，250 mgのピーナッツタンパク質（約1粒相当）を1年間貼付した群の48％で，摂取許容量が治療開始前の10倍以上に上昇し，増量幅の中央値は130 mgであった[19]．

アレルゲンタンパク質を部分的に分解した低アレルゲン化抗原を用いる経口免疫療法は，古くから検討されている．候補となる低アレルゲン化抗原の解析を含めてその一部は報告されているが[20][21]，現時点で臨床的な有効性は明確ではない[22]．

牛乳経口免疫療法に抗ヒトIgE抗体（omalizumab）を併用した報告では，最終的な目標到達率には有意差がなかったものの，経過中の誘発症状を抑制して安全性を高める効果が確認された[23]．これは，重症患者に

対する併用療法として大いに期待されているが，対象者が重症化するほど，その安全性や併用中止後の症状再燃などの課題が出てくる可能性は否定できない[24].

　従来の経口免疫療法は，食品を用いた臨床研究として進められてきた．しかし，これを本来の医療として定着させるためには，標準化された食物アレルゲンを医薬品にすることが求められる．ピーナッツアレルゲンを医薬品として開発する欧米合同の研究結果が報告[25]され，その治療成績は従来のピーナッツを用いたものと同等であるものの，今後の経口免疫療法の重要な方向性を示すものとして期待される．

おわりに

　OITは，ハイリスクな重症食物アレルギー患者に適用される治療である．安全確保の重要性は当然であるが，患者は治療を受けなければ，日常生活において微量な誤食に伴うアナフィラキシーを恐れる生活が生涯にわたって続き，そのQOLは大きく脅かされている．

　一部の超重症患者では，どのようなOIT導入プロトコールを適用してもわずかな増量で誘発症状をくり返し，安定感を得られないことがある．したがって，治療対象者の多くが得られる効果を医療として認めたうえで，治療抵抗例がもつ本質的な免疫学的欠損についてより詳細に解明し，そこに特化した新たな治療法の研究が進むことをめざしたい．

文献

1）「食物アレルギー診療ガイドライン2016《2018年改訂版》」（海老澤元宏，他/監，日本小児アレルギー学会食物アレルギー委員会/作成），協和企画，2018
2）Wood RA：J Investig Allergol Clin Immunol, 27：151-159, 2017
3）海老澤元宏，他：厚生労働科学研究班による食物アレルギーの栄養食事指導の手引き2017
4）EAACI Allergen Immunotherapy Guidelines Group：Allergy, 73：799-815, 2018
5）Itoh N, et al：Allergol Int, 59：43-51, 2010
6）Consortium of Food Allergy Research (CoFAR)：N Engl J Med, 367：233-243, 2012
7）Vickery BP, et al：J Allergy Clin Immunol, 139：173-181.e8, 2017
8）Kulis M, et al：Clin Exp Allergy, 49：180-189, 2019
9）Longo G, et al：J Allergy Clin Immunol, 121：343-347, 2008
10）Nurmatov U, et al：Allergy, 72：1133-1147, 2017
11）Kuitunen M, et al：Allergy, 70：955-962, 2015
12）Suárez-Fariñas M, et al：J Allergy Clin Immunol, 143：1038-1046, 2019
13）Virkud YV, et al：J Allergy Clin Immunol, 139：882-888.e5, 2017
14）Yanagida N, et al：Int Arch Allergy Immunol, 168：131-137, 2015
15）Yanagida N, et al：Int Arch Allergy Immunol, 171：265-268, 2016
16）Nagakura KI, et al：Pediatr Allergy Immunol, 29：512-518, 2018
17）Blumchen K, et al：J Allergy Clin Immunol Pract, 7：479-491.e10, 2019
18）Burks AW, et al：J Allergy Clin Immunol, 135：1240-1248.e1-3, 2015
19）Jones SM, et al：J Allergy Clin Immunol, 139：1242-1252.e9, 2017
20）Ueno HM, et al：Pediatr Allergy Immunol, 27：818-824, 2016
21）Ueno HM, et al：J Allergy Clin Immunol, 142：330-333, 2018
22）Inuo C, et al：Int Arch Allergy Immunol, 177：259-268, 2018
23）Wood RA, et al：J Allergy Clin Immunol, 137：1103-1110.e11, 2016
24）Yee CSK, et al：J Allergy Clin Immunol Pract, 7：451-461.e7, 2019
25）PALISADE Group of Clinical Investigators：N Engl J Med, 379：1991-2001, 2018

＜著者プロフィール＞
伊藤浩明：名古屋大学医学部卒業，同大学院医学研究科修了，テキサス大学ガルベストン校小児病院留学．2001年から現所属のアレルギー科．食物アレルギーの経口負荷試験，食事指導および経口免疫療法を中心とした臨床を行い，食物アレルゲンの抗原分析から学校給食の対応を含む社会啓発活動まで，各方面に力を入れている．

索　引

索引

索
引

◆ 編者プロフィール

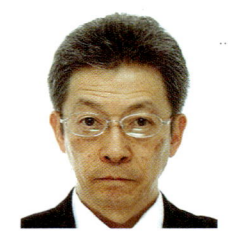

松本健治（まつもと　けんじ）

国立研究開発法人 国立成育医療研究センター研究所 免疫アレルギー・感染研究部 部長

1984年3月高知医科大学医学部医学科卒業（第1期生），'93年4月アメリカ合衆国 Johns Hopkins 大学 Asthma & Allergy Center, Research Fellow, 2002年11月 国立成育医療センター研究所免疫アレルギー研究部アレルギー研究室室長，'11年 4月独立行政法人国立成育医療研究センター研究所免疫アレルギー研究部部長，'15 年4月より現職．

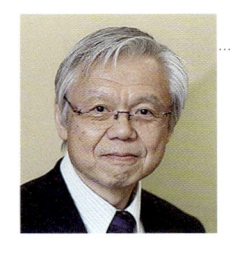

山本一彦（やまもと　かずひこ）

国立研究開発法人 理化学研究所 生命医科学研究センター　副センター長

1977年東京大学医学部医学科卒業，内科臨床に従事後，東京大学免疫学教室で研究．'82年ドイツ癌センター免疫遺伝学研究所に留学．'85年帰国後，東京大学，聖マリアンナ医科大学，九州大学を経て，'97年東京大学大学院医学系研究科内科学専攻アレルギー・リウマチ学・教授，2017年から現職．ゲノム科学と免疫学の融合によるヒト免疫システムの研究を続けている．

実験医学　Vol.37　No.10（増刊）

新時代が始まったアレルギー疾患研究
疾患多様性を理解し病態の層別化に基づく治療を実現する

編集／松本健治，山本一彦

実験医学 増刊

Vol. 37　No. 10　2019〔通巻638号〕
2019年6月15日発行　第37巻　第10号
ISBN978-4-7581-0379-4
定価　本体5,400円＋税（送料実費別途）

年間購読料
　24,000円（通常号12冊，送料弊社負担）
　67,200円（通常号12冊，増刊8冊，送料弊社負担）
　※ 海外からのご購読は送料実費となります
　※ 価格は改定される場合があります

郵便振替　00130-3-38674

© YODOSHA CO., LTD. 2019
Printed in Japan

発行人　　一戸裕子
発行所　　株式会社 羊 土 社
　　　　　〒101-0052
　　　　　東京都千代田区神田小川町2-5-1
　　　　　TEL　　03（5282）1211
　　　　　FAX　　03（5282）1212
　　　　　E-mail　eigyo@yodosha.co.jp
　　　　　URL　　www.yodosha.co.jp/
印刷所　　株式会社 平河工業社
広告取扱　株式会社 エー・イー企画
　　　　　TEL　　03（3230）2744㈹
　　　　　URL　　http://www.aeplan.co.jp/

羊土社のオススメ書籍

実験医学別冊

もっとよくわかる！
炎症と疾患

あらゆる疾患の基盤病態から
治療薬までを理解する

松島綱治, 上羽悟史,
七野成之, 中島拓弥／著

疾患を知るうえで避けては通れ
ない【炎症】. 関わる免疫細胞や
サイトカインが多くて複雑です
が,「快刀乱麻を断つ」が如く炎
症機序を整理しながら習得でき
ます！疾患とのつながりについて
も知識を深められる一冊.

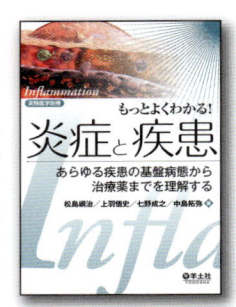

- 定価（本体4,900円＋税）　■ B5判
- 151頁　■ ISBN 978-4-7581-2205-4

実験医学別冊

細胞・組織染色
の達人

実験を正しく組む、行う、解釈する
免疫染色とISHの鉄板テクニック

高橋英機／監
大久保和央／著
ジェノスタッフ株式会社／執筆協力

国内随一の技術者集団「ジェノ
スタッフ株式会社」が総力を結
集！免疫染色・in situハイブリダ
イゼーションで"正しい結果"を
得るための研究デザインから結
果の解釈まで, この1冊で達人の
技が学べます

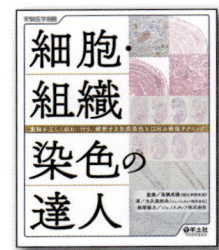

- 定価（本体6,200円＋税）　■ AB判
- 186頁　■ ISBN 978-4-7581-2237-5

カエル教える
生物統計
コンサルテーション
その疑問、専門家と一緒に考えてみよう

毛呂山　学／著

「p値が0.05より大きい」「サンプ
ルが少ない」「外れ値がある」等、
統計解析に関するその悩み、専
門家に相談してみませんか？11
の相談事例を通じて、数式を学
ぶより大切な統計学的な考え方
が身につきます。

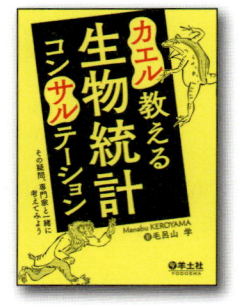

- 定価（本体2,500円＋税）　■ A5判
- 194頁　■ ISBN 978-4-7581-2093-7

Rをはじめよう
生命科学のための
RStudio入門

富永大介／翻訳, Andrew P.
Beckerman, Dylan Z. Childs,
Owen L. Petchey／原著

リンゴ収量やウシ生育状況, カサ
ガイ産卵数…イメージしやすい8
つのモデルデータを元に手を動
かし, 堅実な作業手順を身に着
けよう. 行儀の悪いデータの整形
からsummaryの見方まで, 手取
り足取り教えます

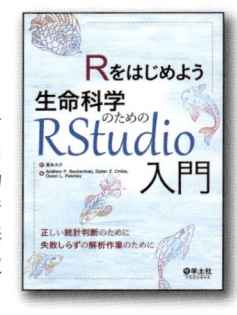

- 定価（本体3,600円＋税）　■ B5判
- 254頁　■ ISBN 978-4-7581-2095-1

発行　羊土社 YODOSHA

〒101-0052　東京都千代田区神田小川町2-5-1　TEL 03(5282)1211　FAX 03(5282)1212
E-mail：eigyo@yodosha.co.jp
URL：www.yodosha.co.jp/

ご注文は最寄りの書店、または小社営業部まで